Pathogenesis of Neuropathic Pain
Diagnosis and Treatment

神经病理性疼痛发病机制
诊断与治疗

原著 [美] Daryl I. Smith [美] Hai Tran 插画 [美] Glen Hintz
主译 俞卫锋 范颖晖 高 坡

中国科学技术出版社
·北 京·

图书在版编目（CIP）数据

神经病理性疼痛发病机制：诊断与治疗 /（美）达里尔·I. 史密斯 (Daryl I. Smith)，（美）海·特兰 (Hai Tran) 原著；俞卫锋，范颖晖，高坡主译. — 北京：中国科学技术出版社，2024.1

书名原文：Pathogenesis of Neuropathic Pain: Diagnosis and Treatment

ISBN 978-7-5236-0394-9

Ⅰ. ①神… Ⅱ. ①达… ②海… ③俞… ④范… ⑤高… Ⅲ. ①疼痛—诊疗 Ⅳ. ① R441.1

中国国家版本馆 CIP 数据核字 (2023) 第 234069 号

著作权合同登记号：01-2023-1278

策划编辑 延 锦 孙 超
责任编辑 延 锦
文字编辑 方金林
装帧设计 佳木水轩
责任印制 李晓霖

出　　版 中国科学技术出版社
发　　行 中国科学技术出版社有限公司发行部
地　　址 北京市海淀区中关村南大街 16 号
邮　　编 100081
发行电话 010-62173865
传　　真 010-62179148
网　　址 http://www.cspbooks.com.cn

开　　本 889mm × 1194mm 1/16
字　　数 309 千字
印　　张 12
版　　次 2024 年 1 月第 1 版
印　　次 2024 年 1 月第 1 次印刷
印　　刷 北京盛通印刷股份有限公司
书　　号 ISBN 978-7-5236-0394-9/R · 3150
定　　价 229.00 元

译校者名单

主　译　俞卫锋　范颖晖　高　坡

译校者（以姓氏笔画为序）

王　苑　王逸豪　孔得旭

邓皓月　叶　乐　边文玉

朱慧敏　刘　放　刘　俐

陆燕芳　陈俊辉　陈雪青

秦　懿　彭冰雪　蒋长青

廖玉迪　潘　超

内容提要

本书引进自 Springer 出版社，是一部全面介绍神经病理性疼痛发病机制的经典著作。全书共两篇 13 章，详细阐述了神经病理性疼痛的致病性起源，介绍了目前已知的神经病变分子基础，并给临床医生提供了改善疼痛更具体、更有效的治疗方案。本书内容全面，实用性强，既可为基础研究人员研究神经病变特定分子机制提供参考，又可为临床疼痛科医生对神经病理性疼痛发病机制的进一步理解提供指导。

主译简介

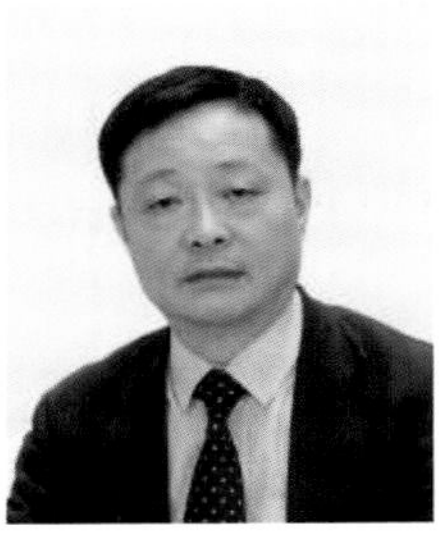

俞卫锋

医学博士，教授，主任医师，博士研究生导师，上海交通大学医学院附属仁济医院麻醉科主任，上海交通大学医学院麻醉与危重病学系主任、麻醉医学教育部重点实验室主任。中华医学会麻醉学分会主任委员，中国医师协会麻醉学医师分会第四届委员会会长，上海市医学会麻醉科专科分会第九届委员会主任委员。《Anesthesiology（中文版）》名誉主编，《麻醉・眼界》主编，《中华麻醉学杂志》《临床麻醉学杂志》及 *Anesthesiology and Perioperative Science* 副主编。主要研究领域包括肝胆外科手术麻醉的基础与临床研究、疼痛机制研究、脑卒中神经免疫研究等。以第一负责人承担省部级以上课题 30 多项，科技部重大研发计划（2018 年）1 项；国家自然科学基金 9 项，包括国家自然科学基金生命科学部重点课题（2020 年）1 项。获国家和军队科技进步二等奖各 1 项，高等学校科学研究优秀成果（科学技术）一等奖 1 项。主编专著 11 部。以第一作者或通讯作者身份发表论文 300 余篇，其中多篇论文发表在 *The Journal of Clinical Investigation*、*Advanced Science*、*Science Translational Medicine*、*Nature Communications*、*ACS-Nano*、*Anesthesiology*、*British Journal of Anaesthesia*、*Pain* 等期刊上。

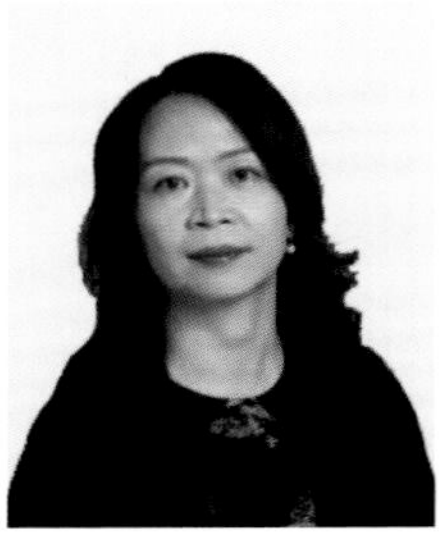

范颖晖

医学博士，主任医师，上海交通大学医学院附属仁济医院疼痛科主任。上海市医学会疼痛学专科分会委员，中华医学会麻醉学分会疼痛学组委员，中国神经科学学会感觉与运动分会委员，中国医师协会神经调控专业委员会疼痛学组委员，中国女医师协会疼痛专业委员会委员。毕业于上海第二军医大学，曾于 2013 年在美国克利夫兰医学中心疼痛科、美国西雅图瑞典医学中心疼痛科访学。长期从事临床慢性疼痛诊疗，包括癌痛、神经病理性疼痛、血管性疼痛、脊柱四肢相关肌骨疼痛；擅长影像引导的介入注射、神经射频、脊髓电刺激、鞘内持续镇痛等手术。主要研究方向包括癌痛全程管理，三叉神经痛、糖尿病神经痛机制，脊髓电刺激镇痛机制。主办疼痛医学国家级继续教育项目，主译和参编疼痛学专业著作多部。

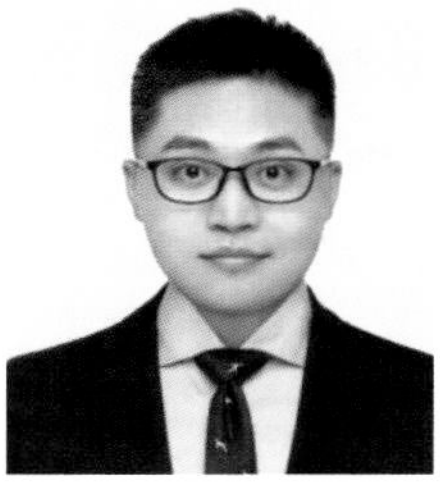

高　坡

理学博士，博士后，上海交通大学医学院麻醉医学教育部重点实验室青年研究员。毕业于上海交通大学医学院基础医学院，曾于 2014—2015 年在德国莱比锡大学 Rudolf-Boehm 药理学与毒理学研究所访学，师从欧洲科学院院士 Peter Illes 教授。*CNS Neuroscience & Therapeutics*、*Frontiers in Immunology*、*Neural Regeneration Research* 等期刊审稿人。主要研究方向包括肝脏功能调控的“脑 – 肝”互作信号机制、痛觉和痒觉的中枢调控机制、新型多功能纳米镇痛材料的研发。主持国家自然科学基金面上、青年项目和中国博士后科学基金面上项目（一等），为国家自然科学基金通讯评审专家。以通讯作者和第一作者身份在 *Journal of Clinical Investigation*、*Advanced Science*、*Cerebral Cortex*、*Acta Neuropathol Commun* 等国际著名期刊发表 SCI 论文 17 篇，其中 JCR Q1 区期刊 11 篇。

原著者简介

Daryl I. Smith 博士，美国纽约州罗切斯特大学麻醉学和围术期医学副教授，曾任急性疼痛科主任，毕业于美国罗得岛州普罗维登斯市的布朗大学医学院。他在美国伊利诺伊州芝加哥大学医学中心完成了住院医师培训并取得了疼痛学研究奖学金。他的研究兴趣在于神经病理性疼痛综合征的治疗和神经阻滞手术输送系统的开发。

Hai Tran 博士，儿科麻醉师，毕业于美国纽约州立大学上州医科大学，在美国纽约市完成了住院医师实习，并在美国得克萨斯州获得了儿科麻醉学奖学金。他的临床研究方向是复杂发育畸形患者的区域麻醉和麻醉管理，研究重点是区域麻醉教育和急慢性疼痛的预防和治疗。

译者前言

神经病理性疼痛，或急或慢，或轻或重，广泛存在于我们的工作和生活当中，世界各国投入了大量人力、财力去应对这一难题。近60年的研究成果逐渐揭示了疼痛慢性化的分子机制，其涉及神经营养因子家族、蛋白激酶家族，与肿瘤坏死因子 –α（tumor necrosis factor-α，TNF-α）也息息相关。源于大自然的毒素屡屡演变为麻醉镇痛的良药，从箭毒到肌松药，从肉毒到偏头痛治疗药物，从河豚毒素到新型离子通道镇痛药。如同“士别三日，当刮目相看”，表观遗传学的改变使细胞重塑，从而出现神经病理性疼痛标志性的痛觉敏感，如果我们掌控了表观遗传修饰的走向，找对了靶点，就有希望精准解决疼痛问题。

难能可贵的是，本书解析了大量临床神经病理性疼痛综合征背后潜藏的发病机制，包括常见但常被忽略的糖尿病性周围神经病变，酒精性神经病变，尿毒症性神经病变，创伤、疾病或诊疗相关的灌注性神经病变，压力诱发的神经痛，化疗后微管功能障碍，以及病毒、细菌感染所导致的神经病变。

相信本书不仅有助于科研工作者了解疼痛的病理机制，也有助于临床医务人员透过现象看本质，从新角度出发，从发病机制入手，去思考疾病的诊断及治疗方向。

上海交通大学医学院附属仁济医院　俞卫锋

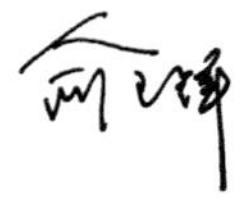

原书前言

神经病理性疼痛有多种病因，其诊断和治疗是临床医生面临的重要挑战之一。作为临床医生，我们常常局限于以神经阻滞为核心的药物治疗方案或常规干预措施。这些过于简单的治疗神经病理性疼痛的措施，部分是由于对神经病理性疼痛的病因缺乏深入理解和讨论。

本书将全面深入讨论神经病理性疼痛的致病原因，详细介绍一些目前已知的神经病理性疼痛的分子基础及发病机制。对于临床医生来说，通过本书可以了解最新的神经病理性疼痛相关知识，以便为患者量身定制更具体、有效的治疗方案。对于基础研究人员来说，通过本书可以了解神经病变特异性分子机制研究的详细进展，深入了解神经病理性疼痛的发病机制，可更具体、有效地操纵这些信号通路，进而治疗神经病理性疼痛。

这是一部需要临床医生和研究人员进一步了解疼痛综合征的著作，进而避免对疼痛患者进行局限于药片和药物注射的治疗。如果我们了解了神经病理性疼痛的发病原因，就可根据患者情况制订治疗方案，在不增加患者经济负担的情况下，最终有效地帮助患者。

我们希望这本书对经常与神经病理性疼痛做斗争的医生有一定帮助。20 世纪著名的心理学家 Abraham Maslow 曾说过："对于只有一把锤子的人来说，他遇到的一切看起来都像一颗钉子"[1]。笔者有一句类似的格言："当面对神经病理性疼痛时，一切都需要加巴酚丁类药物。"在许多情况下，药物结合在突触前膜电压门控钙通道的 α_2-δ 亚基具有显著的镇痛价值。遗憾的是，大量机制独特的神经病理性疼痛综合征对这种干预没有反应。因此，我们需要更有效、更具体的治疗方法。基于此，本书试图从内到外对神经病理性疼痛进行详细阐述。我们想强调的是几种不同、非常特殊的分子和细胞途径均可导致神经病理性疼痛的发生发展。这些途径的可变性使治疗效果变得复杂。例如，神经病理性疼痛至少有 12 种不同的起源，包括众所周知的变异，如糖尿病性周围神经病变、乳房切除术后疼痛综合征、卒中后神经病变、化疗引起的周围神经病变、偏头痛等。然而，每种起源都通过不同的分子相互作用，最终导致神经病理性疼痛的发生。喷丁类药物、阿片类镇痛药、非甾体抗炎药、局部麻醉药和其他辅助药物可按顺序使用或联合使用，但结果并不可靠。了解级联的早期步骤及对这些步骤的潜在操纵的知识（这些步骤是特定病因变异所特有的），对创建有效的干预措施至关重要，这与目前经常使用的治疗策略不同。

本书汇总了临床实践中遇到的神经病理性疼痛知识，还详细描述了这些特定神经病变的分子基础。这些描述旨在让临床医生和基础研究人员清楚地认识到，实验室和临床研究都有必要开展，以便针对那些尚未被阐明的机制开发相应的干预措施。

我们强调了神经纤维致敏的外周机制，其中包括神经病理性疼痛及一些常见疼痛综合征的外周机制。因此，重点是描述各种致敏级联中涉及的特定受体、导致致敏模式差异的离子通道，以及对疼痛途径和神经病理性疼痛的表征至关重要的激酶和中性粒细胞，它们也作为神经病理性疼痛存在和强度的潜在标志物。

我们探讨了与疾病相关的神经病变。在复杂区域疼痛综合征中，我们重点探讨了 2 种常见亚型之间的差异。

我们试图综述解释亚型之间基本差异的文献，以制订新的治疗策略。这些可能是不同亚型药物治疗显著不同的根本原因。在轴索病和周围神经病变中，我们探讨了抗微管药物、蛋白酶体抑制药和抗逆转录病毒化疗药物相关的神经病变。在糖尿病性周围神经病变中，我们探讨了糖尿病神经病变的多方面病因，许多途径都被认为是该疾病发展的关键因素，包括半乳糖神经病变、糖螯合物和过渡金属途径、轴突反射血管舒张和糖尿病相关蛋白激酶神经病变。在酒精中毒性神经病变中，我们特别关注其作为交感神经介导的实体的存在，这一点可以通过与周围神经病变成分相关的心脏自主神经病变来证明。

在尿毒症性神经病变中，我们讨论尿毒症性神经病变与肾功能受损分子产物的作用，其中包括肌酸、胍、尿酸和草酸。该病变还包括交叉分子，它们介导神经病理性疼痛，并作为其存在和强度的假定标志物，如 TNF-α 和白介素 -6。尿毒症性神经病变中的相关分子是讨论神经病理性疼痛的外源性化学原因的过渡点。之后是对灌注相关性神经病变的讨论。交感神经系统的作用再次被强调，但在这里我们从神经血管系统的直接动态变化的角度来研究，除鲜为人知的神经疾病（如缺血性单肢神经病变和古巴流行性神经病变）外，还讨论了高血压和低血压等相关的神经病变。

在最后两章，我们讨论了压力诱发性神经病变与治疗，以及已知或怀疑会导致神经病理性疼痛的病原体和环境毒素。

某些神经性综合征，如开胸术后疼痛综合征和乳腺切除术后疼痛综合征，在本书中没有讨论。这并不是因为它们不在本书的范围内，相反，它们非常符合本书的急性疼痛慢性化部分所讨论的机制路径。

在总结部分，我们试图找出这些病因之间的共同点，努力将神经病理性疼痛不同起源的独有特征联系在一起。神经病理性疼痛将通过从内到外和从外到内两种形式进行研究。

Daryl I. Smith
Rochester, NY, USA

Hai Tran
Rochester, NY, USA

参考文献

[1] Maslow A. The psychology of science: a reconnaisance. Vol. 1. Harper Collins; 1966. p. 168.

致 谢

我们要感谢 Peter J. Papadakos 博士，他在我们的创作过程中提供了宝贵指导意见。感谢 Glen Hintz 先生，提供了精美的插图。感谢 Teresa Rios 女士，给予了耐心和积极的行政支持；感谢 Linda Hasman 女士，协调辅助了专家。

献 词

这本书献给我的父母 Josephine Loretta Smith 夫人和 William Reeves Smith 教授（1926—2018）。没有他们的爱、无尽的支持和启发，就不可能有这部作品。

Daryl I. Smith, MD

我把这部作品献给我珍爱的家人，感谢他们的爱、理解和坚定不移的支持；感谢朋友们的建议和友谊；感谢我的导师、各位老师，以及我所遇到的和将要遇到的每一个人，因为我今天的成就正是从他们身上学到的。

Hai Tran, MD

目　录

上篇　急性疼痛慢性化的机制

下篇　神经病理综合征

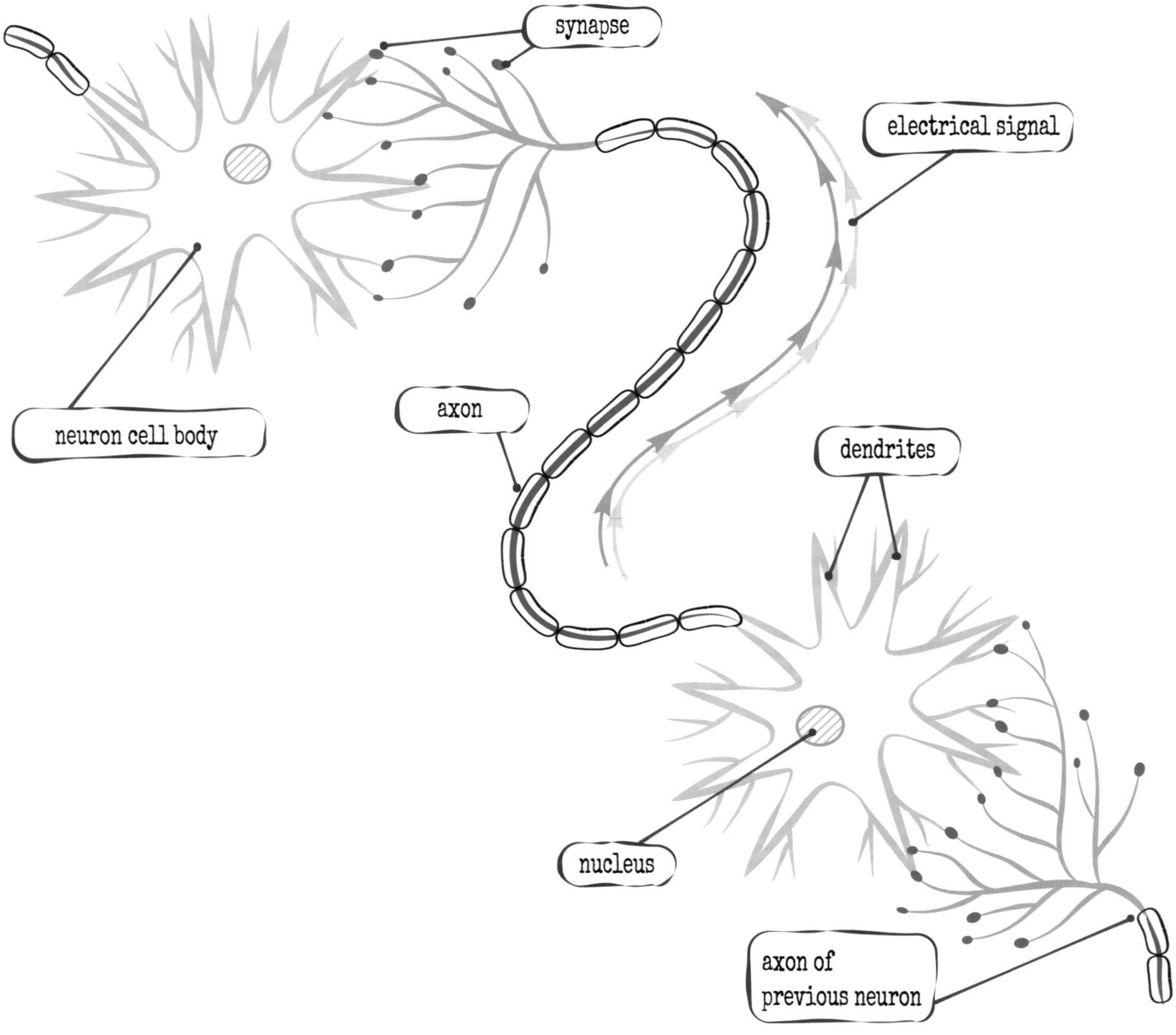
synapse
electrical signal
neuron cell body
axon
dendrites
nucleus
axon of
previous neuron

上篇　急性疼痛慢性化的机制

Mechanisms of Chronification of Acute Pain

第1章 神经生长因子和神经病理性疼痛

Nerve Growth Factor and Neuropathic Pain

Alfred Malomo Jr　Daryl I. Smith　著
孔得旭　王逸豪　译　　高　坡　朱慧敏　校

神经营养素是一类神经生长因子家族，它们在许多疾病状态下过度表达，包括神经生长因子（nerve growth factor，NGF）、脑源性神经营养因子（brain-derived neurotrophic factor，BDNF）、神经营养素-3（neurotrophin-3，NT-3）和神经营养素-4/5（neurotrophin-4 or 5，NT-4/5）。它们以不同程度特异性与NT受体、原肌球蛋白受体激酶A（tropomyosin receptor kinase A，TrkA）、TrkB和p75NTR以及NT受体相互作用蛋白MAGE和NDN结合[1]。NGF是神经营养素家族蛋白中最早被发现的。在60多年前，Levi-Montalcini开发了一种量化肿瘤对神经细胞刺激作用的方法[2]，发现肿瘤释放了一种促进神经突起生长和神经细胞分化的物质。

NGF是一种由2个13kDa的单体组成的26kDa二聚体蛋白。其先合成为前体蛋白（proneurotrophin，proNGF），由反式高尔基网络内切蛋白酶剪切为最终形式。13kDa单体含有一个半胱氨酸结构基元，由3个二硫键组成。Ⅲ—Ⅵ、Ⅱ—Ⅴ与Ⅰ—Ⅳ半胱氨酸残基结合，Ⅰ—Ⅳ键（穿透性二硫键）穿过3条β链。NGF的外表面由环状区域组成，其电荷和极性特征决定了NGF的溶解度和作为信号蛋白的能力。NGF以不同程度的亲和力和特异性与p75NTR和TrkA两种受体结合。p75NTR受体显示出泛神经营养素结合特性，以低纳摩尔级亲和力结合NGF。p75NTR与NGF的结合可以诱导促凋亡或促存活的信号，而且还证明其可以上调Trk受体的表达以及TrkA受体对NGF的亲和力。TrkA对NGF表现出更大的受体亲和力，在其他神经营养素中表现出皮摩尔级亲和力。当NGF与TrkA结合时，NGF二聚体化，每个单体的细胞内激酶域之间发生自磷酸化。下游信号激活的后果之一是磷脂酶的募集和随后对蛋白激酶的影响[3]。一般来说，虽然异常高水平的NGF被认为是导致头痛、胰腺囊肿、关节炎和膀胱炎等综合征的疼痛和痛觉过敏症状的原因[4]；但糖尿病性周围神经病变（diabetic peripheral neuropathy，DPN）中NGF的升高被认为是NGF失调的结果，反映了NGF在生理上试图纠正和修复高血糖介导的神经元损伤。急性损伤后NGF的表达以及随后周围和中枢神经系统［至少在背根神经节（dorsal root ganglion，DRG）］的过度兴奋是本章讨论的疾病条件中可能观察到的一种常见途径。然而，我们必须避免局限于这一途径。例如，在小鼠模型中，鞘内注射NGF可以改善DPN的疼痛相关行为。尽管在DPN情况下NGF的作用似乎不同，但抑制NGF及其信号仍被视为是一种有希望的治疗策略。

值得注意的是，NGF并没有被合成为最终形式，而是先合成一个前体蛋白或未成熟的分子，然后再被反式高尔基网络内切蛋白酶裂解为成熟的NGF[5]。

NGF的可溶性特点使其可以作为一种信号蛋白发挥作用，这是由NGF分子外表面的几个环状区域的带电残基决定的。这种信号活动是通过与 p75NTR 和 TrkA 受体的结合介导的。这些受体有很强的特异性，TrkA 受体在其他神经营养素存在的情况下对 NGF 表现出高（皮摩尔级）亲和力和选择性[6, 7]。另外，p75NTR 受体表现为泛神经营养素受体，并被证明能以低（纳摩尔级）亲和力结合 NGF 和其他神经营养素。p75NTR 受体能够增强 TrkA 的表达及其对 NGF 的亲和力[8]。

NGF 与 p75NTR 受体结合的生理效应是多种多样的，无论是细胞凋亡通路还是细胞存活通路都可以被 NGF 结合受体后激活。在 NGF 与 TrkA 受体结合后，神经营养素二聚体和每个单体的细胞内激酶结构域之间的自磷酸化导致信号级联放大，引起 Ras- 丝裂原活化蛋白酶（mitogen activated protein kinase，MAPK）通路的激活、磷脂酰肌醇 –3 激酶（phosphatidylinositol-3 kinase，PI3K）通路的激活和磷脂酶的募集[3, 9]。虽然 NGF 与 TrkA 结合介导神经元的生存和神经元的分化[10]，但已知 NGF 失调是神经病理性疼痛的一个诱因，NGF 信号的增加，不仅可促进神经轴突生长，也会引起伤害感受器敏感性增强[11]。在人类和非人类慢性疼痛模型中，NGF 都表现出异常的高水平[4, 11]。已知与 NGF 水平升高和 NGF 依赖性信号转导有关的疼痛综合征包括糖尿病神经病变、关节炎、膀胱炎、胰腺炎和头痛。因此，NGF 的抑制作用及阻断其受体结合是治疗策略的合理靶点。考虑到参与 NGF 和 TrkA 结合后涉及的大量分子步骤，因此，我们的科学想象力不应局限在作为治疗靶点的这两个组成部分。这种限制将极大地阻碍发现更具体的靶向疗法的可能性。值得注意的是，NGF（proNGF）在其不成熟或前体形态时，是一种强有力的凋亡因子，在发育过程中具有调节神经元异常生长和突触形成的功能[12]。

NGF 在其他多种的生理过程中均发挥着关键作用，包括炎症的介导、神经病变的发展、糖尿病神经病变中中枢神经系统介导的镇痛作用[13, 14]、感觉神经元的发育和维持、促进感觉和交感神经元的存活以及慢性疼痛的调节。

NGF 的特征及其与高度特异性受体 TrkA 的相互作用已被充分研究，已经开发了针对这一通路的分子和遗传干预措施。这些方法在治疗各种疼痛，尤其是神经病理性疼痛方面很有前景[15]。

本章重点讨论这些作用，并试图将它们结合起来，加强针对 NGF 介导的神经病理性疼痛的创新性治疗方法的认识。

一、慢性化机制

与 NGF 有关的急性疼痛的慢性化机制是一个吸引研究者们的主题，我们将尽可能深入介绍。我们将从概述开始，审视目前具体相关的细节和分子相互作用机制以及现有的临床干预措施，这些干预措施的价值可能在未来的工作中被证明。

NGF 在急性疼痛的慢性化中的具体作用通过改变基因表达实现，一个重要的关注点是对这些基因通路的具体调控。

这一通路涉及丝裂原活化蛋白酶（MAPK）的激活，其可以在损伤或疾病状态下传递病理信号，在正常状态下传递发育信号。这种激活效应不是 NGF 独有的，因为致痛细胞因子和其他神经营养素也可以激活 MAPK。这种激活的关键步骤是诱导背根神经节感觉神经元的兴奋性升高[16, 17]，随后增强这些神经元中河豚毒素 –R（tetrodotoxin-R，TTX-R）钠电流的密度[18, 19]。Nav 1.8 TTX-R 通道的直接磷酸化是激活 p38–MAPK 介导的电流密度增加的关键，防止通道 L1 部分的 2 个磷酸基受体丝氨酸位点的直接磷酸化可消除 pp38 对 Nav 1.8 的效应（增加兴奋性）。随后通过研究钠通道和 TrkA 受体表达的遗传变化，详细考察了 NGF 在超敏化中的作用，它是急性疼痛慢性化的关键步骤[3, 20]。

在慢性疼痛的发展中，NGF 的作用显然是多因素的。例如，众所周知的 P 物质（substance P，SP）的释放受到 NGF 的影响。在体外小鼠模型中，NGF 增加发育和成熟的脊髓感觉神经元中 P 物质的表达和含量。Skoff 等证明，在没有 NGF 的情况下，培养的成熟大鼠感觉神经元中可检测到的 P 物质基础释放量低，并且 P 物质的释放随着 KCl 诱导的去极化而增加。当向培养物中加入 NGF 时，基于 KCl 的去极化使 P 物质释放量增加了 2 倍。将胶质细胞源性神经营养因子（glial cell-derived neurotrophic factor，GDNF）加入培养基中也引起了与 NGF 非常相似的 P 物质释放效应。研究者推测，NGF 通过增加细胞内储存而间接增加 P 物质的释放[21]。

鉴于 P 物质与 NGF 的关系，我们在这里讨论 P 物质对慢性疼痛发展的重要性。P 物质是速激肽家族的一个高度保守的成员。部分脑区的少数神经元表达神经激肽受体（neurokinin receptor，NKR）[22]，而 P 物质由小胶质细胞和免疫细胞产生[23]。在炎症和创伤期间，感觉传入神经的重复、低频放电，通过改变突触效能和启动脊髓神经元痛觉感受器的兴奋 – 转录耦联，增强了疼痛敏感性。突触后树突结构的新生在导致慢性疼痛通路建立的神经可塑性变化中起着重要作用。这些变化增加了突触强度和神经元的兴奋性，导致长时程增强作用（long term potentiation，LTP）。P 物质通过其增加的细胞外浓度来增强 LTP 的产生，这是由于 NGF 介导的基因改变增加了 P 物质的细胞内表达。

损伤后，神经元敏感性的增加和神经病理性疼痛的发展不一定是由 NGF 的增加引起的。事实上，可能有另一个起始事件。2004 年，Goettl 等在小鼠周围神经病变模型中观察到，在薄束核中突触的背柱纤维介导机械性异常疼痛的产生，并出现了 BDNF 的高表达。然后他们聚焦脊髓神经 L_5 和 L_6 结扎 1 周后，BDNF、NGF 和神经营养因子受体 TrkA、TrkB 和 p75 的 mRNA 表达情况。在检测的 mRNA 表达中，只有 p75 mRNA 在同侧结扎的脊神经中增加，TrkA、TrkB 和 NGF 的 mRNA 水平都下降了，而 BDNF mRNA 未被检测到。他们的结论是，p75 受体肯定影响 Trk 的活性和细胞的存活[24]。如果确是如此，也许应该将调控 p75 作为治疗靶点，因为神经损伤后 p75 的变化可能决定下游的 NGF 效应。

NGF-TrkA 结合具有深远的影响，一些神经递质、受体和离子通道受到其调节和上调。如图 1–1 所示，离子通道包括配体门控离子通道（ligand-gated ion channel，LGIC）。其中最具代表性的离子通道是瞬时受体电位香草酸亚型 1（transient receptor potential vanilloid type one，TRPV1），其激活剂是热和辣椒素。其他 LGIC 包括嘌呤受体、P2X（与 ATP 结合）以及酸敏感离子通道（acid-sensing ion channel，ASIC）[25, 26]。

NGF 也可间接作用于非神经细胞，如肥大细胞（图 1–1），肥大细胞也表达 TrkA 受体，经 NGF 刺激后增殖、脱颗粒，以及表达白介素（interleukin，IL）–10、5– 羟色胺（5–hydroxytryptamine，5–HT）和肿瘤坏死因子（tumor necrosis factor，TNF）–α[27]。越来越多的证据表明，作为 NGF-TrkA 结合后特别有趣的下游机制，一些促炎细胞因子和趋化因子可以直接结合神经末梢及损伤后的神经元，使痛觉感受器敏感[26]。例如，TNF-α 可以诱导这些感觉神经元进一步表达能够转导细胞外 TNF-α 的受体成分[28]、IL-1 和 IL-6[29]，从而促进敏化级联反应。

Kagan 等在 1992 年的一项工作中描述了 TNF-α 插入细胞膜的情况，TNF–α 在膜上形成了自己的离子通道，可作为神经损伤炎症反应的一部分（图 1–2）。TNF-α 插入磷脂双分子层

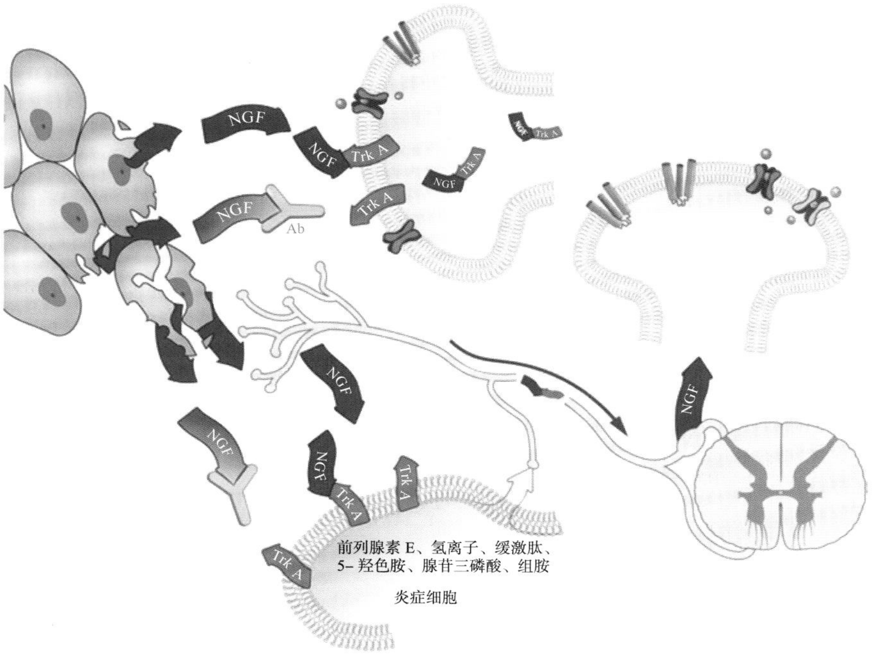

◀ 图 1-1　**NGF 的释放、受体结合和下游效应的示意图**

细胞类型（紫色）包括嗜酸性粒细胞、淋巴细胞、巨噬细胞、肥大细胞和施万细胞。高亲和力的神经生长因子（NGF）受体（TrkA）的结合可以启动一系列的级联反应，可能导致 K^+（红色）、Na^+（黄色）、Ca^{2+}（蓝色）的调节，或 TRPV1（橙色）和 ASIC3（绿色）通道的上调

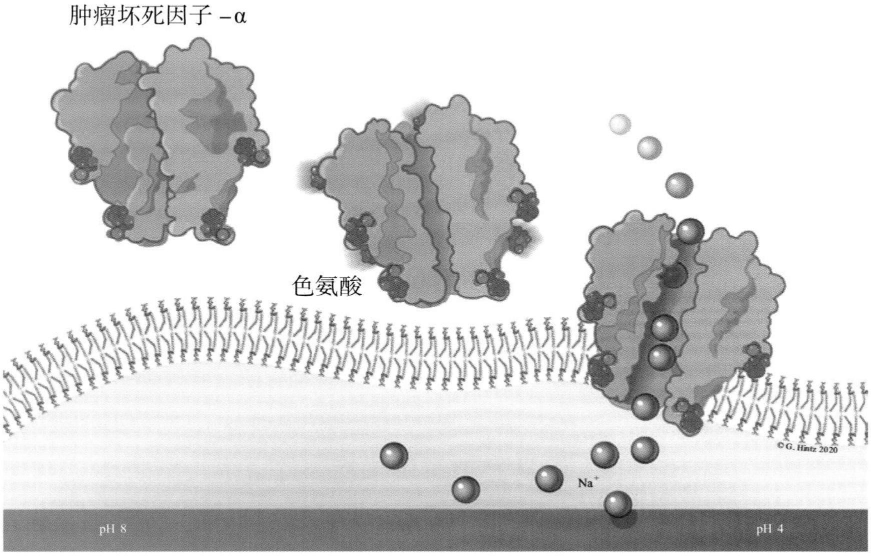

◀ 图 1-2　**TNF-α 插入细胞膜形成离子通道是神经损伤炎症反应的一部分**

肿瘤坏死因子 -α（TNF-α）插入磷脂双层碳氢核心。TNF-α 插入过程与 pH 有关

的碳氢核心，并且与 pH 成反比，即插入率随着 pH 的降低而增加。TNF-α 也被证明能诱发少突胶质细胞坏死、髓鞘扩张和轴突周围肿胀。进一步的研究表明，在有或没有 Na^+/K^+-ATP 酶（Na^+-K^+ 泵）抑制剂哇巴因的情况下，将 TNF-α 加入人源淋巴瘤细胞培养基中，钠的摄取量增加了 100%～300%。这强化了 Na^+ 通道的从头创建理论[30]。有趣的是，被激活的巨噬细胞和破骨细胞产生一个酸性的微环境[31]，这也支持了 pH 依赖的 TNF-α 插入目标组织，从而完成了致敏的另一个步骤。

由基因决定的疼痛不敏感综合征可能为神经病理性疼痛综合征的理解和随后的治疗提供了指导。Einarsdottir 等描述的一个临床事件加强了 NGF 在疼痛发展中作用的临床重要性。该小组描述了在一个斯堪的纳维亚家庭中导致深层疼痛感知丧失的基因的定位和鉴定。这些人表现出温度感觉损害，但他们保持了正常的心智能力和大多数其他神经反应。该小组确定了 1pll、2–pb3.2 号染色体上的 8.3Mb 区域是该疾病单倍型特异性神经生长因子 β 基因编码区所对应的特征突变位点的共同位点。该突变似乎将参与中枢神经系统功能发展（如学习和处理信息）的 NGF 的作用与参与外周疼痛通路的作用分离开来[32]。

先天性无痛无汗症（congenital insensitivity to pain with anhydrosis, CIPA）是另一种综合征，其表型与上面讨论的病例报道有一些相似之处。这是一种常染色体隐性遗传病，由 *NTRK1* 基因突变导致，已有超过 105 个 *NTRK1* 基因突变的描述，然而迄今为止的临床证据显示，仅有 4 个不同的 *NTRK1* 基因突变与不同程度的临床严重性相关[33]。该病的特点是深层痛觉丧失，这归因于痛觉感觉神经支配的缺失，也是 NGF-TrkA 依赖性和 NGF-p 75 NTR- 依赖性感觉神经元发育和存活的缺陷。这 2 种综合征目前分别被称为遗传性感觉和自主神经病变Ⅴ型（autonomic neuropathy type Ⅴ，HSANⅤ）和最近报道的自主神经病变Ⅳ型（autonomic neuropathy type Ⅳ，HSANⅣ），都有疼痛感知能力的缺失。HSAN Ⅳ亚型患者表现为无汗症和轻度至中度智力迟钝[33–35]。

二、临床考虑因素

在许多弥漫性表现和系统生理学的疼痛综合征中，NGF 作为一种致痛物质或疼痛标志物或者两者兼有。NGF 与神经元的超敏性、痛觉过敏和神经病理性疼痛的发展有关。在糖尿病性周围神经病变的小鼠模型中，缺乏 NGF 和 TrkA 受体表达。Tomlinson 等还证明，这种表达缺失导致 NGFD 的逆行轴突转运减少，对 NGF 依赖性感觉神经元的支持减少[36, 37]，而且小神经纤维的神经病变通过给予外源性 NGF 得到改善[38]。

（一）糖尿病性神经病理性疼痛

NGF 对糖尿病神经病变相关疼痛的恢复作用可能是诱导 μ 阿片受体基因表达的结果。在 2014 年的一项研究中，Shagura 等在链脲霉素诱导的糖尿病小鼠模型中，研究了 NGF 治疗对恢复 μ 受体表达和 G- 蛋白耦联受体结合能力的影响。他们推测补充 μ 受体密度将结合外源性阿片类药物，尤其是芬太尼，从而逆转在糖尿病神经病变疼痛中注意到的麻醉药耐药。该研究显示，糖尿病性神经病理性疼痛模型中 μ 受体表达减少、G- 蛋白耦联减少并伴随阿片类药物反应性的丧失，而鞘内注射 NGF 后阿片类药物反应性即可重新建立[13]。

已经证明，在对糖尿病神经病变进行某些治疗干预后，NGF 的表达会增加。低水平激光（low-level laser，LLL）疗法对链脲霉素诱导的 DPN 小鼠具有镇痛、抗炎和有益的生物调节作用。特别是在 7 次、14 次和 21 次低水平激光治疗后，机械性痛觉过敏反应可得到改善，NGF 定量检测显示该神经营养因子显著增加[39]。

在链脲霉素诱导的糖尿病小鼠的足底皮肤中，发现 NGF 与 TrkA 阳性神经纤维之间呈负相关。这与以前关于该小鼠模型的整体神经形态的数据相一致，该模型伴有镇痛反应性[13] 和神经修复能力的下降（Evans，2010）。在研究中，通过检查 TrkA 阳性的表皮内神经分布，发现糖尿病大鼠的这些足底纤维明显减少[13]。

糖尿病后的神经损伤不存在 NGF 发挥的修复功能，其在神经病理性疼痛发展中的潜在作用在此反复强调[40]。

有学者研究了 NGF 在背根神经节和脊髓背角（dorsal horn，DH）的关系，观察了外源性小鼠 NGF 对脊髓背角、背根神经节中 NGF 的表达和链脲霉素诱导糖尿病小鼠的机械性疼痛阈值的影响（表 1–1）[41]。

表 1–1　外源性 NGF 对链脲霉素诱导的糖尿病小鼠模型影响的简要总结

内　容	链脲霉素诱导（2 周）/ 持续时间
机械性疼痛阈值	↓ / 8 周
NGF 表达（背角）	↓ / 4 周
NGF 表达（背根神经节）	↓ / 8 周

NGF. 神经生长因子

值得注意的是，当背根神经节中的 NGF 表达减少时，会出现痛觉过敏；DH 的 NGF 减少与同时出现的异常性疼痛有关。作者们注意到给予外源性 NGF 2 周后，疼痛阈值明显升高，进一步证明了 NGF 在糖尿病神经病变中的治疗价值。但他们无法确定背角和背根神经节中 NGF 表达的关系。

在治疗链脲霉素诱导的糖尿病小鼠模型的独特方法中，学者对内源性 NGF 的调控进行了研究。在链脲霉素诱导的糖尿病神经病变小鼠模型中，从日本薯蓣和穿龙薯蓣的根茎中提取的一种名为 DA-9801 的生物活性成分，被证明可以增加内源性 NGF 水平，通过检测动物后肢对热和机械性伤害刺激的撤回潜伏期可证明治疗效果。DA-9801 可增加这两项测试的潜伏期。这再次表明，NGF 可能改善糖尿病神经病变产生的损伤。此外，神经传导速度得到改善，神经退行性病变的组织学水平也得到了恢复。这再次表明，NGF 可以改善糖尿病神经病变产生的损害，调控 NGF 的表达可能是一种可行的治疗方法 [42]。

2011 年的一项研究表明，在糖尿病神经病变的形成过程中，存在 NGF 的产生和（或）利用功能障碍。该研究小组将热痛敏、组织中 NGF 改变和感觉神经调质的改变作为链脲霉素诱导的糖尿病小鼠模型的主要和次要结果，然后用低频电针（electroacupuncture，EA）治疗 3 周，低频电针纠正了链脲霉素诱导后的热痛敏。在这些动物的脊髓中，NGF 和 TrkA 同时增加，但据报道这被电针抵消了。这项研究的结论是，低频电针可能有治疗糖尿病神经病变的价值，但该发现掩盖了以前关于糖尿病神经病变中 NGF 和神经痛关系的论断 [43]。

（二）肌筋膜疼痛和皮肤病学

肌内注射 NGF 产生的痛觉敏感综合征被认为是筋膜痛觉感受器持久敏感化的结果。将 NGF 注射到 14 名健康男性志愿者的腰部竖脊肌筋膜中，对上述论点进行了测试。虽然在这项研究中没有产生急性疼痛，但 NGF 确实诱发了持久（约 14 天）的筋膜层对机械和化学刺激的敏感化。他们的结论是，筋膜似乎特别容易发生敏感化，而且筋膜痛觉感受器可能会促进急性或慢性肌肉疼痛 [44]。2013 年进行的第二项研究也在人体模型中考察了肌内注射 NGF 的作用，并且再次显示 NGF 会导致渐进的酸痛表现、机械性痛觉过敏和由计算机控制的压力测痛法测量的疼痛时间累加。该研究表明，长时间的 NGF 暴露会影响周围和中枢机制，并可能在肌肉骨骼疼痛状态中发挥重要作用 [45]。

皮肤在感觉转导中的作用是至关重要的，并受到神经元和免疫系统的影响。疼痛信号通过皮肤痛觉受体（如 TRPV1 和 Na 电压门控通道）进行传导已经被证实，然而在 2010 年，越来越多的证据表明，角质细胞表达的受体数量随着神经病变的发展而增加，但表皮内的神经纤维则没有。在这个层面上的疼痛处理需要角质细胞、痛觉感受器和巨噬细胞之间形成的信号通路。关键介质包括前列腺素和 NGF，它们直接导致了伤害感受器的敏感化 [46]。

在另一项研究中，重点研究了 NGF 的表皮内效应，采用了人和猪（类人）模型来考察 NGF 皮内注射引起的功能和神经元出芽变化。研究用相同的 NGF 对猪和人类志愿者的表皮内神经纤维（intraepidermal nerve fiber，IENF）密度进行了免疫组化评估。猪和人的神经传导速度增加，神经传导活动依赖性减慢作用降低。

因此，在这两个模型中，NGF 均可引起轴突敏化和机械敏化，IENF 密度没有相关增加[47]。

（三）肌肉骨骼系统疾病

Krock 等在 2014 年的一项工作中探讨了神经营养因子，尤其是 NGF 和 BDNF 在人类椎间盘疾病中的作用[48]。在这项工作中，他们研究了在不受控制的椎间盘退化中发现的炎症因子。他们发现，与常受神经支配的退行性、有症状的椎间盘（intervertebral discs，IVD）相比，健康和无症状的椎间盘往往是无神经的。在椎间盘细胞培养和动物模型中，退化的椎间盘能够释放包括 NGF 在内的多种致痛因子的确切机制尚不清楚。该研究小组通过细胞因子阵列发现，退化、有症状的椎间盘总体上比健康的无症状椎间盘释放更多的细胞因子，而且总体上也释放更多的致痛因子。间接酶联免疫吸附试验（indirect enzyme linked immunosorbent assay，IELISA）检测结果表明退化椎间盘培养液中 NGF 和 BDNF 水平高于健康椎间盘。特征性伴随 NGF 的神经元出芽被测量，并显示其增加。这与有症状的椎间盘中 NGF 产生的增加有关，并且在 NGF 抗体存在的情况下明显减少[48, 49]。

截至 2015 年，共有 45 项研究对 15 664 名患者进行了研究，考察了 α-NGF 在慢性疼痛综合征中的作用。最经常使用的抗体制剂是 Tanezumab（26 项研究），其次是 Fasinumab（9 项研究），然后是 Fulranumab（7 项研究）。虽然大多数研究集中在骨关节炎（21 项研究），但对使用 α-NGF 抗体的腰痛治疗也进行了研究（4 项研究）。此外，还有共计 11 项的各种其他疼痛综合征研究，其中包括 2 项糖尿病神经病理性疼痛研究和 3 项癌症疼痛的研究。

我们对 2009—2019 年 10 年间的网站 www.clinicaltrials.gov 进行了全面审查，以确定所有注册的正在进行或已完成的 NGF 抗体临床研究。我们确定了 10 项试验，其中 6 项试验检查了以下综合征，即腰痛、幻肢痛、进行性核上麻痹、视网膜色素变性、多发性硬化症和不可切除的转移性黑色素瘤。其中符合单纯治疗骨关节炎相关疼痛的标准，只有涉及骨关节炎和腰痛的研究使用了抗体治疗疼痛症状。

（四）泌尿道疾病

膀胱疼痛、间质性膀胱炎（interstitial cystitis，IC）、慢性盆腔疼痛综合征（chronic pelvic pain syndrome，CPPS）、慢性前列腺炎（chronic prostatitis，CP）和膀胱过度活动症（overactive bladder，OAB）似乎都受到 NGF 的影响。此外，有一些证据表明，NGF 可能是一种标志物，可作为这些疾病的存在和（或）严重程度的指标。

间质性膀胱炎和膀胱疼痛综合征（bladder pain syndrome，BPS）构成了一种慢性疾病综合征，目前尚无可靠、有效的治疗方法。与疾病相关的疼痛通常是由膀胱充盈和机械感受器的激活引起的，可能由位于三角区的膀胱传入介导。这是否可被归类为压力诱发的神经病变还有待观察[50]。Pinto 等将肉毒杆菌毒素 A（botulinum toxin A，BONTA）注射到三角区的传入神经，并确定了注射后疼痛的主观描述、尿动力学数据，以及 NGF 和 BDNF 的水平。作者报道，50% 的患者在 9 个月内治疗是有效的。他们还注意到症状缓解与尿液中 NGF 和 BDNF 减少之间存在相关性[51]。

随后的两项研究考察了尿蛋白和血清细胞因子在慢性前列腺炎、膀胱疼痛综合征 / 间质性膀胱炎、慢性盆腔疼痛综合征和膀胱过度活动症中的作用。在第一项研究中，Watanabe 等试图确定，前列腺液（expressed prostatic secretions，EPS）中的 NGF 水平是否与美国国立卫生研究院慢性前列腺炎症状指数（National Institutes of Health Chronic Prostatitis Symptom Index，NIH-CPSI）调查表确定的症状严重程度相关。慢性前列腺炎 / 慢性盆腔疼痛综合征患者的 NGF 水平与疼痛严重程度直接相关，但前列腺液中的 NGF 水平在治疗前后没有明显差异，即治疗没有导致 NIH-CPSI 总评分较基线值至少降低 25%。然而，成功的治疗确实使前列腺液中的 NGF 水平明显下降。作者的结论是，NGF 可能有助于评价慢性前列腺炎 / 慢性盆腔疼痛综合征的病理生理学，NGF 可作为一种新的生物标志物来评估慢性前列腺炎 / 慢性盆腔疼痛综合征的症状和治疗效果[52]。

然而，由于本研究的样本量太小，这两个结论都受到了严重的限制，在从业人员可以依赖这些结果之前，需要有更大规模的临床研究来证实这些发现。

第二项研究试图澄清膀胱过度活动症和间质性膀胱炎 / 膀胱疼痛综合征的病理生理学。抗毒蕈碱药物是治疗这些综合征的一线治疗药物，当抗毒蕈碱药物对这些疾病无效时，中枢神经系统的敏化可能是发病机制上的罪魁祸首。Kuo 等在 2013 年的一项研究中探究了这一点，他们试图通过识别变体和膀胱过度活动症的无创性独特生物标志物来利用间质性膀胱炎 / 膀胱疼痛综合征的异质性（溃疡性亚型与非溃疡性亚型）。在膀胱过度活动症和间质性膀胱炎 / 膀胱疼痛综合征中，均发现尿液 NGF 和膀胱组织 NGF 水平升高。此外，在这 2 种综合征中，血清 NGF 和 C 反应蛋白（C-reactive protein，CRP）都升高了。然而，值得注意的是，间质性膀胱炎 / 膀胱疼痛综合征与膀胱过度活动症的区别在于，只有间质性膀胱炎 / 膀胱疼痛综合征涉及异常的膀胱尿道上皮细胞差异模式，导致蛋白多糖、细胞黏附和紧密连接蛋白以及免疫监视分子的合成改变。大量潜在的标志物造成了将尿液蛋白质组整体作为单个生物标志物的来源进行检查，或者将尿液蛋白质组和蛋白质组中的独特模式作为一个整体来区分病理类型[53]。NGF 在慢性前列腺炎 / 慢性盆腔疼痛综合征发病机制中的意义表明，NGF 除了作为疼痛严重程度的标志物外，针对 NGF 的单克隆抗体可能具有重要临床价值。

（五）骨癌痛

在急性疼痛向慢性疼痛转化的过程中，NGF 在调节背根神经节痛觉神经元的神经营养因子受体 TrkA 和 p75 的表达中发挥着重要的作用。虽然这种情况发生的确切时间目前仍不清楚，但 NGF 在急性疼痛中的作用是比较明确的。2005 年，Halvorson 等在前列腺癌细胞诱导的骨癌痛模型小鼠中发现，股骨注射 NGF 抗体可显著减少早期和晚期骨癌痛相关行为。通过这种方式减轻骨癌痛疼痛行为的效果，可以与临床上急性给予一定剂量的硫酸吗啡的效果相媲美，甚至超过硫酸吗啡的作用。这项研究提示，基本上所有支配股骨的疼痛感受神经元都表达 TrkA 和 p75 受体[54]。

Castaneda-Corral 等在对支配骨骼的初级疼痛感受神经的进一步研究中发现 TrkA 受体的相对数量差异，这可能是 NGF 和 TrkA 抗体疗法在治疗骨癌痛与其他类型急性疼痛时疗效不同的关键原因。他们发现，80% 的无髓或薄髓鞘感觉神经纤维除了表达降钙素基因相关肽（calcitonin gene-related peptide，CGRP）外还表达 TrkA。表达 TrkA 的有髓纤维复合表达 200kDa 神经丝蛋白（neurofilament 200kDa，NF200）。这些发现有助于寻找疼痛严重程度的标志。研究小组发现，这些分子的密度与成熟骨骼的结构成分有关。他们认为单位体积内骨组织表达 CGRP、NF200 和 TrkA 的神经纤维的相对密度为骨膜＞骨髓＞矿化骨＞软骨，为 100：2：0.1：0[55]。这是值得注意的，不仅有助于我们寻找特征性损伤和疼痛标志物，也为我们探索新的治疗方案提供帮助。Castaneda 小组认为靶向 NGF/TrkA 不仅合乎逻辑，而且是有效的。目前已有相关 NGF 抗体的人体试验，并已在 Clinicaltrials.gov 网站注册，其主要针对的是慢性骨关节炎疼痛和腰痛。到目前为止，我们还没有发现针对急性骨骼损伤或骨折的研究。

为了探索 NGF 的神经调控作用，研究者给予体外培养的背根神经节生理浓度的神经营养因子，发现其可以引起自发动作电位和细胞质 Ca^{2+} 浓度的显著变化。

为了进一步研究这些电动力学和化学动力学变化的机制，电压门控的 Ca^{2+} 通道要么被抑制，要么被移除，这两种操作都导致 Ca^{2+} 浓度变化的停止。Kitamura 等发现，给予体外培养的背根神经节神经元 NGF 时，有一部分（12/131，9%）神经元发生明显去极化，其中 80% 的 NGF 反应性神经元（8/131）同时对辣椒素和瞬时受体电位（transient receptor potential，TRP）电压门控电流通道激动剂 Icilin 有反应，诱发的 Ca^{2+} 波动明显大于其他神经纤维。这表明 NGF 可以激活神经中的 TRP 通道并使它们过度兴奋。背根神经节神经元可以充当伤害感受器并且对周围神经损伤（peripheral nerve injury，PNI）后不久表达的分子做出反应，这揭示了神经病理性疼痛发展中的快速反应机制[56]。

在小鼠模型中使用静息状态功能性磁共振成像（functional magnetic resonance imaging，fMRI），通过全脑功能连接，探索抑制 NGF 在预防骨癌痛中的潜在应用。这是一种发展中的癌症疼痛状态诱导上行和下行痛觉调控通路之间的功能连接。给予单克隆 α-NGF 抗体（mAb911）能阻止了上行和下行痛觉通路连接的发生，如导水管周围灰质、杏仁核、丘脑和躯体感觉皮层系统之间的连接[57]。

重要的是，随着疾病进展，骨癌痛的进行性增强可能是 NGF 介导的急性机制的延续。目前已经证明，病理性芽生和重组是其他非癌症疼痛综合征中产生并维持慢性疼痛的原因。小鼠模型用于证明芽生的具体过程以及慢性疼痛相关行为的演变（Jimenez Andrade，2010）。芽生发生在靠近肿瘤相关组织形成的感觉神经纤维中，包括前列腺来源的癌细胞、基质细胞以及有成骨细胞活性的癌细胞，其揭示了病理性芽生的详细过程以及慢性疼痛相关行为的演变。因此，预防性使用 NGF 抗体的价值值得进一步探讨。该研究小组证明，NGF 抗体治疗不仅可以防止病理性芽生，减少明显的癌症相关疼痛，而且与损伤相关的 NGF 表达和释放的增加既不是由癌细胞本身的转录活性介导的，也不是由肿瘤相关的基质细胞介导的[58, 59]，这表明可以考虑采取一些特定的定时干预措施来缓解这种疼痛。例如，我们知道抗 –NGF 在缓解骨癌痛方面是有效的，因为骨膜是富含 TrkA 受体的环境。NGF 的上调可能通过其他方式被抑制，例如使用通过病毒或细菌载体递送的短发夹 RNA 的短暂爆发进行翻译沉默干预。此外，也可以类似的方式使用小干扰 RNA 中断翻译来抑制 NGF 表达的上调。

在小鼠模型中，抗 –NGF 不仅在疾病早期抑制神经芽生和 TrkA 结合，其在疾病中期也很有效。在骨癌痛模型晚期第 35 天，神经突起和主要神经芽生已经发生时，使用 NGF 抗体阻断 NGF 可显著减弱骨癌痛的伤害行为，同时降低芽生的感觉纤维和交感纤维的密度。其中的机制可能是由于肿瘤细胞的半衰期缩短，细胞死亡和相关神经元件坏死，抑制新的神经突起和神经芽生[60, 61]。该小组还证明了核因子 κB 配体（receptor activator of nuclear factor kappa-B ligand，RANKL）受体激动剂，也被称为 TNF 相关活化诱导细胞因子（TNF-related activation-induced cytokine，TRANCE），可与 Denosumab（IgG2 单克隆抗体）结合，并抑制其破骨作用。因此，除了增加骨转移患者的骨密度外，抗体疗法还提出了一种有前景的联合干预措施，可以限制骨破坏，并有可能最大限度地减轻随后由该通路中 NGF 介导的神经病理性疼痛[60, 62]。

继发于癌性疼痛的致敏驱动因素是不同的，可被划分为单纯性癌痛和混合性癌痛。在前者中，肿瘤相关炎症创造了一个酸性的环境，随后，包括 NGF 在内的炎症分子产物反复刺激伤害性感受器。对于单纯性癌痛而言，敏化发生在外周，并可能引起二次敏化。后者的驱动因素是混合性癌性疼痛或与癌症相关的轴突损伤，其特征是躯体感觉中的异常放电。这种异常放电可能会在中枢神经系统以及背根神经节中产生致敏作用[56, 63, 64]。

Tomotsuka 等假设了二次效应或级联效应。他们通过在胫骨内接种 MRMT-1 的大鼠乳腺癌细胞，来观察 BDNF mRNA 和蛋白在小鼠背根神经节中的变化。研究发现，与非疼痛感受神经元相比，BDNF 在小直径或疼痛感受神经元中增加。另外值得关注的是，NGF 的表达也显著增加，已知 NGF 是 BDNF 变体的特异性启动子。上述研究提示，这 2 种致痛神经营养素不仅存在级联效应，而且还存在叠加的致痛效应[65]。

肿瘤引起的疼痛并不局限于破骨的发生。肿瘤对神经和神经根的直接压迫也可能导致神经病理性疼痛的发生。分布于骨膜处的神经元纤维中 Trk 受体密度最高。因此，运用单抗抑制 Trk 受体以及 NGF 在治疗骨肿瘤侵袭产生的疼痛方面非常有效。在动物实验中，将肉瘤细胞注入小鼠左侧坐骨神经后，随机分为安慰剂组和抗 –NGF 组，观察 α-NGF 治疗对疼痛相关标志物和行为的有效性，3 周后对两组小鼠的慢性疼痛行为进行评估。取背根神经节，检测降钙素基因相关肽、活性转录因子 3，并对游离钙离子结合适配器分子 –1（ionized calcium binding adaptor molecule-1，IBA-1）进行免疫组织化学染色。对安慰剂组和实验组的慢性疼痛行为（机械性痛觉过敏反应）进行了比较，发现抗 NGF 组的痛行为有所改善。此外，与抗 –NGF 组相比，安慰剂组大鼠背根神经节和脊髓小胶质细胞的 CGRP 表达上调，ATF-3 免疫反应性增强。该研究小组认为，在肿瘤细胞直接压迫神经组织继发的神经病理性疼痛中，抗 –NGF 治疗可能有重要价值。

三、治疗相关研究

（一）大麻素受体

大麻素受体（cannabinoid receptor）是典型的抑制性受体，其通过激活抑制性 G 蛋白（G_i、G_o）发挥作用。激活大麻素受体可以抑制腺苷酸循环、激活 MAPK、抑制某些电压门控钙通道、激活 G 蛋白连接的内向整流钾通道（G protein-linked inwardly linked rectifying potassium channels，GIRK）。此外，大麻素还被证明可以与 TRPV1、α-7 烟碱受体和 $5\text{-}HT_3$ 受体结合。这些通道与大麻素结合即可产生相关作用。例如，结合血清素的 $5\text{-}HT_3$ 受体是一种配体门控离子通道，$5\text{-}HT_3$ 受体存在于中枢和周围神经系统。

一项研究将结合外周大麻素（cannabinoid，CB）受体的 δ-9– 四氢大麻酚（delta-9–tetrahydrocannabinol，THC）与 NGF 相联系。Wong 等 2017 年的研究探讨了肌内注射 THC 是否可以降低雌性大鼠咬肌中 NGF 诱导的致敏作用。该模型模仿了颞下颌肌筋膜疾病的症状。他们用免疫组织化学方法测定了大麻素受体在外周的表达，同时利用行为学和电生理学实验来评估肌内注射 THC 的功能效应。CB1 和 CB2 受体在三叉神经节神经元上表达，三叉神经元既支配外周靶点，也支配咬肌。2 种 CB 受体在 TRPV1 阳性神经元中的表达均显著升高。该小组发现，肌内注射 NGF 后 3 天，CB1 和 CB2 在神经元中表达降低，而 TPRV1 的表达没有变化。观察实验大鼠肢体行为发现，肌内注射 THC 可以减弱 NGF 诱导的机械性痛觉过敏，而对侧咬肌的机械性疼痛阈值无明显变化，且对运动功能无损害。因此，该小组认为，来自外周大麻素系统的抑制性传入的减少，有助于 NGF 诱导机械感受器的局部痛觉敏化。他们认为外源性大麻素激活 CB1 受体具有显著的镇痛作用，且不会产生中枢不良反应[66]。

（二）原肌球蛋白受体激酶 A 抑制药

NGF 抗体并不是治疗 NGF 轴的唯一干预措施。迄今为止，至少有一种其他治疗方法已经过测试。默克公司已公开了基于尿素的 TrkA 抑制药，即针对 Trk 相关病症（包括慢性疼痛治疗）的不对称 1–（9H-fluoren-9–yl）尿素和 1–（9H-Xanen-9–Tl）尿素衍生物。TrkA 功能的紊乱也可能由遗传异常导致[67, 68]。

通过 NGF 的受体、合成、降解和细胞内转位间接调控 NGF 功能，为研究 NGF 在神经病理性疼痛中的作用提供了多种可行的方法。免疫亲和素 FKBP51 和 FKBP52 是共同伴侣蛋白，分别由 *Fkbp5* 和 *Fkbp4* 基因编码，并参与控制糖皮质激素受体（glucocorticoid receptors，GR）的核转运[69]。此外，FKBP51 已被证明与磷酸酶和激酶相互作用，从而导致蛋白质磷酸化和信号分子修饰[70]。2017 年，Yu 等研究了 FKBP51 在慢性坐骨神经压迫损伤（chronic constriction injury，CCI）诱导的神经病理性疼痛中的作用，他们在小鼠模型中敲除了 FKB51，发现促炎细胞因子（TNF-α、IL-1β 和 IL-6）、BDNF 和 NGF 的产生减少。这与机械性痛觉过敏和热痛觉过敏的显著减弱有关。该小组还发现，抑制 FKBP51 能够抑制了慢性坐骨神经压迫损伤大鼠背根神经节中 NF-κB 信号的激活。此外，NF-κB 抑制药吡咯烷二硫代氨基甲酸铵（pyrrolidine dithiocarbamate，PDTC）也抑制了慢性坐骨神经压迫损伤大鼠的神经病理性疼痛行为，例如缩爪反应阈值和潜伏期[71]。

为研究 NGF 在周围神经损伤部位的释放和传递，研究者使用了一种新型壳聚糖 – 丝胶 3D 支架的组织工程方法。支架的成分（壳聚糖和丝胶）已被证明能够支持施万细胞生长和促进神经再生；而支架的降解产物能够上调施万细胞中 GDNF、EGR2 和 NCAM 的表达[72]。在神经病理性疾病发展过程中，疼痛、敏感性增高和痛觉过敏被认为是由于 NGF 产生和利用的功能障碍。因此，研究者认为，这种方法可能对慢性周围神经损伤（如糖尿病性周围神经病变）的治疗有重要价值。

（三）神经生长因子的小分子抑制作用

小分子与 NGF 相互作用并抑制 NGF 与 TrkA 和 p75NTR 的结合。与神经营养因子受体结合的化合物不同，小分子类抑制药以非共价方式与 NGF 结合，并改变 NGF 表面的分子拓扑结构和静电电位。由于 NGF 的离散区域与 TrkA 和 p75NTR 结合，NGF 小分子复合体不再能有效地与这些受体结合[7, 73]。在这些离散区域中，特别是 NGF 的环区具有高度变异性，与其他神经营养因子显著不同[74, 75]。目前，小分子技术作为 NGF 依赖的神经病理性疼痛发生机制中潜在有效的干预手段，已在体外和体内试验中进行了广泛研究。这些下一代药物不需要注射，可以口服，而且更便宜[76]。这提示我们需要重视化学操控小分子结构的巨大潜力，以便利用神经营养因子的分子拓扑结构。这些小的变体仍可能具有口服活性及便于生产[76]。

小分子 Ro08–2750、PD-90 180 和 ALE0540 结合在 NGF 的Ⅰ/Ⅳ间隙中。这是一个在不同的神经营养因子之间差异很大的片段。小分子 Y1036 是一种基于呋喃基化合物，已被证明包含一个靠近谷氨酸 55 疏水二聚体界面的结合点位。在所有的神经营养因子中，这个位点都是高度保守的，它对 p75NTR 和 TrkA 至关重要[7, 73]。

另一种小分子 ARRY-470，在早期持续给药，可以抑制感觉神经纤维的生长和神经瘤的形成，并减少骨癌痛相关行为。这种 Trk 抑制药的血浆和脑脊液比例为 50 : 1，是神经营养素受体原肌球蛋白激酶家族的有效抑制剂。TrkA 6.5nmol/L、TrkB 8.1nmol/L、TrkC 10.6nmol/L 即可发挥抑制作用。30mg/kg 的 Arry-470 可显著缓解 CFA 诱导的炎症模型大鼠的热痛觉过敏和机械性痛觉过敏[77]。

基于小分子的技术因有可能绕过针对 NGF 抗体的疗法而受到推崇，特别是由 Array 制药公司开发的泛 Trk 抑制药，如 Arry-470 和 AR523[75, 78]。

当 NGF 二聚体在 TrkA 位点结合后，启动级联反应，其中 TrkA 结构域的 3 个酪氨酸发生自动磷酸化（Y670、Y674 和 Y674）。这使得其他酪氨酸(Y490 和 Y785)能够自动磷酸化，并激活 PI3K、RAS 和磷脂酶 C-γ-1，从而导致疼痛发生。在体内和体外实验中，发现其也能促进轴突生长。此外，由 TrkA 介导的 P13K 通路的激活，导致 TRPV1 通道的表达也迅速增加[79]。

治疗干预位点也存在于 NGF-TrkA 相互作用的下游。目前虽然有 TrkA 激酶的有效抑制药，但大多数是非选择性抑制药[80]。

2017 年，报道了一种新型泛 TrK 抑制药，与布洛芬和普瑞巴林相比，该抑制药在高剂量方案中可减轻健康男性受试者的疼痛。泛 Trk 抑制药 PF-06273340 是 TrK A、TrK B 和 TrK C 三种受体的外周限制性小分子抑制药，它在 3 种 Trk 受体上等效，但在其他方面具有广泛选择性。在一项双盲、安慰剂对照、五期交叉研究中，发现它在各种疼痛刺激中都有镇痛作用。在紫外线热痛检测中，400mg 剂量的 PF-O6273340 相比于安慰剂，能显著降低热痛觉过敏。这项研究首次证明泛 Trk 分子可以减少人类受试者的痛觉过敏[81, 82]。

针对另一种受体 p75NTR，有研究设计了一种新型的 NGF 突变体（131R），它可以选择性地结合并激活 p75NTR。该突变体是带电荷的精氨酸取代疏水的异亮氨酸部分的结果，从而阻止了 NGF 与 TrkA 的结合，提示它可能用于区分 TrKA 和 p75NTR 两种受体。该突变体有 131 个残基，具有易操控性，因此研究者推测小分子对残基的特定靶向干预可能会提供新的治疗方案[83]。

结论

机体处于某些虚弱状态时，神经营养因子及其家族成员会过表达。这些神经营养因子已被发现能与许多不同的受体结合。NGF 是其中一种主要的神经营养因子，已被发现于炎症时在体内上调，并参与疼痛的转导。NGF 促进神经元分化和轴突过度生长。它常以血液效价升高的形式参与许多常见疾病和慢性疾病中，包括但不限于肌肉骨骼疾病、糖尿病性周围神经病变、偏头痛、间质性膀胱炎、肌筋膜疾病、前列腺炎和癌症引起的骨痛。此外，NGF 在糖尿病神经病理性疼痛患者的镇痛过程中发挥作用。

NGF 在成为成熟形式之前被合成为前体 proNGF，它由 2 个 13kDa 亚基组成。NGF 又以不同的特异性和亲和力与 p75NTR 和 TrkA 受体结合，介导不同的生理效应。

急性疼痛向慢性疼痛转化是机体内一个相当稳定并且复杂的过程。基因表达的调控以及与 NGF 相关的各种遗传途径在这一过程中起着重要的作用。NGF 通过对 TrkA 受体的调控和 Na^+ 通道的遗传修饰，参与疼痛敏化的过程。P 物质在神经内分泌系统中起重要作用，它由炎症细胞和神经细胞分泌。在小鼠模型中，NGF 能够促进 P 物质的释放。

NGF 还可以影响炎症细胞，如产生组胺的肥大细胞，其也表达 TrkA 受体。有趣的是，CIPA 显示了 NGF-TrkA 依赖性和 NGF-p75 结合的丧失，这是由于深度疼痛感知的丧失。由于 CIPA 这种常染色体隐性疾病中 NGF 受体结合功能的丧失，这一伤害感觉神经支配的缺失强调了 NGF 对疼痛慢性化的影响。

在链脲霉素诱导的糖尿病小鼠模型中，向背根神经节外源性给予 NGF 可诱发小鼠产生痛觉过敏反应。在人类受试者中，肌内注射 NGF 会增加筋膜的敏感性，尤其是与化学和机械刺激有关的敏感性。NGF 的增加可能导致各种肌肉骨骼疾病的进展。在椎间盘疾病患者中，与无症状椎间盘疾病患者相比，有症状患者 NGF 的表达导致疼痛感受细胞因子的产生增加，而无症状椎间盘疾病患者不产生这些信号分子。

在泌尿系统中，NGF 作为生物标志物在间质性膀胱炎、膀胱过度活动症等慢性疾病的鉴别诊断中发挥着重要作用。NGF 的滴度与疼痛的严重程度相关，其在各种膀胱疾病的发病机制中发挥重要作用。在 CIBP 中，患者疼痛的严重程度可能与 TrKA 受体的数量相关。

NGF 对偏头痛的影响仍不明确。涉及偏头痛研究的小鼠模型有其局限性，因为很难重建人类偏头痛所需的微环境，目前还不清楚偏头痛的生物标志物。有研究证实在偏头痛发作期间，NGF 和 CGRP 的分泌都会增加，而 NGF 抗体能够有效地逆转这种上调。

大麻素受体与许多不同的受体结合，包括 TRPV1 受体。TRPV1 和 NGF 在体内协同促进炎症反应。调控大麻素受体可能会有效缓解 NGF 诱导的痛觉过敏。

除了使用 NGF 抑制药，TrkA 抑制药也可用于治疗急性疼痛的慢性化。在撰写本文时，默克公司已经生产了基于尿素的 TrkA 抑制药。NGF 与 TrkA 的结合促进疼痛进展，抗 TrkA 有望成为治疗慢性疼痛的新靶点。

最后，NGF 的小分子抑制药通过非共价结合抑制 NGF 与其主要受体 TrkA 和 p75NTR 的结合能力。目前已经进行了体内和体外研究，利用神经营养因子的拓扑结构，创造了有效且经济的治疗药物靶点，以减少痛觉过敏，并缓解慢性疼痛患者的症状。

参考文献

[1] Kobayashi H, Yamada Y, Morioka S, et al. Mechanism of pain generation for endometriosis-associated pelvic pain. Arch Gynecol Obstet. 2014;289(1):13–21.
[2] Levi-Montalcini R, Hamburger V. Selective growth stimulating effects of mouse sarcoma on the sensory and sympathetic nervous system of the chick embryo. J Exp Zool. 1951;116(2):321–61.
[3] Mantyh PW, Koltzenburg M, Mendell LM, et al. Antagonism of nerve growth factor-TrkA signaling and the relief of pain. Anesthesiology. 2011;115(1):189–204.
[4] Lane NE, Schnitzer TJ, Birbara CA, et al. Tanezumab for the treatment of pain from osteoarthritis of the knee. N Engl J Med. 2010;363(16):1521–31.
[5] Fahnestock M, Yu G, Michalski B, et al. The nerve growth factor precursor proNGF exhibits neurotrophic activity but is less active than mature nerve growth factor. J Neurochem. 2004;89(3):581–92.
[6] Pattarawarapan M, Burgess K. Molecular basis of neurotrophin-receptor interactions. J Med Chem. 2003;46(25):5277–91.
[7] Wehrman T, He X, Raab B, et al. Structural and mechanistic insights into nerve growth factor interactions with the TrkA and p75 receptors. Neuron. 2007;53(1):25–38.
[8] Hempstead BL. The many faces of p75NTR. Curr Opin Neurobiol. 2002;12(3):260–7.
[9] Clewes O, Fahey MS, Tyler SJ, et al. Human ProNGF: biological effects and binding profiles at TrkA, P75NTR and sortilin. J Neurochem. 2008;107(4):1124–35.
[10] Deppmann CD, Mihalas S, Sharma N, et al. A model for neuronal competition during development. Science. 2008;320(5874):369–73.
[11] Zhao J, Seereeram A, Nassar MA, et al. Nociceptor-derived brain-derived neurotrophic factor regulates acute and inflammatory but not neuropathic pain. Mol Cell Neurosci. 2006;31(3):539–48.
[12] Lu SH, Yang Y, Liu SJ. An investigation on the division of neuronal PC12 cells induced by nerve growth factor. Sheng Li Xue Bao. 2005;57(5):552–6.
[13] Shaqura M, Khalefa BI, Shakibaei M, et al. New insights into mechanisms of opioid inhibitory effects on capsaicin-induced TRPV1 activity during painful diabetic neuropathy. Neuropharmacology. 2014;85:142–50.
[14] Mousa SA, Cheppudira BP, Shaqura M, et al. Nerve growth factor governs the enhanced ability of opioids to suppress inflammatory pain. Brain. 2007;130(Pt 2):502–13.
[15] Chang DS, Hsu E, Hottinger DG, et al. Anti-nerve growth factor in pain management: current evidence. J Pain Res. 2016;9:373–83.
[16] Schafers M, Svensson CI, Sommer C, et al. Tumor necrosis factor-alpha induces mechanical allodynia after spinal nerve ligation by activation of p38 MAPK in primary sensory neurons. J Neurosci. 2003;23(7):2517–21.
[17] Obata K, Yamanaka H, Dai Y, et al. Activation of extracellular signal-regulated protein kinase in the dorsal root ganglion following inflammation near the nerve cell body. Neuroscience. 2004;126(4):1011–21.
[18] Jin X, Gereau RWT. Acute p38–mediated modulation of tetrodotoxin-resistant sodium channels in mouse sensory neurons by tumor necrosis factor-alpha. J Neurosci. 2006;26(1):246–55.
[19] Binshtok AM, Wang H, Zimmermann K, et al. Nociceptors are interleukin-1beta sensors. J Neurosci. 2008;28(52):14062–73.

[20] Costa R, Bicca MA, Manjavachi MN, et al. Kinin receptors sensitize TRPV4 channel and induce mechanical hyperalgesia: relevance to paclitaxel-induced peripheral neuropathy in mice. Mol Neurobiol. 2018;55(3):2150–61.
[21] Skoff AM, Resta C, Swamydas M, et al. Nerve growth factor (NGF) and glial cell line-derived neurotrophic factor (GDNF) regulate substance P release in adult spinal sensory neurons. Neurochem Res. 2003;28(6):847–54.
[22] Mantyh PW. Neurobiology of substance P and the NK1 receptor. J Clin Psychiatry. 2002;63(Suppl 11):6–10.
[23] Mashaghi A, Marmalidou A, Tehrani M, et al. Neuropeptide substance P and the immune response. Cell Mol Life Sci. 2016;73(22):4249–64.
[24] Goettl VM, Hussain SR, Alzate O, et al. Differential change in mRNA expression of p75 and Trk neurotrophin receptors in nucleus gracilis after spinal nerve ligation in the rat. Exp Neurol. 2004;187(2):533–6.
[25] McMahon SB, Cafferty WB, Marchand F. Immune and glial cell factors as pain mediators and modulators. Exp Neurol. 2005;192(2):444–62.
[26] McMahon SB, Cafferty WB. Neurotrophic influences on neuropathic pain. Novartis Found Symp. 2004;261:68–92; discussion 92–102, 149–54.
[27] Woolf CJ, Shortland P, Reynolds M, et al. Reorganization of central terminals of myelinated primary afferents in the rat dorsal horn following peripheral axotomy. J Comp Neurol. 1995;360(1):121–34.
[28] Pollock J, McFarlane SM, Connell MC, et al. TNF-alpha receptors simultaneously activate Ca^{2+} mobilisation and stress kinases in cultured sensory neurones. Neuropharmacology. 2002;42(1):93–106.
[29] Gardiner NJ, Cafferty WB, Slack SE, et al. Expression of gp130 and leukaemia inhibitory factor receptor subunits in adult rat sensory neurones: regulation by nerve injury. J Neurochem. 2002;83(1):100–9.
[30] Kagan BL, Baldwin RL, Munoz D, et al. Formation of ion-permeable channels by tumor necrosis factor-alpha. Science. 1992;255(5050):1427–30.
[31] Silver IA, Murrills RJ, Etherington DJ. Microelectrode studies on the acid microenvironment beneath adherent macrophages and osteoclasts. Exp Cell Res. 1988;175(2):266–76.
[32] Einarsdottir E, Carlsson A, Minde J, Toolanen G, Svensson O, Solders G, Holmgren G, Holmberg D, Holmberg M. A mutation in the nerve growth factor beta gene (NGFB) causes loss of pain perception. Hum. Mol. Genet. 2004;13(8):799–805. https://doi.org/10.1093/ hmg/ddh096.
[33] Wang WB, Cao YJ, Lyu SS, et al. Identification of a novel mutation of the NTRK1 gene in patients with congenital insensitivity to pain with anhidrosis (CIPA). Gene. 2018;679:253–9.
[34] Carvalho OP, Thornton GK, Hertecant J, et al. A novel NGF mutation clarifies the molecular mechanism and extends the phenotypic spectrum of the HSAN5 neuropathy. J Med Genet. 2011;48(2):131–5.
[35] Capsoni S. From genes to pain: nerve growth factor and hereditary sensory and autonomic neuropathy type V. Eur J Neurosci. 2014;39(3):392–400.
[36] Tomlinson DR, Fernyhough P, Diemel LT. Role of neurotrophins in diabetic neuropathy and treatment with nerve growth factors. Diabetes. 1997;46(Suppl 2):S43–9.
[37] Zherebitskaya E, Akude E, Smith DR, et al. Development of selective axonopathy in adult sensory neurons isolated from diabetic rats: role of glucose-induced oxidative stress. Diabetes. 2009;58(6):1356–64.
[38] Schmidt RE, Dorsey DA, Beaudet LN, et al. Effect of NGF and neurotrophin-3 treatment on experimental diabetic autonomic neuropathy. J Neuropathol Exp Neurol. 2001;60(3):263–73.
[39] Nct, Effects of low level laser therapy on functional capacity and DNA damage of patients with chronic kidney failure. Https://clinicaltrialsgov/show/nct03250715, 2017.
[40] Evans RJ, Moldwin RM, Cossons N, et al. Proof of concept trial of tanezumab for the treatment of symptoms associated with interstitial cystitis. J Urol. 2011;185(5):1716–21.
[41] Gao Z, Feng Y, Ju H. The different dynamic changes of nerve growth factor in the dorsal horn and dorsal root ganglion leads to hyperalgesia and allodynia in diabetic neuropathic pain. Pain Physician. 2017;20(4):E551–e561.
[42] Choi K, Le T, Xing G, et al. Analysis of kinase gene expression in the frontal cortex of suicide victims: implications of fear and stress. Front Behav Neurosci. 2011;5:46.
[43] Manni L, Florenzano F, Aloe L. Electroacupuncture counteracts the development of thermal hyperalgesia and the alteration of nerve growth factor and sensory neuromodulators induced by streptozotocin in adult rats. Diabetologia. 2011;54(7):1900–8.
[44] Deising S, Weinkauf B, Blunk J, et al. NGF-evoked sensitization of muscle fascia nociceptors in humans. Pain. 2012;153(8):1673–9.
[45] Hayashi K, Shiozawa S, Ozaki N, et al. Repeated intramuscular injections of nerve growth factor induced progressive muscle hyperalgesia, facilitated temporal summation, and expanded pain areas. Pain. 2013;154(11):2344–52.
[46] Irving G. The role of the skin in peripheral neuropathic pain. Eur J Pain Suppl. 2010;4:157–60.
[47] Hirth M, Rukwied R, Gromann A, et al. Nerve growth factor induces sensitization of nociceptors without evidence for increased intraepidermal nerve fiber density. Pain. 2013;154(11):2500–11.
[48] Krock E, Rosenzweig AJ, Chabot-Dore P, et al. Degenerating and painful human intervertebral discs release pronociceptive factors and increase neurite sprouting and CGRP via nerve growth factor. Global Spine J. 2014; https://doi.org/10.1055/ s-0034– 1376539.
[49] Wuertz K, Haglund L. Inflammatory mediators in intervertebral disk degeneration and discogenic pain. Global Spine J. 2013;3(3):175–84.
[50] Smith DI, Aziz SR, Umeozulu SN, Tran HT. Pressure-induced neuropathy and resultant pain: is a specific therapy indicated? A systematic review of the literature. Curr Neurobiol. 2019;10(3):155–70.
[51] Pinto R, Lopes T, Frias B, et al. Trigonal injection of botulinum toxin a in patients with refractory bladder pain syndrome/interstitial cystitis. Eur Urol. 2010;58(3):360–5.
[52] Watanabe T, Inoue M, Sasaki K, et al. Nerve growth factor level in the prostatic fluid of patients with chronic prostatitis/chronic pelvic pain syndrome is correlated with symptom severity and response to treatment. BJU Int. 2011;108(2):248–51.
[53] Kuo YC, Kuo HC. The urodynamic characteristics and prognostic factors of patients with interstitial cystitis/bladder pain syndrome. Int J Clin Pract. 2013;67(9):863–9.
[54] Halvorson KG, Kubota K, Sevcik MA, et al. A blocking

antibody to nerve growth factor attenuates skeletal pain induced by prostate tumor cells growing in bone. Cancer Res. 2005;65(20):9426–35.
[55] Castaneda-Corral G, Jimenez-Andrade JM, Bloom AP, et al. The majority of myelinated and unmyelinated sensory nerve fibers that innervate bone express the tropomyosin receptor kinase A. Neuroscience. 2011;178:196–207.
[56] Kitamura N, Nagami E, Matsushita Y, et al. Constitutive activity of transient receptor potential vanilloid type 1 triggers spontaneous firing in nerve growth factor-treated dorsal root ganglion neurons of rats. IBRO Rep. 2018;5:33–42.
[57] Buehlmann D, Ielacqua GD, Xandry J, et al. Prospective administration of anti-nerve growth factor treatment effectively suppresses functional connectivity alterations after cancer-induced bone pain in mice. Pain. 2019;160(1):151–9.
[58] Mantyh WG, Jimenez-Andrade JM, Stake JI, et al. Blockade of nerve sprouting and neuroma formation markedly attenuates the development of late stage cancer pain. Neuroscience. 2010;171(2):588–98.
[59] Jimenez-Andrade JM, Bloom AP, Stake JI, et al. Pathological sprouting of adult nociceptors in chronic prostate cancer-induced bone pain. J Neurosci. 2010;30(44):14649–56.
[60] Pantano F, Zoccoli A, Iuliani M, et al. New targets, new drugs for metastatic bone pain: a new philosophy. Expert Opin Emerg Drugs. 2011;16(3):403–5.
[61] Jimenez-Andrade JM, Ghilardi JR, Castaneda-Corral G, et al. Preventive or late administration of anti-NGF therapy attenuates tumor-induced nerve sprouting, neuroma formation, and cancer pain. Pain. 2011;152(11):2564–74.
[62] Lozano-Ondoua AN, Symons-Liguori AM, Vanderah TW. Cancer-induced bone pain: mechanisms and models. Neurosci Lett. 2013. 557 Pt A:52–9.
[63] Fallon M, Giusti R, Aielli F, et al. Management of cancer pain in adult patients: ESMO clinical practice guidelines. Ann Oncol. 2018;29(Suppl 4):iv166–iv191.
[64] Mulvey MR, Rolke R, Klepstad P, et al. Confirming neuropathic pain in cancer patients: applying the NeuPSIG grading system in clinical practice and clinical research. Pain. 2014;155(5):859–63.
[65] Tomotsuka N, Kaku R, Obata N, et al. Up-regulation of brain-derived neurotrophic factor in the dorsal root ganglion of the rat bone cancer pain model. J Pain Res. 2014;7:415–23.
[66] Wong H, Hossain S, Cairns BE. Delta-9–tetrahydrocannabinol decreases masticatory muscle sensitization in female rats through peripheral cannabinoid receptor activation. Eur J Pain. 2017;21(10):1732–42.
[67] Schirrmacher R, Bailey JJ, Mossine AV, et al. Radioligands for tropomyosin receptor kinase (Trk) positron emission tomography imaging. Pharmaceuticals (Basel). 2019;12(1)
[68] Bailey JJ, Schirrmacher R, Farrell K, et al. Tropomyosin receptor kinase inhibitors: an updated patent review for 2010–2016 – part II. Expert Opin Ther Pat. 2017;27(7):831–49.
[69] Echeverria PC, Picard D. Molecular chaperones, essential partners of steroid hormone receptors for activity and mobility. Biochim Biophys Acta. 2010;1803(6):641–9.
[70] Gaali S, Kirschner A, Cuboni S, et al. Selective inhibitors of the FK506–binding protein 51 by induced fit. Nat Chem Biol. 2015;11(1):33–7.
[71] Yu HM, Wang Q, Sun WB. Silencing of FKBP51 alleviates the mechanical pain threshold, inhibits DRG inflammatory factors and pain mediators through the NF-kappaB signaling pathway. Gene. 2017;627:169–75.
[72] Zhang L, Yang W, Tao K, et al. Sustained local release of NGF from a Chitosan-Sericin composite scaffold for treating chronic nerve compression. ACS Appl Mater Interfaces. 2017;9(4):3432–44.
[73] He XL, Garcia KC. Structure of nerve growth factor complexed with the shared neurotrophin receptor p75. Science. 2004;304(5672):870–5.
[74] Eibl JK, Chapelsky SA, Ross GM. Multipotent neurotrophin antagonist targets brain-derived neurotrophic factor and nerve growth factor. J Pharmacol Exp Ther. 2010;332(2):446–54.
[75] Norman BH, McDermott JS. Targeting the Nerve Growth Factor (NGF) pathway in drug discovery. Potential applications to new therapies for chronic pain. J Med Chem. 2017;60(1):66–88.
[76] Opar A. Kinase inhibitors attract attention as oral rheumatoid arthritis drugs. Nat Rev Drug Discov. 2010;9(4):257–8.
[77] Ashraf S, Bouhana KS, Pheneger J, et al. Selective inhibition of tropomyosin-receptor-kinase A (TrkA) reduces pain and joint damage in two rat models of inflammatory arthritis. Arthritis Res Ther. 2016;18(1):97.
[78] Eibl JK, Strasser BC, Ross GM. Structural, biological, and pharmacological strategies for the inhibition of nerve growth factor. Neurochem Int. 2012;61(8):1266–75.
[79] Zhang X, Huang J, McNaughton PA. NGF rapidly increases membrane expression of TRPV1 heat-gated ion channels. EMBO J. 2005;24(24):4211–23.
[80] Wang T, Yu D, Lamb ML. Trk kinase inhibitors as new treatments for cancer and pain. Expert Opin Ther Pat. 2009;19(3):305–19.
[81] Loudon P, Siebenga P, Gorman D, et al. Demonstration of an anti-hyperalgesic effect of a novel pan-Trk inhibitor PF-06273340 in a battery of human evoked pain models. Br J Clin Pharmacol. 2018;84(2):301–9.
[82] Skerratt SE, Andrews M, Bagal SK, et al. The discovery of a potent, selective, and peripherally restricted pan-Trk inhibitor (PF-06273340) for the treatment of pain. J Med Chem. 2016;59(22):10084–99.
[83] Carleton LA, Chakravarthy R, van der Sloot AM, et al. Generation of rationally-designed nerve growth factor (NGF) variants with receptor specificity. Biochem Biophys Res Commun. 2018;495(1):700–5.

第 2 章 蛋白激酶 C 与急性疼痛慢性化

Protein Kinase C and the Chronification of Acute Pain

Benjamin Hyers　Donald S. Fleming　Daryl I. Smith　著
刘　俐　彭冰雪　译　　高　坡　朱慧敏　校

根据美国医学研究所的数据，超过 1 亿美国人遭受长期慢性疼痛，2016 年，超过 4.2 万人死于阿片类药物过量。虽然我们不知道这些患者中有多少人是寻求缓解慢性或神经病理性疼痛，但我们知道，20% 的非癌症疼痛症状或疼痛相关诊断患者接受阿片类药物治疗[1]。在发展中国家，慢性疼痛 12 个月的患病率估计范围为 2%～40%[2]。鉴于海洛因和处方麻醉药等阿片类药物过量导致死亡的人数在全世界范围内不断增加，因此必须关注这一机制，才能对非麻醉性、非传统干预措施有更好的理解和见解，这些干预措施可能在慢性 / 神经病理性疼痛发生发展过程中发挥镇痛作用。上述数据提示目前治疗慢性疼痛的方法和策略仍非常有限，主要是由于对慢性疼痛发生发展的细胞机制认识不足。

本章探讨了蛋白激酶在急性疼痛慢性化的神经可塑性变化中的作用。因此，我们不仅关注蛋白激酶 C（protein kinase C，PKC）本身，也关注它在这个过程中与其他重要分子的相互作用。

稳定记忆的概念由 Miyashita 等在 2008 年的一项工作中提出，他们推测记忆的形成是一个连续、持续的过程，而不是一个下降到特定的、稳定点的分子级联。长时程增强是刺激驱动的突触传递效能的增加，是记忆形成中的一种广为人知的现象。当长时程增强出现在脊髓背角的 C- 纤维突触时，往往会导致病理性、神经病理性或慢性疼痛的发生。在这个水平上，它只是由有害刺激引起的，而不是由正常的生理刺激引起的。在 3h 内发生的长时程增强（早期长时程增强）需要激活蛋白激酶 C、钙离子 / 钙调素依赖的蛋白激酶Ⅱ（calcium/calmodulin-dependent protein kinaseⅡ，CaMKⅡ）、磷脂酶 C 和释放一氧化氮（nitric oxide，NO）。在小鼠模型中，3h 后发生的长时程增强（晚期长时程增强）需要多巴胺受体或蛋白激酶 A 的从头翻译和激活，以及脑源性神经营养因子或 ATP。促进脊髓背角长时程增强（胶质细胞活化、细胞因子过表达）的分子和因子似乎抑制了海马长时程增强[3]。我们扩展了这个概念，并推测任何新的刺激都可能被编码。为了方便起见，我们可以把它们统称为事件，并一起描述它们。

一、蛋白激酶家族

蛋白激酶有 3 种蛋白激酶 C 家族的存在，包括经典型、新型和非典型的，总共有 10 种已知的亚型。每个家族代表神经病理性疼痛发展的一个或多个组成部分。表 2–1 列举了这些家族的组成及其相关的亚型。经典型家族包括 α、β 和 γ 亚型，新型家族包括 δ、ε、η 和 θ 亚型，非典型家族包括 ι、λ 和 ζ 亚型。

蛋白激酶 C 可通过影响突触可塑性介导急性疼痛慢性化。这个概念已经建立很久了，但是除了其自身磷酸化的具体机制尚未描述清楚。

表 2-1　蛋白激酶 C 家族组成及相关亚型

	经典型	新　型	非典型
激活要求	• 钙离子 • 二酰甘油（DAG） • 阴离子磷脂（磷脂酰丝氨酸）	二酰甘油	既不是钙离子也不是二酰甘油
亚型	α、β、γ	δ、ε、η 和 θ	ι、λ 和 ζ
结构域（富含半胱氨酸）	C1- 磷脂结合 C2- 钙离子结合	C1	部分 C1
由佛波酯活化（模拟二酰甘油）	+	+	-

这是因为这样的事件太多了，且这些还有待全面和准确地描述。已知的是，代谢型谷氨酸受体（metabotropic glutamate receptor，mGluR）1～8 调节兴奋性神经传递、神经递质释放，从而调节突触可塑性。PKC 在丝氨酸 901（serine 901，S901）残基处磷酸化 mGluR5 的胞内末端，这已被证明可以阻止钙调素的结合，钙调素是 mGluR5 运输的一个动态调节因子，由此降低了 mGluR5 在膜表面表达，阻断 mGluR5 在 S901 位点的磷酸化可影响 mGluR5 信号转导（图 2-1）。

一般情况下，神经元表面的 PKC 磷酸化发生在突触部位。部分认为是由于自磷酸化的增加，激活 CaMKⅡ，在这种情况下，突触后位点功能性 N- 甲基 -D- 天冬氨酸受体（n-methyl-d-aspartate receptor，NMDAR）的关联增加[4-10]。PKC 磷酸化事件也损害了异源表达 Kv3.4 通道的快速失活。当通道开放状态延长时，会引起神经元持续兴奋，进而导致过度兴奋产生兴奋毒性[8]。

抑制性神经递质甘氨酸受体（glycine receptor，GlyR）通过质膜内的侧向扩散在突触和突触

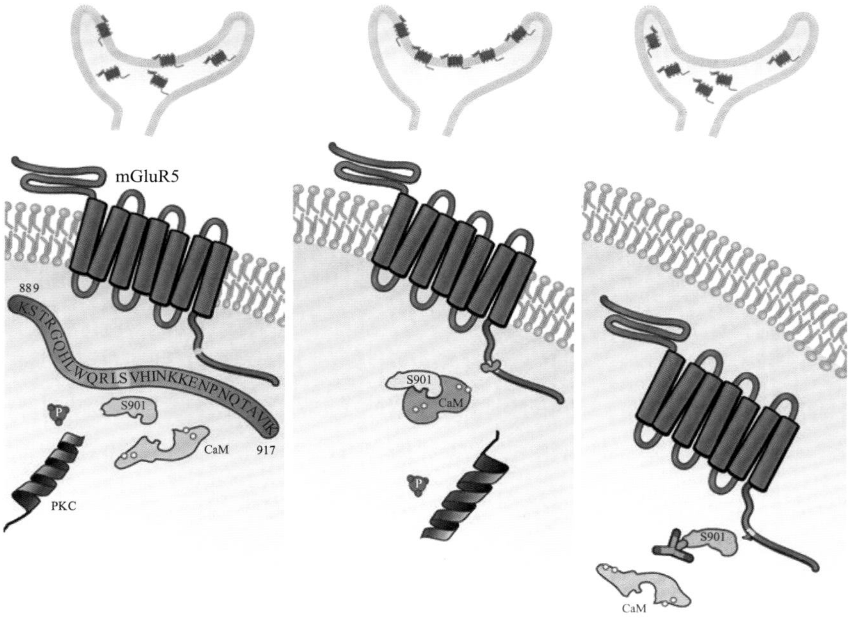

◀ **图 2-1　PKC 在丝氨酸 901（S901）残基处磷酸化 mGluR5 的胞内末端**

该位点的磷酸化阻断钙调素（CaM）的结合，最终导致 mGluR5 在膜表面表达和信号转导的降低

PKC. 蛋白激酶 C；mGluR5. 代谢型谷氨酸受体 5

外位置之间的动态交换也被证明至少部分依赖于 PKC。这种作用是在 GlyR 的 β 亚基与突触支架蛋白 gephyrin 的相互作用中发现的。受体 –gephyrin 结合的改变被认为可以改变突触和突触外 GlyR 之间的平衡，并调节抑制性神经传递的强度。在 GlyR 的 β 亚基（S403 残基）的细胞质结构域内存在 PKC 磷酸化位点，其导致受体与 gephyrin 之间的结合亲和力降低。其结果是 GlyR 在质膜上加速扩散，导致突触区域的抑制性受体减少。PKC 通过破坏抗伤害机制导致这种形式的突触可塑性失调[11]。在确定 PKC 激活可影响抑制性甘氨酸能机制后，我们将注意力转向胶质细胞在疼痛调节中的作用，尤其是 mGluR5 对成瘾、疼痛和神经元死亡的调节作用。在原代培养的小胶质细胞中，加入甘氨酸能激动剂｛如（RS）–2– 氯 –5– 羟基苯甘氨酸［（RS）–2–chloro-5–hydroxyphenylglycine，CHPG］｝时，可显著降低炎症刺激（脂多糖）诱导的小胶质细胞激活。此外，CHPG 处理也显著降低了小胶质细胞诱导的神经毒性。有趣的是，当使用 PKC 抑制剂和磷脂酶 C 抑制剂时，mGluR5 激活的抗伤害作用减弱。这表明 PKC 也在抗伤害感受机制的调控中发挥作用，特别是在调节抑制性代谢型谷氨酸受体（如 mGluR5）中发挥作用[12]。

蛋白激酶也可能通过促进突触发生和突触成熟来增强可塑性。这是一种间接促进作用，涉及 NGF、BDNF 及胰岛素样生长因子 1（insulin-like growth factor 1，IGF-1）激活，导致树突形成和轴突生长。PKC 增强突触似乎是突触后密度（post-synaptic density，PSD）蛋白 –95（PSD-95）在 PKC 依赖性磷酸化后积累到 PSD 神经元区域的结果。磷酸化发生在丝氨酸 295 残基上，去除 PSD-95 丝氨酸 295 残基可消除这种 PKC 依赖的膜积累。在相同的实验模型中，PKC 的持续激活已被证明可使培养的小鼠成年海马切片的突触数量翻倍，上调突触囊泡的数量，并增加突触区域中 PSD-95 聚集[13]。

在小鼠模型中，PKC 抑制剂可缓解超氧化物诱导的痛觉过敏行为，表明 PKC 也在该类疼痛中发挥重要调节作用[14]。

二、蛋白激酶亚型与神经病理性疼痛的发展

虽然许多特有 PKC 亚型与特定的神经性疼痛综合征有相关性，但这并不一定是必需的。糖尿病性神经病理性疼痛涉及多种 PKC 亚型的激活。它们是 PKC-α、PKC-β、PKC-δ 和 PKC-ε。PKC 亚型被激活后可引起下游信号蛋白如细胞外调节蛋白激酶（extracellular regulated protein kinases，ERK）、p38MAPK、细胞因子（最显著的是 TGF-β）表达；细胞周期因子、核因子 κB（nuclear factor kappa B，NF-κB）等转录因子，内皮型一氧化氮合酶等功能性酶的合成和激活及瞬时受体电位通道敏化。众所周知，糖尿病神经损伤的发病机制涉及多元醇途径、晚期糖基化终产物、氧化应激、PKC 激活、神经营养和缺氧。瞬时受体电位通道 TRPC、TRPM 和 TRPV 在糖尿病神经病变发生过程中发挥关键作用。蛋白激酶对保持通道处于高活性状态的磷酸化步骤至关重要[15]。总之，PKC 激活最终导致视网膜、肾脏、神经元和（或）心脏并发症发生[16]。

（一）痛觉过敏

被称为痛觉过敏启动的现象是一种神经元可塑性变化，是急性疼痛向慢性疼痛转化的典型表现。它涉及神经炎症细胞因子、前列腺素 E_2（prostaglandin E2 receptor，PGE_2）等导致的炎症或神经病理性损伤。这种反应是 PKC-ε 依赖、持久的痛觉过敏反应。在小鼠模型中，伤害感受器启动效应需要约 72h[6, 17–21]。

启动状态被认为是通过 PKC/ERK 信号通

路产生的（图 2–2），该理论认为痛觉刺激启动信号存储在脊髓水平。在哺乳动物中，雷帕霉素靶蛋白激酶（mammalian target of rapamycin，m-TOR）是建立启动所必需的。此外，NF-κB 可能在蛋白激酶介导的机械性痛觉过敏的发生过程中发挥重要作用。在 Souza 等的一项研究中，发现 NF-κB p65 亚基转位到背根神经节神经元的核中激活 NF-κB 信号。注射 PGE_2 引起的持续性炎症性痛觉过敏与这一信号的激活有关。地塞米松和 NF-κB 抑制药 PDTC 可阻断这种炎症性痛觉过敏反应。连续 5 天针对 NF-κB p65 亚基的反义寡核苷酸治疗也可抑制持续性炎症性痛觉过敏反应。抑制 PKA 和 PKC-ε 同样可缓解持续性炎症性痛觉过敏反应，这与抑制 NF-κB p65 亚基转位有关，这表明 PKA 和 PKC 在维持持续性炎症性疼痛中起着关键作用[23]。

PKC 增强 NMDAR 介导的电流，并通过突触相关蛋白受体（synaptosome associated protein receptor，SNARE）依赖的胞吐促进 NMDAR 向细胞表面移位。PKC 以 187 位丝氨酸残基作为 NMDAR 的磷酸化位点，同时也以

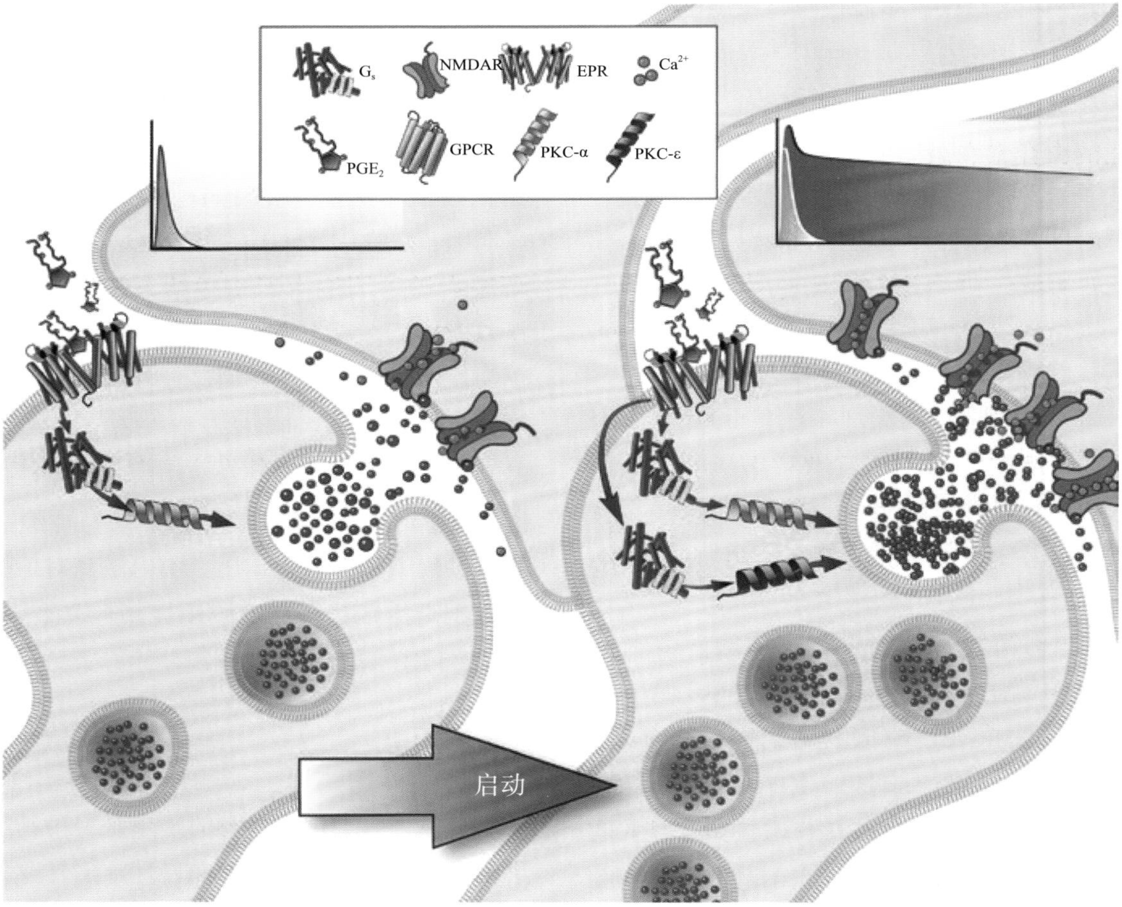

▲ 图 2–2　细胞因子作为第二信使启动诱导痛觉过敏的示意图

当 PGE_2 作用于前列腺素受体（EPR）时，触发开关。在未激发的膜上，PGE_2 诱导的痛觉过敏由刺激受体激活的 G 蛋白（G_s）介导。在“正常”情况下，G 蛋白激活蛋白激酶 A，导致急性痛觉过敏（左下角神经元），并严格调节神经递质的释放。然而，在启动状态下，PGE_2 激活 EPR 会激活另一通路，该通路涉及 G 蛋白 $G_{i/o}$，该蛋白激活 PKC-ε，诱导神经递质释放过多、调节不良，最终导致持续的慢性痛觉过敏发生（如右下角神经元所示）

PGE_2. 前列腺素 E_2；PKC. 蛋白激酶 C；GPCR. G 蛋白耦联受体；NMDAR. N- 甲基 -D- 天冬氨酸受体

突触相关蛋白（synaptosome associated protein，SNAP）–25kDa 为靶点，进行磷酸化，这一过程对 NMDAR 的突触膜整合至关重要[24]。

压力可通过糖皮质激素、PGE_2 和肾上腺素引起痛觉过敏，有趣的是，所有这 3 种机制的最终途径都涉及 PKC。其中，肾上腺素应激反应被认为是通过肾上腺素敏化痛觉感受器来改变细胞内信号通路，并被认为是调节 G 蛋白耦联受体从刺激（G_s- 镇痛作用）模式转变为抑制（G_i- 非镇痛）模式的结果[25, 26]。此外，研究表明该转变可能依赖于 PKC-ε 磷酸化，但这种现象的确切机制目前还不清楚。

在 PKC 亚型中，PKC-ε 在小鼠慢性坐骨神经压迫损伤模型中表达上调幅度最大。有趣的是，它与 TRPV1 共表达，可能导致了负责通道敏化的白介素和激酶的表达增加[27, 28]。PKC-ε 磷酸化是维持 TRPV1 处于高活性状态的关键。此外，PKC-ε 在神经病理性疼痛的维持中也发挥了重要作用[29]。

（二）蛋白激酶 C-γ

在脊髓神经结扎（spinal nerve ligation，SNL）小鼠神经病理性疼痛模型中，初级传入中枢末梢在第一个感觉突触中起重要作用。初级传入的 *d*- 谷氨酸释放增加有助于增强兴奋性突触后电流振幅。PKC 相关磷酸化调节 NMDAR 的转运，从而导致这些电信号变化和兴奋毒性[30]。在另一项 SNL 实验中，丙酮酸脱氢酶激酶 1（pyruvate dehydrogenase kinase，PDK）参与中枢敏化的神经元可塑性的调节。PKC-γ 控制着离子性谷氨酸受体的转运和磷酸化，这一控制意味着 PKC-γ 参与坐骨神经损伤导致的机械性痛觉过敏的起始和维持。这也表明，这些相互作用，包括 NMDAR 上丝氨酸部分的磷酸化和 mTOR 依赖的 PKC-γ 合成，可能是治疗神经病理性疼痛的可行靶点。在啮齿类动物坐骨神经损伤模型中，PKC-γ 还控制离子性谷氨酸受体的转运和磷酸化[31, 32]。

在临床环境中，接受麻醉药物丁丙诺啡和美沙酮维持治疗的阿片类成瘾患者会出现痛觉过敏。Compton 等发现，海洛因依赖患者在接受治疗时处于痛觉过敏状态，而使用丁丙诺啡和美沙酮治疗不会改变这种状态[33]。

使用局部麻醉可有助于避免这些问题。局部麻醉可减少围术期阿片类药物的使用，减少手术引起的痛觉过敏，以更少的阿片相关不良反应提供更好的术后镇痛，包括阿片类药物诱导的痛觉过敏（opioid-induced hyperalgesia，OIH）[34–36]。有趣的是，Méleine 等发现，虽然对大鼠进行局部麻醉可以减少急性痛觉过敏和术后慢性疼痛的发生，但高剂量芬太尼会发生中枢致敏作用。这种大剂量芬太尼中枢致敏作用不受局部麻醉的影响[37]。对狐狸模型的研究表明，轴突切开后几分钟内可发生中枢致敏。当初级传入中断（如轴突切断术）暴露了从周围进入区域的安静、重叠传入时，感觉皮质邻近区域的传入就会出现不平衡，结果是在几分钟内解除对次级传入的抑制，并伴随着这些传入的异常放电和由此产生的神经病理性疼痛[38]。

神经病理性疼痛的发生既有周围原因，也有中枢原因。脊髓背角神经元和中间神经元的过度兴奋性以及上述细胞的凋亡可以解释患者出现的复杂症状和体征。持久的阿片类物质环境使这些症状更复杂。Rodriguez-Munoz 等的工作不仅阐明了神经病理性疼痛的机制，还阐明了患者存在 OIH 的可能机制。在 2012 年的一项研究中，该小组描述了 μ- 阿片受体在中枢神经系统多个部位的定位，包括脊髓背角和导水管周围灰质（periaqueductal gray，PAG）区域[39]。已知吗啡调节 NMDAR 介导的电流，当 PKC-γ 与 NMDAR（C0、C1 或 C2 端）的 NR1 亚基一起培养时，μ- 阿片受体（mu opiate receptor，MOR）与 NMDA 受体（MOR-NMDAR）的共定位被 PKC-γ 介导的 NMDAR 相关的 C 末端磷酸化破坏。这种磷酸化导致 NMDAR 的内吞减少，同时增加其 Ca^{2+} 离子电导率（图 2–3）。

上述内容导致的结果是增加 NMDAR 电流和痛觉。相反，这种分离对 MOR 的影响是增加内吞和再循环，然而再循环和随后的抗致痛效果未能与 NMDAR 介导的神经元兴奋保持同步，最终产生了致痛敏感性增强的效应。此外，研究表明吗啡可以增加神经元硝酸合成酶的表达，然后刺激 Zn^{2+} 的释放，Zn^{2+} 将 PKC-γ 招募到 MOR 的 C 末端的 HINT 蛋白上，导致进一步的 MOR-NR1 分离[39]。Zalewski（1990）和 Garzon（2011）等的研究表明，Zn^{2+} 增强了 PKC 对佛波酯或二酰甘油的亲和力，稳定了 PKC 与膜上调控结构域的结合，从而延长 PKC 的活化[40, 41]。

（三）蛋白激酶 C-δ

在靶向敲入小鼠镰状细胞病（sickle cell disease，SCD）的小鼠模型中，发现 PKC-δ 在与该疾病相关疼痛的发展中起着重要作用。研究发现这种激酶在脊髓背角浅表层，特别是在 γ- 氨基丁酸（γ-aminobutyric acid，GABA）能抑制性神经元中表达升高，PKC-δ 具有“去抑制”作用，从而在敲入小鼠中产生自发疼痛行为和痛觉敏感性增强。在对照组动物中未观察到这些变化。通过功能抑制 PKC-δ 和神经元特异性沉默 PKC-δ，可减弱这些改变。有趣的是，在完全建立 SCD 的 PKC-δ 缺陷小鼠的表型上，未检测到自发性疼痛和诱发性疼痛[42]。

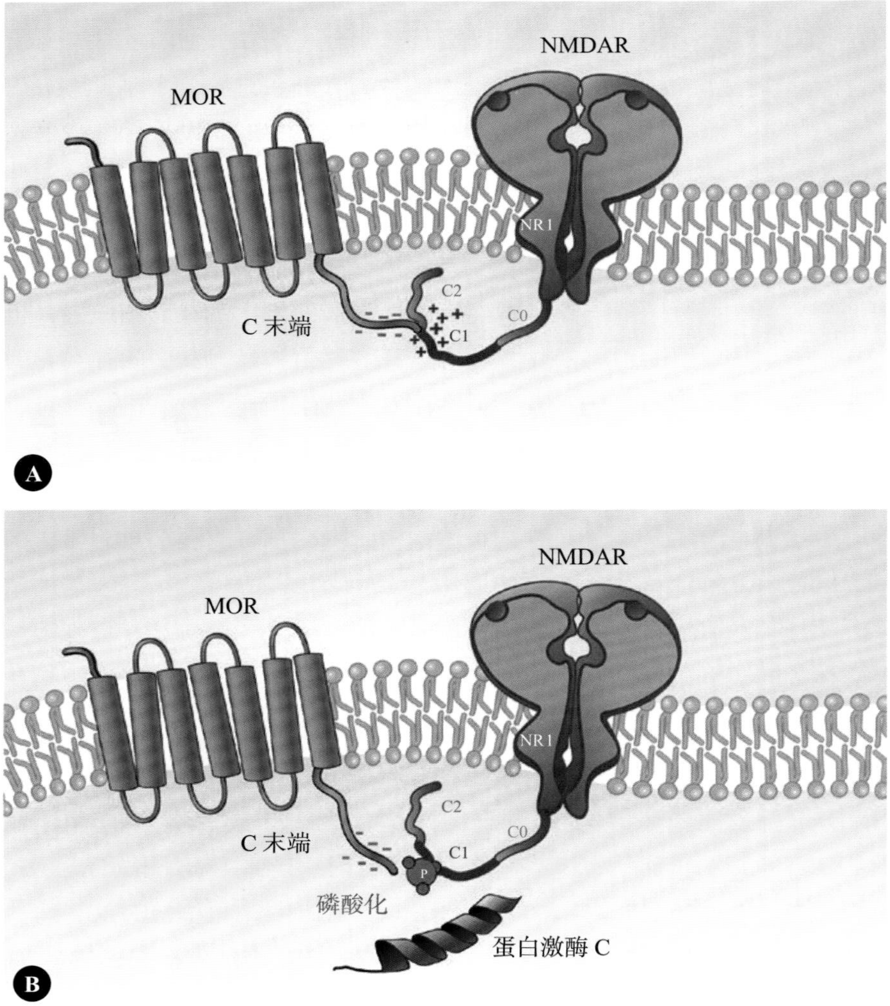

◀ **图 2–3 患者存在阿片类药物诱导的痛觉过敏的可能机制**

A. μ- 阿片受体（MOR）和 N- 甲基 -D- 天冬氨酸受体（NMDAR）在其各自 C 末端（Cx）结合的示意图。B. PKC-γ 磷酸化后处于不稳定、解离的磷酸化状态。NMDAR 介导的电流增加，致痛增加。MOR 的分离增加了 NMDAR 内吞和再循环，导致了致痛敏感性增强

PKC. 蛋白激酶 C

（四）蛋白激酶 M-ζ

PKM-ζ 是一个非典型 PKC。它可以通过激活 PKM-ζ 基因全长内的一个内部启动子来表达，从而导致缺乏调控域的酶受阻，这种遗传缺失导致组成型活性酶的产生[43]。在此基础上进行的一系列后续研究表明，该突变体在长期维持突触强度中发挥作用。使用非典型 PKC 的肉豆蔻酰化假底物抑制药（myristoylated pseudosubstrate inhibitor，mPSI）治疗可逆转先前建立的长时程增强作用[44]。

PKM-ζ 对维持慢性疼痛状态至关重要，其产生由 BDNF 调节。PKM-ζ 有助于慢性疼痛状态，也表现出上述长时程增强作用的许多特征[45]。它被肉豆蔻酰化蛋白激酶 C-ζ 假底物抑制剂（ZIP）抑制，在小鼠模型中，该抑制剂已被证明可以降低疼痛相关的行为以及疼痛刺激后背角深层广动力型神经元的活性。这些疼痛相关的行为与脊髓背角神经元 PKC-ζ/PKM-ζ 磷酸化的增加相关。

在糖尿病神经病理性疼痛大鼠的前扣带回皮质（anterior cingulate cortex，ACC）中，PKM-ζ 被发现作为谷氨酸传递的一种成分而增加。链脲霉素诱导的高血糖模型小鼠的突触前谷氨酸释放增加，突触后谷氨酸受体转导增强。这与 PKM-ζ 磷酸化的增加相关，但与总 PKM-ζ 的表达无关。ZIP 的加入再次导致疼痛相关行为的减弱和上调的谷氨酸传递减弱[46]。

PKM-ζ 在维持疼痛诱导的小鼠 ACC 持续性变化过程中发挥重要作用，使用选择性抑制剂 ZIP 可消除突触的增强。这种抑制可能被认为是一个潜在的治疗靶点，但目前 ACC 中 PKM-ζ 的特异性分子相互作用机制仍缺乏深入研究。PKM-ζ 在脊髓中的作用已通过小鼠模型得到证明。在足底切开后，用足底注射来模拟痛觉刺激，ZIP 导致脊髓 PKM-ζ 表达显著降低。因此，PKM-ζ 可能在维持外周炎症引发的神经病理性疼痛中发挥重要作用[22, 47–52]。

有间接证据表明，PKC-ζ 和 PKM-ζ 有助于提高脊髓背角神经元的兴奋性。ZIP 对激酶的抑制降低了机械刺激和热刺激诱发疼痛相关行为，而不影响正常动物的急性疼痛行为或运动行为。ZIP 对神经病变大鼠的机械性异常疼痛和痛觉过敏均无抑制作用。PKC-ζ 和 PKM-ζ 致敏的机制尚不清楚，但已知的是，ZIP 可抑制甲醛和弗氏完全佐剂（complete Freund’s adjuvant，CFA）诱导的脊髓背角浅层和深层的 c-Fos 表达增加[45]。

在 NGF 诱导后，合成的快速增加似乎是 NGF 和 PKC 的一个共同点[53]。用 NGF 可增强原代培养的大鼠感觉神经元的兴奋性。将靶向 PKM-ζ 的 siRNA 添加到培养物中，它降低了 PKM-ζ 的表达，并且降低了 NGF 介导的感觉神经元兴奋性以及选择性增加激酶的翻译表达诱导的 PKM-ζ 合成的增加[53, 54]。

PKM-ζ 表达的增加也被认为是瑞芬太尼等麻醉药输注相关痛觉过敏的关键原因。瑞芬太尼是一种起效快、消除半衰期短的阿片类药物。在小鼠模型中，痛觉过敏的增加在 2h 开始，于 2 天达到顶峰，并在 7 天恢复到正常的伤害感受功能。ZIP 可阻断瑞芬太尼诱导的痛觉过敏。NMDA 阻断剂 Ro25–6981 可减轻机械性痛觉过敏和热痛觉过敏，逆转 PKM-ζ 和 pPKM-ζ 的表达增加。研究表明，在小鼠模型中，含 GluN2B 的 NMDAR 通过调节脊髓 PKM-ζ 的表达促进了瑞芬太尼相关痛觉过敏的发生[55–57]。

瑞芬太尼相关痛觉过敏的发展被认为是一个多因素过程，发生在阿片类药物暴露后，其对疼痛感受的敏感性增加[56]。已知所有阿片类药物都会诱发 OIH，但起效快和消除半衰期短的阿片类药物与综合征的风险增加有关[58]。

其他麻醉药相关的痛觉过敏发生的确切机制尚不清楚，文献中已经提出了一些理论。一种理论认为 OIH 可能是由 NMDAR 的激活引起的，多项研究表明 NMDA 受体抑制药可降低 OIH 的风险[59]。Hong 等研究表明，在使用瑞芬太尼的妇科病例中，NMDA 抑制药氯胺酮可减少术后疼痛和阿片类药物用量[60]。目前尚不清楚是瑞芬太尼剂量的减少还是 NMDAR 的抑制作用导致了 OIH 的减少，这一效应的确定及其机制的阐明还须从体外研究开始，最终发展到人类临床研究。OIH 的其他机制包括 MOR 失活[61]、环磷酸腺苷途径上调[62]、脊髓强啡肽的释放[63-65]。

An 等在 2015 年的一项研究中发现了 PKM-ζ 的重要作用，他们采用了痛觉过敏小鼠模型、PKM-ζ 抑制剂 ZIP 和 Scr-ZIP 及蛋白激酶 Cs 抑制剂 NPC-15437。他们发现，在诱导超敏反应后，PKM-ζ 抑制剂 ZIP 可以缓解超敏反应（Scr-ZIP 没有这种作用）。相比之下，用 NPC-15437 抑制 PKC 只能预防最初、短暂的痛觉过敏。该小组得出结论，脊髓 PKC 只在持续性的疼痛初始阶段起作用，而 PKM-ζ 在脊髓可塑性储存（即慢性疼痛）中起着重要作用，这为治疗该疼痛综合征提供了一个合理的靶点。其他多项研究均证实这一结论[47, 66-69]。

（五）蛋白激酶 C-ε

PKC-ε 在神经病理性疼痛机制中的作用，已通过该激酶在加巴喷丁类药物和制剂存在下的行为，以及其与兴奋性氨基酸转运体（excitatory amino acid transporter，EAAT）系统的相互作用得以阐明。2017 年的一项研究中，探究了加巴喷丁对小鼠背根神经节 PKC-ε 易位的影响，结果显示加巴喷丁显著降低由缓激肽和促动素 2 诱导的 PKC-ε 易位。这是加巴喷丁一种新作用机制，也是对乙酰氨基酚的附加作用机制。因此，有人建议联合使用这 2 种药物。最初人们认为加巴喷丁类药物（加巴喷丁和普瑞巴林）直接作用于电压门控钙通道（voltage-gated calcium channel，VGCC）[70, 71]。然而，PKC-ε 的易位提示这可能是加巴喷丁抗神经病理性疼痛作用所必需的[72, 73]。

近年来发现，氨基酸转运系统在调节疼痛感受信息向中枢神经系统传入过程中发挥重要作用[74]。在 2015 年的一项研究中，Gil 等发现加巴喷丁对 EAAT3 的活性有影响，而 EAAT3 可调控培养的爪蟾卵母细胞中兴奋性氨基酸谷氨酸的细胞外浓度。此外，加巴喷丁以浓度依赖的方式降低 EAAT3 活性。值得注意的是，PKC 激动剂（phobol12-myriate 13-acateate，PMA）增加了 EAAT3 的活性；而使用 PKC 抑制药白屈菜碱、星孢菌素和渥曼青霉素预孵育卵母细胞，可降低 EAAT3 的基础活性。因此，这是另一种加巴喷丁的蛋白激酶依赖的治疗作用，这很重要，因为它阐明了 PKC 的促伤害作用。它会增加兴奋性氨基酸谷氨酸的细胞外浓度，从而可能促进神经元兴奋性毒性的产生[73]。

研究还发现在小鼠内脏炎性疼痛模型中，加巴喷丁对 PKC-ERK1/2 信号通路具有抑制作用[74]。Zhang 等对大鼠进行结肠内注射甲醛以产生结肠炎疼痛，发现腹膜腔内注射加巴喷丁可减轻内脏疼痛行为。注射 PKC 抑制剂 H-7 和 ERK1/2 抑制剂 PD98059 也可减轻这些疼痛行为。此外，他们还发现注射甲醛后 PKC 膜转位（可塑性转变为慢性化的关键成分）和 ERK1/2 磷酸化显著增加，而注射加巴喷丁可显著降低这些影响[75]。这项工作解释了加巴喷丁治疗内脏神经病理性疼痛的价值，同时阐明了 PKC 在内脏疼痛中的作用。

PKC 还参与 Toll 样受体 4（Toll-like receptor 4，TLR4）依赖性小胶质细胞介导的突触可塑性的相互作用。TLR4 可调节脊髓背角浅层 GABA 能突触活动，以脂多糖（lipopolysaccharide，LPS）激活 TLR4，通过突触前和突触后机制降低 GABA 能（抑制性）突触活动。具体机制是 LPS 介导小胶质细胞释放 IL-1β，IL-1β 抑制突触后 GABA 受体活性激活 PKC，神经胶质谷氨酸转运蛋白活性也受到抑制，导致谷氨酰胺供应不足，从而导致谷氨酸 – 谷氨酰胺循环依赖的 GABA 合成显著降低[76]。

抑制性突触外 GABA（A）受体的 PKC 磷

酸化在神经元兴奋性的调节中有重要作用。因此，我们再次明确 PKC 对抑制性神经递质受体的抑制作用，换句话说，即 PKC 可提高神经元活性[77]。有关疼痛信号放大机制见图 2-4。

三、蛋白激酶 C 与新的治疗干预措施

（一）金属蛋白酶抑制

基质金属蛋白酶（matrix metalloproteinases，MMP；MMP-9 和 MMP-2）能够降解多种细胞外基质蛋白和生物活性分子。MMP 属于锌依赖内肽酶家族，通过裂解和激活细胞外蛋白、细胞因子和趋化因子促进神经炎症的发展[79]。MMP-9 和 MMP-2 通过磷酸化 NMDAR 亚基 NR 和 NR2B 增强神经信号传递[80]。抑制脊髓 MMP-9 或 MMP-2 可以减轻炎症和神经病理性疼痛的症状。特别是原花青素，凭借其强效的清除活性氧（reactive oxygen species，ROS）能力，能够清除 MMP-9/2 的必需活性分子（即活性氧）[81]。

在 2016 年的一项研究中，Li 等描述了一种关于 N- 乙酰半胱氨酸（N-acetyl-cysteine，NAC）的新治疗方法。在小鼠慢性坐骨神经压迫性损伤诱导神经病理性疼痛模型中，体内和体外应用 NAC 均显著抑制了 MMP-9/2 的活性，虽然能够延缓神经病理性疼痛的发生，但也维持了诱导的慢性坐骨神经压迫性损伤。主要通过三重作用介导这种效应：第一，通过阻断 MMP 关键底物 IL-1β 成熟；第二，通过抑制 PKC-γ、NMDAR1 和 MAPK 磷酸化；第三，通过抑制慢性坐骨神经压迫性损伤诱导的小胶

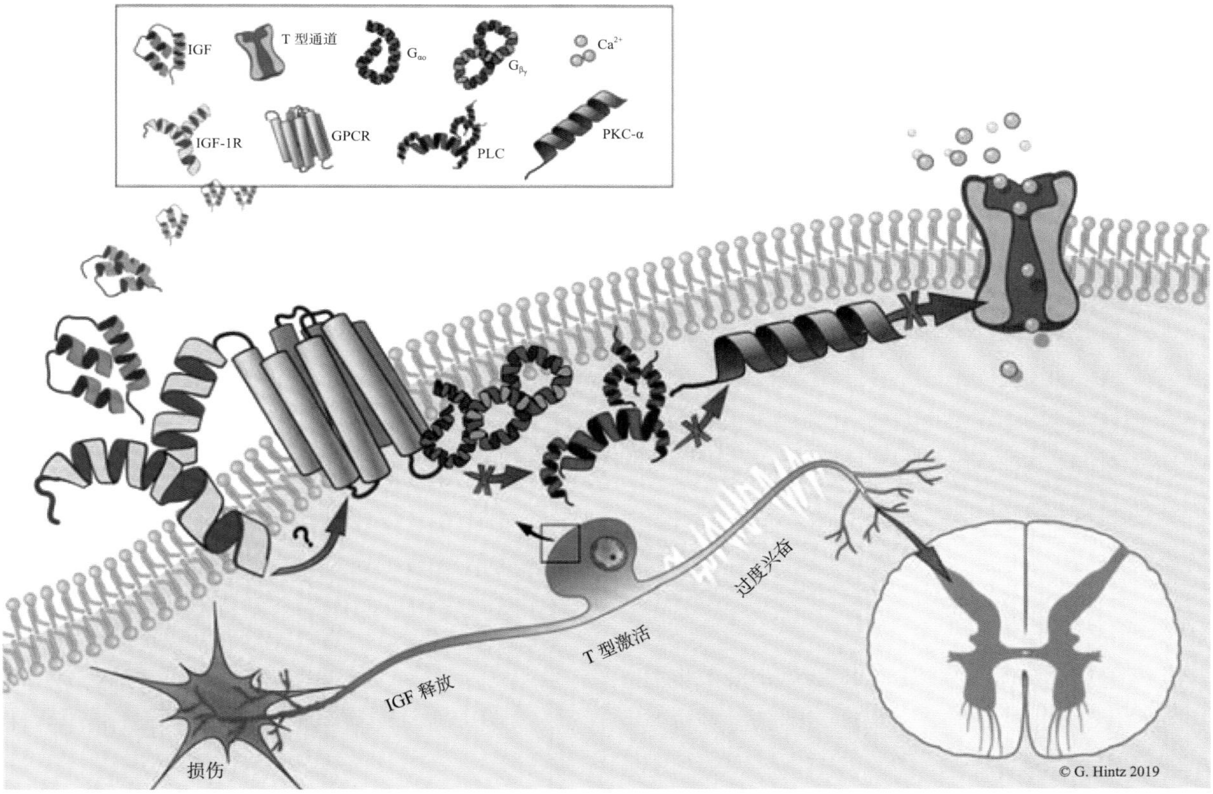

▲ 图 2-4　疼痛信号放大示意图

注意到磷脂酶 C（PLC）催化磷脂酰肌醇 4，5- 二磷酸水解为肌醇三磷酸和二酰甘油。同时描述了 PKC 介导干预的潜在位点（红色 × 处），离子通道磷酸化最终导致 PKC 活性和敏感性持续增加

IGF. 胰岛素样生长因子；IGF-1R. 胰岛素样生长因子 1 受体；GPCR. G 蛋白耦联受体；$G_{\alpha o}$. G 蛋白亚单位 αo；$G_{\beta\gamma}$. G 蛋白亚单位 βγ；PLC. 磷脂酶 C；PKC-α. 蛋白激酶 C-α；Ca^{2+}. 钙离子[78]

质细胞激活[82]。

（二）黄酮类化合物

黄酮类化合物（flavonoids）是一种可溶于水的植物次生代谢物，属于多酚类分子。它们可分为6类，即黄酮类、黄酮醇、黄烷酮、异黄酮类、花青素和查尔酮。2010年Hagenacker等的一项研究证明黄酮类杨梅素在SNL诱发的神经病理性疼痛小鼠模型中具有镇痛作用。对背根神经节中电压激活的钙通道电流以及MAPK（p38）或PKC的刺激作用分析发现，杨梅素在数小时内可减轻机械性异常疼痛和热痛觉过敏。然而这其中存在一个矛盾的效应，即电压激活的钙通道增加，这种效应可通过抑制p38而不是通过抑制PKC来阻断[83]。另一个有趣的发现是，在另一个炎症性神经病理性疼痛小鼠模型中，杨梅素抑制了细胞因子诱导的脊髓p38磷酸化，同时抑制了注射佛波酯诱导的PKC激活。因此，杨梅素可能直接抑制PKC本身所经历的活化磷酸化[84]。

在另一项关于化疗导致周围神经病变以及肥大细胞和嗜碱性粒细胞脱颗粒的研究中，发现黄酮类槲皮素可抑制紫杉醇导致的组胺释放。在小鼠中发现，槲皮素预处理以剂量依赖的方式抑制组胺的释放，并提高热、机械性痛觉过敏的阈值。此外，槲皮素可抑制紫杉醇诱导的脊髓和背根神经节中PKC-ε和TRPV1表达的增加。在同一研究中，作者还发现槲皮素抑制了脊髓和背根神经节中PKC-ε从细胞质到神经细胞膜的易位[85]。

（三）白屈菜赤碱

抗菌药物白屈菜赤碱（chelerythrine）也是一种有效的PKC抑制药，它是一种苯并菲啶类生物碱（图2–5）。

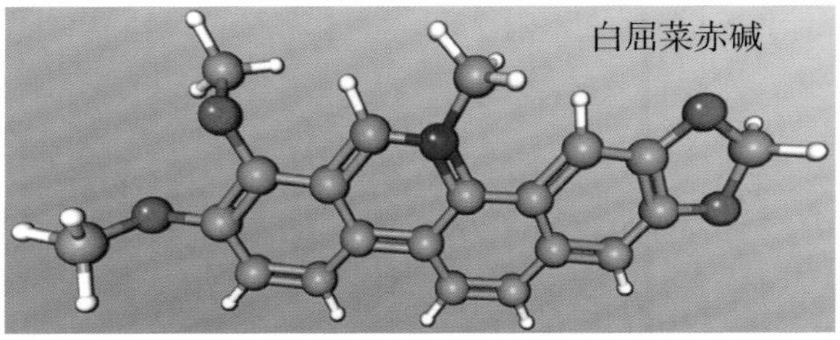

▲ 图 2–5 抗菌药物白屈菜赤碱

它与蛋白激酶C的催化结构域相互作用，是腺苷三磷酸的竞争性抑制药

白屈菜赤碱因其具有引起细胞凋亡的能力，被认为具有抗癌特性。但遗憾的是，这种作用缺乏特异性，既涉及恶性瘤细胞，也涉及非恶性细胞。这一问题驱动了一系列新型白屈菜赤碱类似物的开发，即能够在非小细胞肺癌和其他癌细胞系中表现出更特异、剂量依赖性的G_0/G_1细胞周期阻滞，同时对非恶性细胞的毒性作用非常小[86]。白屈菜赤碱的半抑制浓度为0.66μmol/L，该分子与PKC催化结构域相互作用，是ATP的竞争性抑制药。PKC能够被这个位点的丝氨酸/苏氨酸和酪氨酸残基磷酸化调控，影响酶稳定性、蛋白酶/磷酸酶抗性、蛋白质间相互作用、亚细胞靶向和总酶活性[87, 88]。

PKC-γ在许多神经病理性综合征中发挥作用，包括偏头痛和慢性胰腺炎。在这2种情况下，GluR1亚基磷酸化可能是受体激活的关键成分，它建立了兴奋毒性环境。此外，PKC抑制药白屈菜赤碱可减少受体亚基磷酸化，缓解小鼠模型中的痛觉过敏反应。Wei等研究发现在小鼠坐骨神经选择性分支损伤模型中，去甲肾上腺素作用于腹外侧眶皮质缓解了异常疼痛行为。值得注意的是，在这种情况下，PKC信号转导激活下行抑制通路，减少了脊髓水平疼痛感受信息的传递。因此，研究者们认为白屈菜赤碱具有相反的作用，即抑制PKC的抗异常疼痛效应[89]。

（四）通过病毒脱氧核糖核酸转导操控白介素-10

在Thakur等的一项研究中，通过使用单纯疱疹病毒（herpes simplex virus，HSV）载体探索了基因操控作为治疗神经病理性疼痛的方法。他们发现持续输送IL-10减少IL-1β的表达，抑制 P39/9 MAPK 和 PKC 磷酸化，阻断背根神经节的疼痛感受和应激反应。同时，IL-10 的持续表达也改变了背根神经节中 Toll 样受体的表达。大量促炎细胞因子和相关应激标志物的减少，提示该技术有望成为治疗神经病理性疼痛的手段[90]。

小清蛋白中间神经元的上调

表达小清蛋白（parvalbumin，PV）的中间神经元产生 GABA 和甘氨酸，并被 Aβ 纤维激活[91, 92]。它们是抑制性中间神经元，在正常小鼠和神经病理性疼痛模型小鼠中，它们有助于调控疼痛感受信息向中枢神经系统传入。在小鼠疼痛模型中，消融这群神经元可导致 PKC-γ 兴奋性中间神经元的去抑制，而激活这群神经元可减轻小鼠模型中的机械性痛觉过敏反应[93]。我们主要关注这些细胞的基因表达上调。通过使用修饰的 G_q 耦联毒蕈碱受体（M3D）能够实现基因上调，该受体只对氯氮平 N- 氧化物［（clozapine N-oxide，CNO）；一种能够渗透血脑屏障的合成激动剂］有反应。在体外将 CNO 与 M3D 结合可诱导小清蛋白中间神经元中产生动作电位（抑制性）。在体内腰段脊髓注射表达 M3D 的腺相关病毒（adeno-associated viral，AAV）载体激活了小清蛋白中间神经元，上调小清蛋白中间神经元的受体表达，随后注射 CNO 可减轻机械性异常疼痛和机械性痛觉过敏，但是对热敏感性没有影响。以上结果证明小清蛋白中间神经元在功能上和解剖学位置上都与兴奋性 PKC-γ 密切相关，这些中间神经元的基因表达上调可能是潜在有效的干预措施[25]。

（五）操控二酰甘油激酶

二酰甘油（diacylglycerol，DAG）及其类似物在正常生理条件下能够激活 C1 结构域蛋白（如 PKC），这些蛋白的失活可能是治疗神经病理性疼痛的一个靶点。佛波酯类似物佛波醇 12- 十四酸酯 13- 乙酸酯（phorbol 12-myristate 13-acetate，PMA）可增加脊髓背角神经元自发突触后电流（spontaneous postsynaptic current，sPSC）的平均频率，可能与 PKC 诱导的电压依赖性钙通道（voltage-dependent calcium channel，VDCC）磷酸化有关[94]。

DAG 位于神经元突触区，是由几种不同的表面受体激活产生的一种信号分子，其中包括代谢性谷氨酸受体和 NMDAR。激活经典型 PKC 家族（α、β、γ）和新型 PKC 家族（δ、ε、η、θ）都需要 DAG，但激活非典型 PKC 家族（ι、λ、ζ）则不需要 DAG。与佛波酯类似，DAG 在 C1 结构域的磷酸化过程中提供磷[95]。DAG 信号通过二酰甘油激酶（diacylglycerol kinases，DGK）将 DAG 转化为磷脂酸（phosphatidic acid，PA）而终止。Yang 等在 2013 年的研究探究了 DGK 靶向 DAG 生成的亚细胞位点。他们证明了 PSD-95 家族蛋白与 DGK 的 ι 亚型相互作用并促进突触定位，同时 DGK-ι 也可以发挥突触前作用。突触 DAG 的产生由包括 NMDAR 和代谢性谷氨酸受体在内的多种表面受体激活触发[94]。

干扰佛波酯依赖性激活的 PKC 通路是预防角叉菜胶、缓激肽、PGE_2、肾上腺素、脂糖或 CFA 诱导炎症的一种机制。3- 芳基 - 苯并呋喃酮化合物是已知的以氧为中心和以碳为中心自由基的强清除剂。具体地说，苯并呋喃酮（Benzofuranone，BF1）抑制神经病理性疼痛模型小鼠的疼痛行为[96]。2009 年 Kim 等的一项研究进一步证明了 PKC 在自由基诱导的痛觉过敏中的作用，已知至少有 2 种活性氧，一氧化氮（NO）和超氧化物（O_2^-）与持续性疼痛有关。SNI 引起痛觉过敏，由杂环化合物 4- 羟基 -2，2，6，6- 四甲基哌啶 -1- 氧基（4-hydroxy-2，2，6，6-tetromethylpiperidin-1-oxyl，TEMPOL）去除 O_2^-，或硝基精氨酸甲酯（nitroarginine methyl ester，l-NAME）抑制 NO 的产生逆转了小鼠模型中的神经病理性痛行为。很明显，这些 ROS 通过不同的机制产生疼痛，但是抑制

PKC 只抑制超氧化物痛觉过敏[14]。

PKC-γ 的激活在机械性异常疼痛的发展中起重要作用。在大量神经损伤动物模型中，遗传学和药理学干预 PKC-γ 可预防机械性异常疼痛。Pham-Dang 等在 2011 年的一项研究中测试了佛波酯在这种机制中的作用，他们在脑室内注射 12，13– 二丁酸酯（一种佛波酯），发现诱导了静态和动态机械性异常疼痛，并且观察到第Ⅰ板层至第Ⅱ板层外层和第Ⅱ板层内层（Ⅱi）至第Ⅲ板层外侧的神经元被激活。特别是第Ⅱ板层内层表达 PKC-γ 的中间神经元的激活，其激活与机械性异常疼痛的发展直接相关。PKC-γ 抑制剂 KIG31–1 可预防这群神经元的激活和这种机械性异常疼痛[97]。

炎性肽（缓激肽）通过突触前和突触后的缓激肽受体 B（2）对浅层背角神经元上的谷氨酸能受体发挥调控作用。B（2）受体与 PKA 和 PKC-γ 共表达。在小鼠模型中，缓激肽可以增强脊髓背角第Ⅱ层神经元中 AMPA 和 NMDAR 介导的兴奋电流。这种增强需要 PKA 和 PKC-γ 的共同激活，并触发 ERK 级联反应，导致热痛觉过敏。而抑制 ERK、PKA 或 PKC-γ 可缓解热痛觉过敏。缓激肽通过激活背角的几个激酶产生疼痛过敏反应，其中 PKC-γ 是重要的介质[98]。

在干旱、盐和低温刺激条件下植物（如玉米）中的 DGK 基因表达上调。改变盐刺激条件时 DGK 基因表达下调，提示在哺乳动物系统中可能存在或应用于哺乳动物系统的特定遗传调节因子[99, 100]。

有大量哺乳动物 DGK-ζ 亚型通过与突触后支架蛋白 PSD-95 直接结合而定位在神经元突触上，并通过促进 DAG 向磷脂酸转化来调节树突棘的维持作用。2012 年 Seo 等证明了 DGK-ζ 在海马区突触可塑性调节中的作用。他们发现 DGK（通过减少 DAG）在其各自的突触处促进了长时程抑制（long term depression，LTD），NMDAR 和代谢性谷氨酸受体参与该过程，提示 DGK-ζ 通过促进 DAG 向磷脂酸转化来调节海马的长时程增强和长时程抑制作用[101]。这种现象通过 DGK 依赖的 DAG- 磷脂酸机制在海马体中存在，与在脊髓水平观察到的类似，提示在外周部位也产生了类似的可塑性。最有可能发生病理性可塑性变化的时期（通常在疼痛感受损伤的 2～3h 内），PKC 激活的限制步骤可能是调控这一步骤的最大挑战。时间方面主要考虑什么时间以及干预多长时间，图 2–6 说明了其中一些关键关系和部分潜在的干预靶点。值得注意的是，该图展示了 DAG 磷酸化 PKC 的相互作用，以激活和释放分子，使其向突触前膜上的突触囊泡易位，且朝向 PSD 固定的 NMDA 受体和 AMPA 受体，进行突触后膜上的修饰，即可塑性改变。

DAG 和 DGK 作为可塑性形成机制中的关键步骤被视为治疗靶点的问题越来越受到重视。如图 2–6 所示，DAG 诱导 PKC 活化，其中 DAG 在突触前膜和突触后膜上都很活跃，激活 PKC，使 MUNC-13 蛋白（参与组成锚定突触小泡的细胞结构）磷酸化，在神经递质释放中发挥关键作用[102]。使用系统性激酶抑制剂彻底抑制 PKC，无疑会导致不可接受的不良事件，因为蛋白激酶在整个神经系统中的普遍功能。然而，理论上通过严格控制上调的起始和终止时间，对 DGK 定向的突触群体特异性调控是有希望的。如上所述，上调 DGK 基因将至少暂时去除激活 PKC 所需的底物 DAG，从而启动过敏级联反应。这可通过病毒（单纯疱疹病毒）DNA 转导的遗传操控来实现。虽然在这种情况下，遗传物质将是双酰基甘油激酶 ζ 基因 *DGKZ*。该转导体系将带有限制序列的诱导基因携带到所涉及的脊髓处，持续增加的 DGK-ζ 通过调节细胞内信号级联反应和信号转导过程中的 DAG 水平降低 PKC 活性[90, 103]。

（六）钙库调控的钙离子通道的操控

激活编码钙释放激活钙通道蛋白 1（calcium

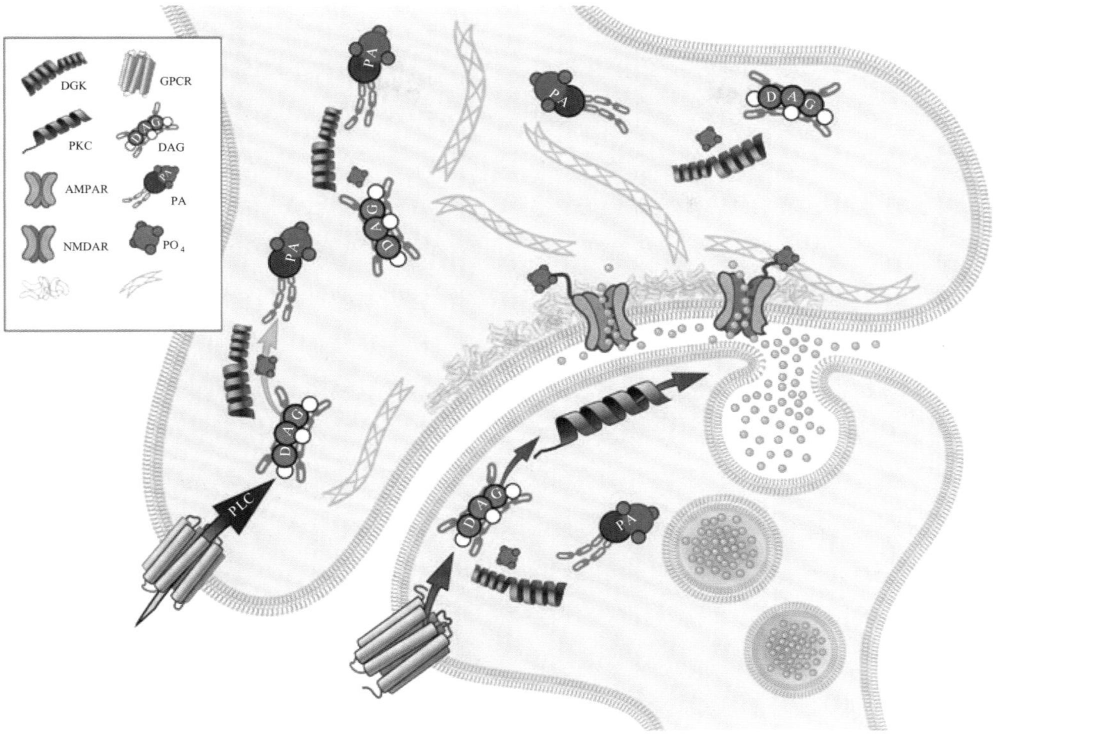

▲ 图 2-6　**DAG 磷酸化 PKC 的相互作用**

DAG 磷酸化 PKC 以激活和释放分子，使其向突触前膜上的突触囊泡易位，且朝向 PSD 固定的 NMDAR 和 AMPAR，进行突触后膜上的修饰，即可塑性改变。该图说明了其中一些关键关系和部分潜在的干预靶点
DAG. 二酰甘油；PKC. 蛋白激酶 C；PSD. 突触后密度；DGK. 二酰甘油激酶；GPCR. G 蛋白耦联受体；NMDAR. N- 甲基 -D- 天冬氨酸受体；PO_4. 磷酸；AMPAR. 2- 氨基 -3（5- 甲基 -3- 氧 -1，2- 恶唑 -4- 基）丙酸受体；PA. 磷脂酸

release-activated calcium channel protein 1，CRAC1）基因 *Orail* 是钙库调控的钙离子通道（store-operated calcium channel，SOC）的重要组成部分，在调节神经元兴奋性方面也发挥重要作用。SOC 在不可兴奋和可兴奋细胞中介导重要的钙信号。激活 *Orai1* 以及随后的 CRAC1 表达，通过 PKC-ERK 通路增加脊髓背角神经元的兴奋性。缺乏 *Orail* 可缓解疼痛感受刺激引起的急性疼痛，几乎消除了甲醛诱导的第二时相（晚期）疼痛反应，显著减轻了角叉菜胶诱导的同侧痛觉过敏反应，并消除了角叉菜胶诱导的对侧机械性异常疼痛[50]。尽管操控 *Orai1* 基因存在着复杂性，但作为治疗靶点，考虑特异性操控 PKC 和（或）抑制对该通路的影响也是合乎逻辑的，特别是考虑到含 Kv3.4 的 A 型钾通道及其对神经元兴奋性的调节作用[8]。

（七）嘌呤能受体的操控

嘌呤能受体 P2X7R 在胞外 ATP 依赖的 NMDA 协同激动剂 *d*- 丝氨酸的释放中起着重要作用。2015 年，Pan 等将氚化的 *d*- 丝氨酸加载到星形胶质细胞中，然后使用 ATP 和强效的 P2X7R 激动剂 2′（3′）-O-（4- 苯甲酰苯甲酰）腺苷 5′- 三磷酸［2′（3′）-O-（4-benzoylbenzoyl）adenosine-5′-triphosphate，BzATP］刺激氚化的 *d*- 丝氨酸释放，选择性 P2X7R 抑制剂和 shRNA 可消除这种释放。当加入 PKC 抑制剂白屈菜赤碱、GF109 203X 和星孢菌素抑制 P2X7R 介导的丝氨酸释放时，PKC 在这一机制中的作用变得清晰起来。然而，当给予 Ca^{2+} 依赖的 PKC 抑制剂 Go6976，没有产生上述抑制作用。因此，他们得出结论，P2X7 R-*d*- 丝氨酸的释放是活性依赖的神经元 – 胶质细胞相互作用的重要机制，而这种活性介导的突触可塑性机制是 PKC 依赖性的[104]。

蛋白激酶也影响腺苷 2A 代谢型受体（adenosine 2A metabotropic receptor，A2AR），在慢性坐骨神经压迫损伤神经病理性疼痛模型小鼠中，这些受体可长时间地逆转异常疼痛。当把已知的促炎物质（如脂多糖）给予新生小胶质细胞和星形胶质细胞时，A2AR 激动剂 ATL313 可减少 TNF-α 的产生。有趣的是，ATL313 对抑炎细胞因子 IL-10 没有影响。ATL313 介导的 TNF-α 释放减弱效应能够被体外 PKC 逆转，且 PKA 和 PKC 抑制剂都显著逆转 A2AR 激动剂对神经性异常疼痛的影响。据此，A2AR 激动剂可能是神经病理性疼痛治疗的新靶点[105]。

另一个受 PKC 影响的嘌呤受体是 ATP 门控 P2X 受体阳离子通道 P2X3。在神经病理性疼痛条件下，激动这些受体诱发背根神经节神经元中的电压门控钠通道（voltage-gated sodium channel，VGSC）开放。在 Mo 等 2011 年的一项工作中，证明了 α、β meATP 诱导的 P2X3 嘌呤受体介导的电流，可激活神经病理性伤害感受器中河豚毒素敏感的 VGSC。值得注意的是，在非神经病理性伤害感受器中没有观察到这一现象。PKC 抑制药星孢菌素或钙磷酸蛋白 C 可降低 α、β meATP 诱导的钠通道活性，同时逆转神经元的超敏反应。这提示 PKC 是神经损伤后 P2X3 嘌呤受体激活上调 VGSC 活性过程中的介质[106]。

附　录

成　分	表达 / 特征
PKC-γ	• 内脏痛
IL-1β	• 通过增强 GLT-1 和 GLAST 胶质谷氨酸转运体的内吞作用降低胶质谷氨酸转运体活性
TRPV1	• 敏化
PKM-ζ	• 在 NGF 诱导的敏化产生和维持中发挥关键作用 • 对海马体 LTP 的维持非常重要 • 唯一参与 L-LTP 维持的分子 • 自主激活，aPKC 异构体，是维持 LTP 和长时记忆必需的
PKC-ε	• 抑制 PKC-ε 降低持续性炎性痛觉过敏 • 痛觉过度和启动是 PKC-ε 和 G（i）依赖性的；从急性疼痛到慢性疼痛的转变，以及 μ- 阿片受体耐受性和依赖性的发展与初级传入神经中的常见细胞机制相关
IGF 和 PKC	• 神经损伤后 IGF-1 受体的激活可增强 T 型钙通道电流和 DRG 兴奋性；动员 $G_{\beta\gamma}$ 依赖的 PKC–α 通路
佛波酯	• 激活 PKC 上 C1 结构域蛋白→电压依赖型 Ca^{2+} 通道的磷酸化
NMDAR	• 具有离子通道特性，活性受 NR1 磷酸化调节
DGK	• 促使 DAG 向磷脂酸转化（灭活），需要 PSD-95 蛋白参与突触定位，调控 LTD 中的 DAG 信号和神经递质释放
缓激肽	• 激活脊髓背角多个激酶→增强谷氨酸能介导的痛觉过敏

（续表）

成　分	表达 / 特征
BDNF	• 结合特定的 TrkB 受体 • 介导 PKM-ζ（和 PKC-λ） • 调节 PKM-ζ 和 aPKC • 维持中枢慢性疼痛状态 • 在持续性敏化产生和维持过程中发挥关键作用 • 通过 ZIP 可逆转过程发生 • 通过 mTORC1 和 BDNF 调控突触处 PKM-ζ 和 PKC-λ 合成，增强 PKM-ζ 磷酸化 • 以非依赖性蛋白合成的方式通过 PKM-ζ 维持 L-LTP • 促进神经损伤后神经元的生长、发育，突触发生、分化、存活和神经再生
EAAT3	• 兴奋性氨基酸转运体，激活 EAAT3 促进神经递质氨基酸的再摄取，抑制疼痛感受冲动传导
GABA-R	• 激活 GABA-R 抑制痛觉，PKC 活性增强抑制 GABA 活性

潜在的 PKC 介导的治疗总结表

抑制药	注　释
缓激肽	• 抑制 MMP，减少 PKC-γ 磷酸化
白屈菜赤碱	• 足底注射佛波酯后防止 PKC 激活 • 减弱瑞芬太尼引起的热痛和机械性痛觉过敏
槲皮素（多酚黄酮类）	• 抑制紫杉醇处理组大鼠的脊髓和 DRG 中 PKC-ε 从细胞质向细胞膜的易位 • 抑制体外紫杉醇刺激的 RBL-2H3 细胞中组胺释放，抑制紫杉醇处理组大鼠的血浆组胺水平升高 • 提高紫杉醇处理小鼠和大鼠的热痛觉过敏和机械性异常疼痛阈值 • 抑制紫杉醇处理组大鼠的脊髓和 DRG 中 PKC-ε 及 TRPV1 表达增加
褪黑素	• 抑制脊髓 PKC-γ 和 NR1 活性
IL-10	• 抑制 IL-1β 表达，抑制 PKC 磷酸化
杨梅素（黄酮类）	• 抑制鞘内注射细胞因子引起的脊髓 p38 磷酸化
AP5（2- 氨基 -5- 磷酸戊酸）	• 降低被根神经刺激诱发的单突触 EPSC 的幅度 • 阻滞小鼠包含 GluN2A 的 NMDAR
DGK-ζ	• 通过将 DAG 转化为磷脂酸来终止 DAG 信号
ZIP	• 在 ACC 微量注射后减弱 STZ 诱导的大鼠谷氨酸转运及疼痛行为的上调
BDNF 抑制药	• 抑制 PKM-ζ 逆转 BDNF 依赖的 L-LTP 形式
普瑞巴林 / 加巴喷丁	• 加巴喷丁以浓度依赖的方式降低 EAAT3 活性 • 抑制 PKC-ERK1/2 信号通路
双吲哚马来酰亚胺	• PKC 抑制药，减弱癫痫持续状态诱导的反应性星形胶质细胞增生
GF109203X	• 广谱的 PKC 抑制药，可能用于防止急性疼痛向慢性疼痛转化
星孢菌素	• 广谱的 PKC 抑制药，可能用于防止急性疼痛向慢性疼痛转化

参考文献

[1] Daubresse M, et al. Ambulatory diagnosis and treatment of nonmalignant pain in the United States, 2000–2010. Med Care. 2013;51(10):870–8.
[2] Verhaak PF, et al. Prevalence of chronic benign pain disorder among adults: a review of the literature. Pain. 1998;77(3):231–9.
[3] Miyashita T, et al. Networks of neurons, networks of genes: an integrated view of memory consolidation. Neurobiol Learn Mem. 2008;89(3):269–84.
[4] Lee JH, et al. Calmodulin dynamically regulates the trafficking of the metabotropic glutamate receptor mGluR5. Proc Natl Acad Sci U S A. 2008;105(34):12575–80.
[5] Yan JZ, et al. Protein kinase C promotes N-methyl-D-aspartate (NMDA) receptor trafficking by indirectly triggering calcium/calmodulin-dependent protein kinase II (CaMKII) autophosphorylation. J Biol Chem. 2011;286(28):25187–200.
[6] Bogen O, et al. Generation of a pain memory in the primary afferent nociceptor triggered by PKCepsilon activation of CPEB. J Neurosci. 2012;32(6):2018–26.
[7] Wang JP, et al. Calcium-dependent protein kinase (CDPK) and CDPK-related kinase (CRK) gene families in tomato: genome-wide identification and functional analyses in disease resistance. Mol Gen Genomics. 2016;291(2):661–76.
[8] Ritter DM, et al. Modulation of Kv3.4 channel N-type inactivation by protein kinase C shapes the action potential in dorsal root ganglion neurons. J Physiol. 2012;590(1):145–61.
[9] Esseltine JL, Ribeiro FM, Ferguson SS. Rab8 modulates metabotropic glutamate receptor subtype 1 intracellular trafficking and signaling in a protein kinase C-dependent manner. J Neurosci. 2012;32(47):16933–42a.
[10] Chu Y, et al. Calcium-dependent isoforms of protein kinase C mediate glycine-induced synaptic enhancement at the calyx of held. J Neurosci. 2012;32(40):13796–804.
[11] Specht CG, et al. Regulation of glycine receptor diffusion properties and gephyrin interactions by protein kinase C. EMBO J. 2011;30(18):3842–53.
[12] Byrnes KR, et al. Metabotropic glutamate receptor 5 activation inhibits microglial associated inflammation and neurotoxicity. Glia. 2009;57(5):550–60.
[13] Sen A, et al. Protein kinase C (PKC) promotes synaptogenesis through membrane accumulation of the postsynaptic density protein PSD-95. J Biol Chem. 2016;291(32):16462–76.
[14] Kim HY, et al. Superoxide signaling in pain is independent of nitric oxide signaling. Neuroreport. 2009;20(16):1424–8.
[15] Naziroglu M, Dikici DM, Dursun S. Role of oxidative stress and Ca(2)(+) signaling on molecular pathways of neuropathic pain in diabetes: focus on TRP channels. Neurochem Res. 2012;37(10):2065–75.
[16] Geraldes P, King GL. Activation of protein kinase C isoforms and its impact on diabetic complications. Circ Res. 2010;106(8):1319–31.
[17] Araldi D, Ferrari LF, Levine JD. Repeated mu-opioid exposure induces a novel form of the hyperalgesic priming model for transition to chronic pain. J Neurosci. 2015;35(36):12502–17.
[18] Ferrari LF, Bogen O, Levine JD. Second messengers mediating the expression of neuroplasticity in a model of chronic pain in the rat. J Pain. 2014;15(3):312–20.
[19] Joseph EK, Reichling DB, Levine JD. Shared mechanisms for opioid tolerance and a transition to chronic pain. J Neurosci. 2010;30(13):4660–6.
[20] Joseph EK, Levine JD. Multiple PKCepsilon-dependent mechanisms mediating mechanical hyperalgesia. Pain. 2010;150(1):17–21.
[21] Dutra RC, et al. The antinociceptive effects of the tetracyclic triterpene euphol in inflammatory and neuropathic pain models: the potential role of PKCepsilon. Neuroscience. 2015;303:126–37.
[22] Reichling DB, Levine JD. Critical role of nociceptor plasticity in chronic pain. Trends Neurosci. 2009;32(12):611–8.
[23] Souza GR, et al. Involvement of nuclear factor kappa B in the maintenance of persistent inflammatory hypernociception. Pharmacol Biochem Behav. 2015;134:49–56.
[24] Lau CG, et al. SNAP-25 is a target of protein kinase C phosphorylation critical to NMDA receptor trafficking. J Neurosci. 2010;30(1):242–54.
[25] Huang WY, et al. Acidosis mediates the switching of Gs-PKA and Gi-PKCepsilon dependence in prolonged hyperalgesia induced by inflammation. PLoS One. 2015;10(5):e0125022.
[26] Khasar SG, et al. Stress induces a switch of intracellular signaling in sensory neurons in a model of generalized pain. J Neurosci. 2008;28(22):5721–30.
[27] Solinski HJ, et al. Human sensory neuron-specific Mas-related G protein-coupled receptors- X1 sensitize and directly activate transient receptor potential cation channel V1 via distinct signaling pathways. J Biol Chem. 2012;287(49):40956–71.
[28] Koda K, et al. Sensitization of TRPV1 by protein kinase C in rats with mono-iodoacetate-induced joint pain. Osteoarthr Cartil. 2016;24(7):1254–62.
[29] Malek N, et al. The importance of TRPV1–sensitisation factors for the development of neuropathic pain. Mol Cell Neurosci. 2015;65:1–10.
[30] Yan X, Weng HR. Endogenous interleukin-1beta in neuropathic rats enhances glutamate release from the primary afferents in the spinal dorsal horn through coupling with presynaptic N-methyl-D-aspartic acid receptors. J Biol Chem. 2013;288(42):30544–57.
[31] Yan X, et al. Endogenous activation of presynaptic NMDA receptors enhances glutamate release from the primary afferents in the spinal dorsal horn in a rat model of neuropathic pain. J Physiol. 2013;591(7):2001–19.
[32] Ko MH, et al. Intact subepidermal nerve fibers mediate mechanical hypersensitivity via the activation of protein kinase C gamma in spared nerve injury. Mol Pain. 2016;12:1744806916656189.
[33] Compton P, et al. Hyperalgesia in heroin dependent patients and the effects of opioid substitution therapy. J Pain. 2012;13(4):401–9.
[34] Nadeau MJ, Levesque S, Dion N. Ultrasound-guided regional anesthesia for upper limb surgery. Can J Anaesth. 2013;60(3):304–20.
[35] Neal JM, et al. Upper extremity regional anesthesia: essentials of our current understanding, 2008. Reg Anesth Pain Med. 2009;34(2):134–70.
[36] Rivat C, Bollag L, Richebe P. Mechanisms of regional anaesthesia protection against hyperalgesia and pain

chronicization. Curr Opin Anaesthesiol. 2013;26(5):621–5.
[37] Meleine M, et al. Sciatic nerve block fails in preventing the development of late stress-induced hyperalgesia when high-dose fentanyl is administered perioperatively in rats. Reg Anesth Pain Med. 2012;37(4):448–54.
[38] Krubitzer L, et al. Interhemispheric connections of somatosensory cortex in the flying fox. J Comp Neurol. 1998;402(4):538–59.
[39] Rodriguez-Munoz M, et al. The mu-opioid receptor and the NMDA receptor associate in PAG neurons: implications in pain control. Neuropsychopharmacology. 2012;37(2):338–49.
[40] Zalewski PD, et al. Synergy between zinc and phorbol ester in translocation of protein kinase C to cytoskeleton. FEBS Lett. 1990;273(1–2):131–4.
[41] Garzon J, et al. RGSZ2 binds to the neural nitric oxide synthase PDZ domain to regulate mu-opioid receptor-mediated potentiation of the N-methyl-D-aspartate receptor-calmodulin-dependent protein kinase II pathway. Antioxid Redox Signal. 2011;15(4):873–87.
[42] He Y, et al. PKCdelta-targeted intervention relieves chronic pain in a murine sickle cell disease model. J Clin Invest. 2016;126(8):3053–7.
[43] Hernandez AI, et al. Protein kinase M zeta synthesis from a brain mRNA encoding an independent protein kinase C zeta catalytic domain. Implications for the molecular mechanism of memory. J Biol Chem. 2003;278(41):40305–16.
[44] Ling DS, et al. Protein kinase Mzeta is necessary and sufficient for LTP maintenance. Nat Neurosci. 2002;5(4):295–6.
[45] Marchand F, et al. Specific involvement of atypical PKCzeta/PKMzeta in spinal persistent nociceptive processing following peripheral inflammation in rat. Mol Pain. 2011;7:86.
[46] Li W, Wang P, Li H. Upregulation of glutamatergic transmission in anterior cingulate cortex in the diabetic rats with neuropathic pain. Neurosci Lett. 2014;568:29–34.
[47] An K, et al. Spinal protein kinase Mzeta contributes to the maintenance of peripheral inflammation-primed persistent nociceptive sensitization after plantar incision. Eur J Pain. 2015;19(1):39–47.
[48] Price TJ, Ghosh S. ZIPping to pain relief: the role (or not) of PKMzeta in chronic pain. Mol Pain. 2013;9:6.
[49] Francis JT, Song W. Neuroplasticity of the sensorimotor cortex during learning. Neural Plast. 2011;2011:310737.
[50] Dou Y, et al. Orai1 plays a crucial role in central sensitization by modulating neuronal excitability. J Neurosci. 2018;38(4):887–900.
[51] King T, et al. Contribution of PKMzeta-dependent and independent amplification to components of experimental neuropathic pain. Pain. 2012;153(6):1263–73.
[52] Melemedjian OK, et al. BDNF regulates atypical PKC at spinal synapses to initiate and maintain a centralized chronic pain state. Mol Pain. 2013;9:12.
[53] Kays J, et al. Peripheral synthesis of an atypical protein kinase C mediates the enhancement of excitability and the development of mechanical hyperalgesia produced by nerve growth factor. Neuroscience. 2018;371:420–32.
[54] Zhang YH, et al. Nerve growth factor enhances the excitability of rat sensory neurons through activation of the atypical protein kinase C isoform. PKMzeta J Neurophysiol. 2012;107(1):315–35.
[55] Zhao Q, et al. Involvement of spinal PKMzeta expression and phosphorylation in remifentanil-induced long-term hyperalgesia in rats. Cell Mol Neurobiol. 2017;37(4):643–53.
[56] Lee M, et al. A comprehensive review of opioid-induced hyperalgesia. Pain Physician. 2011;14(2):145–61.
[57] Li XY, et al. Alleviating neuropathic pain hypersensitivity by inhibiting PKMzeta in the anterior cingulate cortex. Science. 2010;330(6009):1400–4.
[58] Derrode N, et al. Influence of peroperative opioid on postoperative pain after major abdominal surgery: sufentanil TCI versus remifentanil TCI. A randomized, controlled study. Br J Anaesth. 2003;91(6):842–9.
[59] Celerier E, et al. Long-lasting hyperalgesia induced by fentanyl in rats: preventive effect of ketamine. Anesthesiology. 2000;92(2):465–72.
[60] Hong BH, et al. Effects of intraoperative low dose ketamine on remifentanil-induced hyperalgesia in gynecologic surgery with sevoflurane anesthesia. Korean J Anesthesiol. 2011;61(3):238–43.
[61] Trafton JA, et al. Postsynaptic signaling via the [mu]-opioid receptor: responses of dorsal horn neurons to exogenous opioids and noxious stimulation. J Neurosci. 2000;20(23):8578–84.
[62] Borgland SL. Acute opioid receptor desensitization and tolerance: is there a link? Clin Exp Pharmacol Physiol. 2001;28(3):147–54.
[63] Gardell LR, et al. Sustained morphine exposure induces a spinal dynorphin-dependent enhancement of excitatory transmitter release from primary afferent fibers. J Neurosci. 2002;22(15):6747–55.
[64] Vanderah TW, et al. Dynorphin promotes abnormal pain and spinal opioid antinociceptive tolerance. J Neurosci. 2000;20(18):7074–9.
[65] Kim SH, et al. Remifentanil-acute opioid tolerance and opioid-induced hyperalgesia: a systematic review. Am J Ther. 2015;22(3):e62–74.
[66] Jalil SJ, Sacktor TC, Shouval HZ. Atypical PKCs in memory maintenance: the roles of feedback and redundancy. Learn Mem. 2015;22(7):344–53.
[67] Xin Y, et al. Up-regulation of PKMzeta expression in the anterior cingulate cortex following experimental tooth movement in rats. Arch Oral Biol. 2014;59(7):749–55.
[68] Laferriere A, et al. PKMzeta is essential for spinal plasticity underlying the maintenance of persistent pain. Mol Pain. 2011;7:99.
[69] Asiedu MN, et al. Spinal protein kinase M zeta underlies the maintenance mechanism of persistent nociceptive sensitization. J Neurosci. 2011;31(18):6646–53.
[70] Kukkar A, et al. Implications and mechanism of action of gabapentin in neuropathic pain. Arch Pharm Res. 2013;36(3):237–51.
[71] Ryu JH, et al. Effects of pregabalin on the activity of glutamate transporter type 3. Br J Anaesth. 2012;109(2):234–9.
[72] Vellani V, Giacomoni C. Gabapentin inhibits protein kinase C epsilon translocation in cultured sensory neurons with additive effects when Coapplied with paracetamol (acetaminophen). ScientificWorldJournal. 2017;2017:3595903.
[73] Gil YS, et al. Gabapentin inhibits the activity of the rat excitatory glutamate transporter 3 expressed in Xenopus oocytes. Eur J Pharmacol. 2015;762:112–7.
[74] Werdehausen R, et al. Lidocaine metabolites inhibit glycine transporter 1: a novel mechanism for the analgesic action of systemic lidocaine? Anesthesiology. 2012;116(1):147–58.
[75] Zhang YB, et al. Gabapentin effects on PKC-ERK1/2 signaling

in the spinal cord of rats with formalin-induced visceral inflammatory pain. PLoS One. 2015;10(10):e0141142.
[76] Yan X, Jiang E, Weng HR. Activation of toll like receptor 4 attenuates GABA synthesis and postsynaptic GABA receptor activities in the spinal dorsal horn via releasing interleukin-1 beta. J Neuroinflammation. 2015;12:222.
[77] Bright DP, Smart TG. Protein kinase C regulates tonic GABA(A) receptor-mediated inhibition in the hippocampus and thalamus. Eur J Neurosci. 2013;38(10):3408–23.
[78] Stemkowski PL, Zamponi GW. The tao of IGF-1: insulin-like growth factor receptor activation increases pain by enhancing T-type calcium channel activity. Sci Signal. 2014;7(346):pe23.
[79] Kawasaki Y, et al. Distinct roles of matrix metalloproteases in the early- and late-phase development of neuropathic pain. Nat Med. 2008;14(3):331–6.
[80] Liu WT, et al. Spinal matrix metalloproteinase-9 contributes to physical dependence on morphine in mice. J Neurosci. 2010;30(22):7613–23.
[81] Pan C, et al. Procyanidins attenuate neuropathic pain by suppressing matrix metalloproteinase- 9/2. J Neuroinflammation. 2018;15(1):187.
[82] Li J, et al. N-acetyl-cysteine attenuates neuropathic pain by suppressing matrix metalloproteinases. Pain. 2016;157(8):1711–23.
[83] Hagenacker T, et al. Sensitization of voltage activated calcium channel currents for capsaicin in nociceptive neurons by tumor-necrosis-factor-alpha. Brain Res Bull. 2010;81(1):157–63.
[84] Meotti FC, et al. Involvement of p38MAPK on the antinociceptive action of myricitrin in mice. Biochem Pharmacol. 2007;74(6):924–31.
[85] Gao W, et al. Quercetin ameliorates paclitaxel-induced neuropathic pain by stabilizing mast cells, and subsequently blocking PKCepsilon-dependent activation of TRPV1. Acta Pharmacol Sin. 2016;37(9):1166–77.
[86] Yang R, et al. Toward chelerythrine optimization: analogues designed by molecular simplification exhibit selective growth inhibition in non-small-cell lung cancer cells. Bioorg Med Chem. 2016;24(19):4600–10.
[87] Herbert JM, et al. Chelerythrine is a potent and specific inhibitor of protein kinase C. Biochem Biophys Res Commun. 1990;172(3):993–9.
[88] Steinberg SF. Structural basis of protein kinase C isoform function. Physiol Rev. 2008;88(4):1341–78.
[89] Wei L, et al. The alpha1 adrenoceptors in ventrolateral orbital cortex contribute to the expression of morphine-induced behavioral sensitization in rats. Neurosci Lett. 2016;610:30–5.
[90] Thakur V, et al. Viral vector mediated continuous expression of interleukin-10 in DRG alleviates pain in type 1 diabetic animals. Mol Cell Neurosci. 2016;72:46–53.
[91] Hughes DI, et al. Morphological, neurochemical and electrophysiological features of parvalbumin-expressing cells: a likely source of axo-axonic inputs in the mouse spinal dorsal horn. J Physiol. 2012;590(16):3927–51.
[92] Celio MR, Heizmann CW. Calcium-binding protein parvalbumin as a neuronal marker. Nature. 1981;293(5830):300–2.
[93] Petitjean H, et al. Dorsal horn parvalbumin neurons are gate-keepers of touch-evoked pain after nerve injury. Cell Rep. 2015;13(6):1246–57.
[94] Yang L, et al. Phorbol ester modulation of Ca2+ channels mediates nociceptive transmission in dorsal horn neurones. Pharmaceuticals (Basel). 2013;6(6):777–87.
[95] Kim EC, et al. Phorbol 12–myristate 13–acetate enhances long-term potentiation in the hippocampus through activation of protein kinase Cdelta and epsilon. Korean J Physiol Pharmacol. 2013;17(1):51–6.
[96] Meng F, et al. Extraction optimization and in vivo antioxidant activities of exopolysaccharide by Morchella esculenta SO-01. Bioresour Technol. 2010;101(12):4564–9.
[97] Pham-Dang N, et al. Activation of medullary dorsal horn gamma isoform of protein kinase C interneurons is essential to the development of both static and dynamic facial mechanical allodynia. Eur J Neurosci. 2016;43(6):802–10.
[98] Kohno T, et al. Bradykinin enhances AMPA and NMDA receptor activity in spinal cord dorsal horn neurons by activating multiple kinases to produce pain hypersensitivity. J Neurosci. 2008;28(17):4533–40.
[99] Gu Y, et al. Genome-wide identification and abiotic stress responses of DGK gene family in maize. J Plant Biochem Biotechnol. 2018;27(2):156–66.
[100] Carther KFI, et al. Comprehensive genomic analysis and expression profiling of diacylglycerol kinase (DGK) gene family in soybean (Glycine max) under abiotic stresses. Int J Mol Sci. 2019;20(6):1361.
[101] Seo J, et al. Regulation of hippocampal long-term potentiation and long-term depression by diacylglycerol kinase zeta. Hippocampus. 2012;22(5):1018–26.
[102] Ma C, et al. Reconstitution of the vital functions of Munc18 and Munc13 in neurotransmitter release. Science. 2013;339(6118):421–5.
[103] Gharbi SI, et al. Diacylglycerol kinase zeta controls diacylglycerol metabolism at the immunological synapse. Mol Biol Cell. 2011;22(22):4406–14.
[104] Pan HC, Chou YC, Sun SH. P2X7 R-mediated Ca(2+) –independent d-serine release via pannexin- 1 of the P2X7 R-pannexin-1 complex in astrocytes. Glia. 2015;63(5):877–93.
[105] Loram LC, et al. Intrathecal injection of adenosine 2A receptor agonists reversed neuropathic allodynia through protein kinase (PK)A/PKC signaling. Brain Behav Immun. 2013;33:112–22.
[106] Mo G, et al. Neuropathic Nav1.3–mediated sensitization to P2X activation is regulated by protein kinase C. Mol Pain. 2011;7:14.

第3章 肿瘤坏死因子-α与急性疼痛慢性化

Tumor Necrosis Factor-Alpha and the Chronification of Acute Pain

Daryl I. Smith　Hai Tran　著

秦　懿　陈俊辉　廖玉迪　译　　高　坡　朱慧敏　校

TNF-α 可敏化伤害性感受器，可诱导这些感觉神经元进一步表达能够转导细胞外 TNF-α 的受体成分。1992 年 Kagan 等发现，通过 3 个交互步骤，TNF-α 可插入细胞膜形成自身离子通道，作为神经损伤的炎症反应的一部分。插入点位于磷脂双分子层的碳氢核，且与 pH 成反比，即插入速率随着 pH 降低而增加，插入也可通过打开 Na^+ 通道诱导少突胶质细胞坏死、髓鞘扩张及神经元轴突周围肿胀[1]。

进一步研究表明，在有或无 Na/K-ATP（Na^+-K^+ 泵）抑制药哇巴因情况下，将 TNF-α 加入人体组织淋巴瘤细胞培养基中，可增加 Na^+ 摄取达 100%～300%，进一步证实了 Na^+ 通道产生学说。有趣的是，活化的巨噬细胞产生酸性微环境[2]，这一环境将促进表达的 TNF-α 插入靶组织细胞膜并进一步导致敏化。

敏化也发生于中枢，继发于神经损伤和伴随炎症损伤，作为激活－转译耦联的结果，肿瘤坏死因子受体 1（tumor necrosis factor receptor 1，TNFR1）表达迅速增加。这将导致 TNF-α 以 2～2.5mm/h 的最小速度被逆向传输，并导致发生中枢敏化的背根神经节中 TNFR1 表达短暂升高。具有治疗前景的事实是，TNF-α 逆向传输可被局部麻醉药布比卡因、神经毒素河豚毒素和抗有丝分裂的秋水仙碱直接抑制[3, 4]。

TNF-α 是神经损伤后炎症的指示剂，对于疼痛的形成非常重要[5]。并非所有的疼痛性刺激都会导致 TNF-α 表达。2010 年 Frieboes 等在 SD 大鼠的慢性坐骨神经压迫模型中，检测了其他外周刺激标志物，即 c-fos 和 Nav 1.8 通道表达情况。他们检测了成年施万细胞培养中的 c-fos、TNF-α、白细胞介素 1（Interleukin-1，IL-1）和 Nav 1.8 通道，发现当 c-fos 和 Nav 1.8 通道增加时，出现疼痛性刺激症状和敏化；TNF-α 和 IL-1 表达并不增加。他们得到结论是，TNF-α 和 IL-1 的增加是急性损伤的结果，急性损伤可导致敏化和神经病理性疼痛，但与慢性神经性疼痛刺激导致的神经病理性疼痛不同[5]。

经典的导致神经损伤的 TNF-α 表达相关的分子级联反应，由受损细胞膜释放 LPS 激活的 TLR4 启动。LPS 与细胞表面 TLR4 受体结合，触发 IL-1 受体相关激酶 1（interleukin-1–receptor associated kinase 1，IRAK-1），这是一种分子降解步骤。这将导致 ERK1/2、p38 MAPK[6]、c-jun N- 末端激酶受到 MAPK 磷酸化，以及 NF-κB 的激活。这些通路将影响 TNF-α 的表达[7]。

从细胞损伤－触发级联反应至细胞因子表达的研究中，研究人员揭示了 TLR 的重要作用。2019 年，两项研究检测了此受体的抑制作用。在第一项研究中，存在 LPS 刺激的小鼠模型，TLR4 的肽抑制剂（peptide antagonist of TLR4，PAT）可从根本上降低 TNF-α、IL-1β 和 IL-6 的表达和活性氧的产生[8]。在第二项研究中，TAP2 降低了 TNF-α、IL-1β、IL-6、环氧合酶（cyclooxygenase，COX）2 和诱导型硝酸氧化物合酶（inducible nitric oxide synthases，iNOS）的 mRNA 水平，程度在 54%～83%。这与神经病理性疼痛行为的减少有关，作者得出结论，通过抑制小胶质细胞激活，TAP2 可有效缓解神经病理性疼痛的行为[9]。

在 2010 年的一项研究中，Cheng 等证明了在小鼠腰骶背根神经节中，TNF-α 和其他炎症介质，包括 COX2 和 iNOS 的表达上调。在研究中，作者特别发现了一种针对 NGF 的抗体抑制了 p38 磷酸化，如 Tazi 等[7]所示，后者是一种 TNF-α 表达的先驱步骤之一。由此得出结论，NGF 是 TNF-α 的上调因子[10]。

TNF-α 的合成启动了 26kDa Ⅱ 型跨膜蛋白的生成，该蛋白组装成同源三聚体分子——跨膜肿瘤坏死因子（transmembrane TNF，tmTNF）。基质金属蛋白酶、TNF-α 转换酶（TACE/ADAM17）产生可溶性 TNF 同源三聚体——可溶性 TNF（soluble TNF，sTNF；51kDa），1 型和 2 型 TNF 受体（TNFR1 和 TNFR2）结合 TNF。在这些受体的细胞外结构域包含 4 个富含半胱氨酸的结构域（cysteine-rich domains，CRD）。膜远端 CRD 包含配体组装前结构域（preligand binding assembly domain，PLAD），其在配体介导的活性受体复合物形成中起关键作用。sTNF 和 tmTNF 以不同方式通过 TNFR1 和 TNFR2 促进信号传递。sTNF 以亚纳摩尔级的亲和力结合 TNFR2，且需要 tmTNF 来确保这种结合从而产生稳定的激活效应[11]。相对 TNFR2，TNF 以更高的亲和力与 TNFR1 结合。如果没有 tmTNF，sTNF 与 TNFR2 的结合会形成短暂、信号无能的瞬态复合体。

上述受体的活性差异很大。这种差异是由受体的细胞内结构所决定的，TNFR1 含有“死亡结构域”（death domain，DD）；而 TNFR2 是不含有死亡结构域的 TNF 受体相关因子（TNF receptor associated factor，TRAF）。TRAF6 似乎与神经病理性疼痛有关。Weng 等在小鼠模型中通过鞘内注射 TRAF6 小干扰 RNA 观察对慢性内脏痛觉过敏的影响。这导致脊髓背角自发兴奋性突触后电流幅度的显著降低，表明神经元兴奋性降低。基因敲除 TRAF6，引起疼痛超敏反应介质胱硫胺酸 β 合成酶表达显著下调。针对慢性、神经病理性内脏痛，尤其是肠易激综合征患者，TRAF6 是一个潜在的治疗靶点[12]。

TNF 的主要细胞来源是巨噬细胞、免疫细胞和小胶质细胞。TNF 表达会随着感染或组织损伤而升高[13, 14]。TNFR1 在许多效应免疫细胞上表达，TNF 与 TNFR1 结合导致促炎环境的产生。TNFR2 主要表达于活化 T 细胞上，并在免疫反应的调节中起重要作用。

TNF-α 被 TNF-α 转换酶（TNF-α-converting enzyme，TACE）激活。TACE 是一种蛋白酶，属于 A- 去整合素和金属蛋白酶（A-disintegrin and metalloproteinase，ADAM）家族成员，也称为 ADAM17。该蛋白酶可切割 80 多种不同的膜锚定蛋白和因子，包括神经营养因子、TNF-α、TNF 受体、膜结合型趋化因子、IL-6 受体、内皮生长因子受体（endothelial growth factor receptor，EGFR）配体[15]。在 ADAM 遗传缺陷的小鼠模型（$ADAM17^{ex/ex}$）中，$ADAM17^{ex/ex}$ 小鼠对伤害性刺激表现出低敏感性、机械性触发疼痛阈值升高及冷热敏感性受损，且 $ADAM17^{ex/ex}$ 小鼠表现出无髓伤害感受器功能性电生理特征的变化，包括在特定感觉神经元亚群中静息膜电位、后超极化和放电模式的变化。这些变化都与活化的 TNF-α 效应一致[15]。本章将进一步叙述 TNF-α 在急性疼痛慢性化转变中的作用。急性疼痛总是涉及继发于炎症的神经损伤和由此产生的免疫反应[16]。在小鼠模型上直接将 TNF-α 注射入坐骨神经，会产生与人类相似的痛觉过敏反应模式[17]。TNF 与 TNFR1 的结合导致除了机械性痛觉异常和热痛觉过敏外，还有伴随细胞损伤的凋亡级联反应的产生。在缺乏 TNFR1 受体的小鼠模型（$TNFR1^{-/-}$）上，进一步证明 TNF 在神经病理性疼痛的发生中具有重要作用[18]，TNFR2 似乎发挥着神经保护的作用[19]。2019 年 Fischer 等的研究证实了这点，慢性坐骨神经压迫损伤后 $TNFR2^{-/-}$ 小鼠表现出无法缓解的慢性疼痛，在该模型中，调节性 T 细胞（regulatory T cell，Treg）也被耗尽[20, 21]。

基于抗体阻断 TNF-α 治疗神经病理性疼痛的研究已较为详尽。然而，一些临床前和临床试验未发现有效的此类候选药物[22-27]；且最近的一项系统评价和 Meta 分析未能显示其在治疗腰痛和坐骨神经痛时优于安慰剂[28]。为此，本章不强调将免疫疗法作为治疗 TNF-α 介导的神经病理性疼痛的一种机制方法。本章分为 2 个部分。第一部分讨论 TNF-α 在急性神经病理性疼痛慢性化中的作用。第二部分针对 TNF-α 介导的损伤转变为慢性疼痛的机制中特定阶段的治疗干预措施进行讨论。

炎症反应由许多重要生理途径触发。亚硝化应激或一氧化氮的过度产生，以及经常产生的超氧阴离子，会导致过氧亚硝酸盐的产生，并释放炎症介质 IL-1β、TGF-1β、TNF-α 和 caspase 3。在小鼠模型中，调节亚硝化应激可减少 TNF-α 和其他炎症细胞因子的释放以及伴随的神经病理性疼痛行为[29]。

同样，高血糖产生的氧化应激导致脊髓中 TNF-α 的过度表达。有趣的是，这种代谢紊乱导致神经生长因子的产生和运输减少，继而神经损伤修复失衡和由此产生神经病理性疼痛。2010 年，Comelli 等在糖尿病小鼠模型上给予选择性 CB1 受体抑制药利莫那班，阐明了此类氧化应激引发的损伤。该化合物通过恢复耗竭的谷胱甘肽的方式有效降低氧化应激。此外，它间接抑制脊髓中 TNF-α 的过表达，并提升 NGF 的功能[30]。

2020 年的研究进一步检验了 TNF-α 在神经病理性疼痛发生中的促炎作用。一项研究在糖尿病小鼠模型中比较了哌嗪衍生物抗心绞痛药物雷诺嗪（ranolazine，RN）[31, 32] 与噻唑烷二酮类抗高血糖药物吡格列酮（pioglitazone，PIO）[33] 的效应。具体来说，雷诺嗪或吡格列酮的存在决定了坐骨神经水平 IL-1β、TNF-α、电压门控钠通道（Nav 1.7）和过氧化物酶体增殖物活化受体 –γ（PPAR-δ）的表达情况。该实验测试了动物的热痛觉过敏和机械性痛觉异常，并检测坐骨神经匀浆中 TNF-α 和 IL-1β 的水平以及 Nav 1.7 通道的表达。吡格列酮和雷诺嗪都能改善神经病理性痛行为，且显著降低 TNF-α 和 IL-1β 水平。雷诺嗪的效果最佳，提示其通过破坏 IL-1β 和 TNF-α 依赖的神经炎症级联反应，进而发挥神经保护作用[34]。

一项关于 TNF-α 和和促炎蛋白 CXCR4（C-X-C motif chemokine receptor 4，CXCR4）的研究证实 TNF-α 在糖尿病神经病理性疼痛中的促炎作用。利用链脲霉素诱导的糖尿病小鼠模型，检测从初始至 5 周的 TNF-α 蛋白质水平，发现其与动物的疼痛行为相关。糖尿病 5 周时，脊髓背角 CXCR4 和 TNF-α 水平显著上调，并与动物的疼痛行为相关[35]。

在炎症性疾病自身免疫性神经炎中，诱导型一氧化氮合酶、TNF-α 与神经病理性疼痛行为也有类似关系[36]。Bernatek 等的研究进一步深化了神经免疫紊乱介导的神经病理性疼痛理论，该研究证实 3 例复杂区域疼痛综合征（complex regional pain syndrome，CRPS）早期（1 型）患者的局部区域（手）存在 TNF-α。有趣的是，在 CRPS 晚期并无此类发现[37]。

小胶质细胞中 TNF-α 表达通路的激活似乎涉及长链非编码 RNA（long noncoding RNA，lnc RNA）。lncRNA 的功能之一是调节翻译，lncRNA 虽然很少翻译，但它们本身可能抑制或激活 mRNA 的翻译，通过多种作用机制参与基因表达的各方面[38]（参见第 2 章“蛋白激酶 C 与急性疼痛慢性化”）。在小胶质细胞的激活中可以看到 lncRNA 参与神经病理性疼痛。Li 等检测了 56 个 lncRNA 和 298 个 mRNA，发现差异激活的 mRNA 触发了 NF-κB 信号通路、核苷酸结合寡聚结构域样蛋白（nucleotide-binding oligomerization domain-like containing protein，

NOD）信号通路[39] 及 TNF 信号通路（图 3–1）。所有这些在神经元致敏和慢性痛的产生中发挥关键作用。因此，一些 lncRNA 可能参与小胶质细胞的活化[40–42]。

这种调节功能的一个例子是 lncRNA——Linc 00052，虽然参与多种疾病的发生，但在脊髓神经结扎小鼠模型中发现 Linc 00052 显著升高。敲低 *Linc 00052* 基因可抑制神经炎症进程，以及促炎细胞因子 IL-6 和 TNF-α 表达，而升高抗炎细胞因子 IL-10 水平。此外，研究发现 microRNA-448 通过靶向糖苷酸 1（sirtuins-1，SIRT1），显著升高 IL-1β、IL-6 和 TNF-α 蛋白质水平，证实 microRNA-448 在促进神经病理性疼痛的发病和进展中起关键作用。SIRT1 下调乙酰化核因子 κB（ac-NF-κB）[40]。研究者得出结论，Linc 00052 可作为治疗神经病理性疼痛的潜在靶点[43]。在小鼠慢性坐骨神经压迫损伤模型中，另一 lncRNA Linc00657 水平显著升高，抑制其水平可通过缓解机械性痛觉过敏和热痛觉过敏来减轻神经病理性疼痛[44]。

2020 年，Duan 等研究 miR-155 在硼替佐米相关化疗诱发的周围神经病中的作用。具体来说，他们探索了小鼠脊髓背角水平 miR-155 和 TNFR1 的表达，发现抑制 miR-155 可减弱机械性痛觉异常和热痛觉过敏，且与 TNFR1、p38–MAPK、TNK 和 TRPA1 表达降低相关联。研究发现 miRNA 类似物可放大 TNFR1–TRPA 通路并加重神经病理性疼痛。由此得出结论，miR-155 是治疗神经病理性疼痛的潜在靶点[45]。

以 8 型重组腺相关病毒(recombinant adeno-associated virus type 8，rAAV8）为载体转染小鼠施万细胞，检测 miR-133a-3p microRNA 水平。在糖尿病大鼠和正常大鼠中，AAV-miR-1332-3p 均可诱导机械性异常疼痛和磷酸化 p38-MAPK 的激活。给予合成的抑制 miR-133a-3p 的 microRNA 可减轻糖尿病性神经病理性痛行为，而坐骨神经中 miR-133a-3p 过度表达可增加疼痛[46]。此项工作明确了 miR-133a-3p 可作为治疗糖尿病神经病理性疼痛的靶点[47]。必须强调 miRNA 既可抑制也可激活 miR-134-5p 的翻译。相反，当 miR-133a-3p 过度表达时，可通过特异性

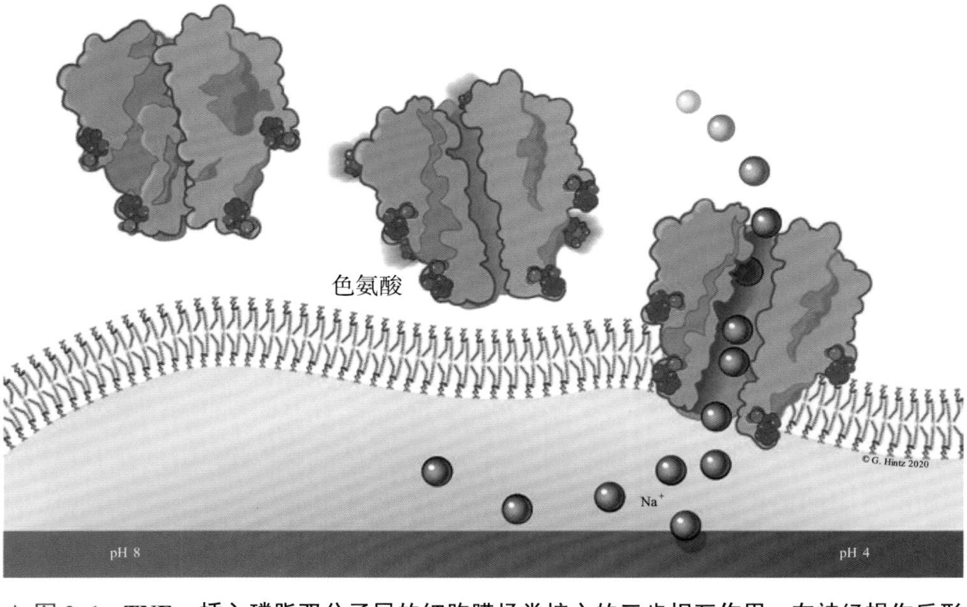

▲ 图 3–1 **TNF-α 插入磷脂双分子层的细胞膜烃类核心的三步相互作用，在神经损伤后形成自己的离子通道**

该图像描述了插入速率与 pH 成反比的关系

抑制几种促炎细胞因子（包括IL-6、IL-1β和TNF-α），有效缓解神经病理性疼痛。潜在的机制可能是*twist 1*基因及其对NF-κB翻译的抑制[46, 48]。作者合乎逻辑地提出miR-134-5p及其调控值得研究，其可作为治疗神经病理性疼痛的潜在靶点。

microRNA——miR-340-5p是抗炎物质，属于抗致痛剂家族的分支，由于可能对抑制因子激活蛋白1（repressor activator protein 1，Rap1）有抑制作用，其被视为治疗关键。已知Rap1在促炎性巨噬细胞中通过激活NF-κB起作用[49]，从而增强促炎环境[50]。

TNF-α合成的下调由信号转导子和转录激活子（signal transducer and activator of transcription，STAT3）完成，STAT3由原型抗炎细胞因子IL-10激活[49]。IL-10/STAT3的相互作用是抑制LPS诱导的炎症级联反应的关键[51]。lncRNA，linc00311和lncRNA-AK141205使STAT3失活，从而无法抑制LPS介导的细胞因子表达。事实上，通过特异性siRNA下调lin00311和lncRNA-AK141205，可减弱机械性异常疼痛。因此，沉默lncRNA-AK141205和linc00311，或上调STAT3作为治疗神经病理性疼痛的潜在方法值得探索[52]。

在小鼠神经损伤的SNI模型中，lncRNA小核仁RNA宿主基因4（small nucleolar RNA host gene 4，SNHG4）被上调。当*SNHG4*被基因敲除时，神经病理性疼痛减轻了。此外，敲除*SNHG4*基因时可诱导IL-10表达，抑制IL-6、IL-12和TNF-α表达。SNHG4可靶向并抑制miR-423-5p的功能，其缺失可通过增加IL-6、IL-12和TNF-α表达，促进神经病理性疼痛的进展。TNF-α诱导产生的级联反应的确切步骤尚待描述清楚[53]。

MAPK信号通路的激活是miR-101促进小胶质细胞超敏反应和炎症反应的机制。Qiu等利用慢性坐骨神经压迫损伤模型进行miR-101和丝裂原活化蛋白激酶磷酸酶1（mitogen-activated protein kinase phosphatase 1，MKP-1）功能获得和缺失实验。其研究结果表明，miR-101在慢性坐骨神经压迫损伤大鼠脊髓背角和小胶质细胞中高表达。miR-101的过表达可增加IL-1β、IL-C和TNF-α。他们证实miR-101抑制MKP-1的表达并促进MAPK的表达，从而激活MAPK信号通路并促进TNF-α的生成[54]。

虽然IL-10/STAT3通路具有抗炎效应，但在其他情况下STAT可能具有促炎作用。2017年对奥沙利铂诱导的慢性神经病理性疼痛的研究表明，背根神经节的细胞因子受体CXCL12表达上调。用优先抑制STAT3 DNA结合活性并减少STAT3酪氨酸磷酸化的S3I-201对STAT3的抑制[55]，阻止了DRG中CXCL12表达的上调，从而防止了与奥沙利铂相关的慢性疼痛[56]。这说明了TNF-α/IL-1β依赖性STAT3和IL-10/STAT3之间存在明显区别。

Yang等研究了小鼠红核内IL-6，发现其与TNF-α和IL-1β的上调密切相关。在SNI大鼠的红核中AG490抑制TAK2或PD98059抑制ERK的作用，可抑制IL-1β和TNF-α的上调，且显著减少神经病理性疼痛行为。用PD98059预处理却无此类现象。同样的预处理确实抑制了TNF-α的上调。他们得出结论，IL-6通过JAK2/STAT3通路诱导TNF-α表达[57]，表明IL10/STAT3的抗炎效应与JAK2/STAT3的促炎促痛效应间存在显著差异。

利用c-Fos，一种公认的神经元活动标志物，来研究TNF-α在神经病理性疼痛的主观和情绪体验中的作用。对保留性神经损伤模型小鼠ACC进行了研究，发现将TNF-α抗体显微注射到ACC可完全消除c-Fos的过度表达，通过在模型第0~14天间测量同侧疼痛缩爪反应，发现极大地减弱了疼痛厌恶行为和机械性异常疼痛行为。此外，研究者还使用化学遗传学方法来调节ACC神经元的功能[58]。

一、人工设计的受体只被人工设计的药物激活

人工设计的受体只被人工设计的药物激活（designer receptor exclusively activated by designer drug，DREADD）的毒蕈碱受体类，特别是人源 M4 G_i 和人源 M3 G_g [59, 60] 被用来操控 ACC 中的 TNF-α 水平和机械性缩爪阈值。TNF-α 和 ACC 神经元之间的相互作用可能调节细胞因子环境，进而促进神经病理性疼痛反应 [58]。这种相互作用有助于揭示 TNF-α 介导的疼痛慢性化的机制。

二、T-box 转录因子

TBX3 是 T-box 转录因子基因家族的成员，对心脏、四肢和乳腺的发育至关重要，它也是某些肿瘤抑制基因的强抑制剂。成纤维细胞生长因子受体（fibroblast growth factor receptors，FGFR）是酪氨酸酶激酶（tyrosinase kinase，TrK）跨膜受体家族的成员。部分坐骨神经结扎后，脊髓背角中 FGFR3 的表达增加。这种上调反过来导致了胶质纤维酸性蛋白（胶质细胞活化的标志物）的上调，并导致 TNF-α mRNA 表达的增加。在培养的脊髓星形细胞瘤中发现 TBX3 与 FGF 信号相关，星形胶质细胞中 FGFR3 和 FGFR3-TBX3 的激活和 TNF-α 下调导致 TBX3 蛋白表达下降。上述结果表明 FGFR3-TBX3 轴参与星形胶质细胞激活，并通过脊髓背角的 TNF-α 生成维持神经病理性疼痛（neuropathic pain，NPP）[61]。该研究小组推测这是治疗神经病理性疼痛的一个可行的分子靶点。

（一）嘌呤能受体系统

TNF-α 似乎也与嘌呤能受体系统共同发挥作用。在本书的其他部分介绍了这些受体，但在本章中，我们主要关注它的 7 种嘌呤能（purinergic，P2X）受体亚型。P2X4 受体分布于神经元、星形胶质细胞以及小胶质细胞。该受体负责调节细胞兴奋性和突触传递，因此在神经病理性疼痛的发展中起重要作用。2019 年的一项研究，Su 等在小鼠神经挤压损伤模型中检测了施万细胞中 P2X4 的功能。他们利用基因操控方法在施万细胞中过表达 P2X4R，发现过表达以及激活 P2X4R 可促进运动和感觉功能的恢复并加速神经髓鞘再生。P2X4R 位于周围神经系统的施万细胞脂质体中，通过对施万细胞的细胞培养，可以发现 TNF-α 上调 P2X4R 的生成并促进 P2X4R 运输到施万细胞表面。有趣的是，TNF-α 通过增加 P2X4R 依赖性 BDNF 的分泌促进神经髓鞘再生。该研究再次证实了 TNF-α 在正常神经损伤环境中的潜在有益作用 [62]。

（二）激肽受体系统

目前对于缓激肽（bradykinin，BK）在神经病理性疼痛的发展和维持中的作用已有了充分了解 [63]，也有研究在神经病理性疼痛行为动物模型中探究了 TNF-α 和激肽的关联。Quintao 等在 2019 年的一项研究中试图阐释小鼠模型中 TNF 诱导的机械性超敏反应中激肽受体与 TNFR1/p55 的相互作用。通过臂丛神经内注射 TNF，研究人员发现神经病理性疼痛行为显著增强，尤其是机械刺激缩爪阈值显著降低。然后，通过基因敲除小鼠以及靶神经中 mRNA 定量分析确定了 TNFR1/p55 与 B1 和 B2 激肽受体之间的联系。研究者认为 TNF 与激肽系统之间的联系表明了 B1R 和 B2R 在神经敏化过程中的相关性 [64]。

糖尿病神经病变患者的血清 TNF-α 水平升高。在链脲霉素诱导糖尿病小鼠模型中，已证实 TNF-α 可以导致 Nav 1.7 的表达增加。当小鼠背根神经节神经元暴露于 TNF-α 6h 后，小鼠会出现痛觉过敏。De Macedo 等发现，河豚毒素敏感（tetrodotoxin sensitive，TTXs）通道以及河豚毒素抵抗（tetrodotoxin resistant，TTXr）通道

介导的总电流密度增加，以及总钠电流和河豚毒素敏感钠电流的激活和失活曲线的稳态变化。因此，TNF-α 至少部分通过全细胞钠电流依赖性机制使背根神经节神经元致敏[65]。

三、肿瘤坏死因子 -α 靶向治疗

遗传操控

1. 超极化激活的环核苷酸门控通道的翻译操控

超极化激活的环核苷酸门控（hyperpolarization-activated cyclic nucleotide-gated，HCN）通道是电压门控离子通道超家族的成员。这些通道的门控是由细胞膜的超极化以及环状核苷酸介导的。HCN 通道产生超极化电流（hyperpolarization current，I_h），该电流在自发性心脏起搏活动中起重要作用，也是神经元兴奋性的控制器。HCN 通道可以导致心律不齐、共济失调、癫痫以及许多疼痛障碍，包括该通道功能障碍时引起的神经病理性疼痛[66]。伊伐布雷定是一类被称为超极化激活环核苷酸门控通道阻滞剂的药物。它被美国食品药品管理局（Food and Drug Administration，FDA）批准用于稳定性心力衰竭以及射血分数≤35% 的患者。在神经病理性疼痛领域，伊伐布雷定被推测可以直接影响炎症反应。Miyake 等在卡拉胶诱导的疼痛模型中，研究了伊伐布雷定对炎症性疼痛的影响。皮下注射伊伐布雷定可以提高疼痛阈值，抑制卡拉胶诱导的白细胞积聚并降低 TNF-α 表达。此外，在体外培养中，伊伐布雷定可以抑制 LPS 诱导的 TNF-α 生成。虽然作者得出结论，局部注射伊伐布雷定可通过 HCN 通道有效对抗炎症性疼痛，但并未具体描述这种抗炎作用的确切机制。同年的另一项关于 HCN 的研究发现，SNI 小鼠中 HCN2 通道表达增加可能导致机械性异常疼痛，热痛觉过敏，以及星形胶质细胞、小胶质细胞和 NF-κB 的活化。阻断 HCN2 通道可以抑制星形胶质细胞、小胶质细胞的活化，抑制 NF-κB 的核转位和磷酸化。鞘内注射 HCN2 阻断剂 ZD-7288 和 HCN2 的 siRNA 可逆转神经病理性疼痛行为，并显著降低 MCP-1、IL-1β 和 TNF-α 等促炎细胞因子的水平[67]。

2. 多聚 ADP 核糖聚合酶抑制药的遗传抑制

多聚 ADP 核糖聚合酶 1（poly-ADP-ribose polymerase 1，PARP-1）是一种转录调节因子，用于检测 DNA 损伤并指导修复遗传物质。它是参与 DNA 损伤反应的主要人源 PARP 酶。神经损伤小鼠模型（SNL）同侧背根神经节和脊髓背角中 PARP-1 的表达和激活显著增加。PJ-34 或 Tiq-A 对 PARP-1 的抑制可缓解神经病理性疼痛行为。与 PJ-34 和 Tiq-A 的作用类似，PARP-1 siRNA 也可通过直接抑制 PARP-1 的表达，下调 TNF-α 蛋白表达。因此，调控 PARP-1 可能也是一种治疗神经病理性疼痛比较有前景的方法[68]。

3. 肿瘤坏死因子 –α 的纳米颗粒遗传操控

在正常、非损伤状态下，部分免疫化学级联反应并非不可或缺。此时神经元对小胶质细胞的调控在预防其潜在损伤性启动方面至关重要。在成功解决化学或生物威胁后，如果这些机制继续不受控制地发挥作用，可能会造成至少同等程度的危害。当这种过度反应发生时，会导致神经元损伤、破坏，或神经病理性疼痛的发展。叉头盒蛋白 P3（fork head box protein P3，FOXP3）是 $CD4^+$ Treg 细胞的重要调节因子，它能够抑制其他分泌抗炎细胞因子的白细胞的激活和功能，并表达共抑制分子。FOXP3 的表达对于调节的持续性非常重要。全长 FOXP3 抑制 NF-κB 和其他蛋白质介导的基因表达[69]。在 2019 年的一项研究中，Shin 等证明，通过纳米颗粒（FOXP3 NP）引入的 FOXP3 可抑制小胶质细胞活性并下调促伤害性基因，同时上调脊髓背角中的抗伤害性基因[70]。笔者认为这是神经病理性疼痛潜在治疗方法中最令人兴奋的概念。显然，在这方面需要进行更进一步的研究。

2019 年的另一项与纳米粒子相关的研究，利用规律成簇的间隔短回文重复序列相关蛋白 9 核（clustered regularly interspaced short palindromic repeats-associated protein-9 nuclear，CRISPR/Cas9）创建 p38 CRISPR/Cas9 PLGA 纳米粒子，来编辑脊髓小胶质细胞中的 *p38* 基因，以减少小胶质细胞的活化。在机械性痛觉过敏小鼠模型中，鞘内注射 p38 Cas9 NP 可减轻神经病理性疼痛行为，并显著降低 IL-1β、IL-6 和 TNF-α 的表达[71]。

4. 遗传性降低对肿瘤坏死因子 –α 的反应性

M1 或促炎性小胶质细胞群可通过遗传转化来操控，即产生缺少趋化因子（CCL21）的小鼠表型。与野生型动物相比，这些动物在实验性脊髓损伤（spinal cord injury，SCI）条件下对机械或热刺激很少或没有表现出超敏反应，可能是由于 CCL21 缺陷动物中 M1 诱导的 TNF-α 和干扰素（interferon, IFN）–γ 表达降低。该研究表明，通过减少损伤部位 M1 小胶质细胞 – 巨噬细胞的数量可抑制炎症细胞因子及缓解神经病理性疼痛行为[56]。

5. 膜联蛋白 10 的遗传操控

膜联蛋白（annexin）10 是膜联蛋白家族中一种 37kDa 的蛋白质，主要由糖皮质激素所诱导。它通过激活脊髓 ERK 信号通路，促进 TNF-α 和 IL-1β 的释放引起神经病理性疼痛。在 SNL 小鼠模型中，研究人员发现其可增强神经病理性疼痛。在脊髓水平敲除 ANXA-110 可抑制 SNL 诱导的痛觉过敏，并阻断 NF-κB（图 3–1）以及随后 TNF-α 和 IL-1β 的激活。这一现象在神经病理性疼痛的早期和晚期均有发生[72]。

四、基于植物的肿瘤坏死因子 -α 靶向治疗

（一）柚皮素

黄酮类柚皮素（Naringenin，NAR）具有多种药理活性。作为一种抗炎药，它具有神经保护作用。Zhang 等研究了柚皮素对 M1/M2 小胶质细胞极化的影响，发现 NAR 可抑制 LPS 诱导的小胶质细胞活化。它还通过降低 TNF-α、IL-1β 的 MAPK 依赖性表达，将小胶质细胞促炎的 M1 表型转变为抗炎的 M2 表型。这进一步证明了黄酮类化合物在治疗神经炎症相关疾病中的潜在价值[73]。

（二）白藜芦醇

白藜芦醇是一种抗氧化剂，存在于红酒、花生皮、蓝莓、开心果、可可和黑巧克力中。Yin 等发现，白藜芦醇预处理可抑制重要的促炎基质金属蛋白酶 MMP-9 和 MMP-2，延迟并减弱了慢性坐骨神经压迫损伤诱导的机械性痛觉过敏。白藜芦醇还降低了 IL-1β 和 TNF-α 的表达，并减弱了神经元兴奋毒性。该研究的作者还推测，MMP-9/2 激活、疼痛敏感性的抑制可能与 TLR4/NF-κB 信号通路有关，并且可能受到 SOC53 的负向调节。此外，研究发现白藜芦醇是蛋白去乙酰化酶 *sirtuin 1* 基因的激活剂，该基因可介导抗炎活动[40, 74]。研究还发现白藜芦醇通过降低脊髓 TRAF6、pNF-κB、TNF-α 和 IL-1β 的表达，来缓解 2，4，6– 三硝基苯磺酸（2，4，6–trinitrobenzene sulfonic acid，TNBS）诱导的内脏痛觉过敏反应[75]。

（三）Folashade（Lippia）

植物 Lippia grata 是一种具有抗痛觉过敏作用精油的来源。它是一种热带至亚热带草本芳香植物，广泛分布于非洲、南美洲和中美洲。研究发现，该精油单独使用或与 β- 环糊精混合使用可将 TNF-α 和蛋白激酶 A 降低至损伤前水平。该精油能够抑制电压门控钙通道，提示其可作为神经病理性疼痛管理的潜在治疗药物[76]。

（四）佛手柑内酯

有机化学物质佛手柑内酯存在于多种植物中，包括茴香、柑橘类（如酸橙和苦橙），以及伞形科植物（如芹菜、胡萝卜和西芹）。2019 年，Singh 等对佛手柑内酯减轻周围神经病理

性疼痛的疗效进行了研究。研究人员在长春新碱诱导的神经病理性疼痛小鼠模型中比较了佛手柑内酯和加巴喷丁的效果。通过对脊髓和血浆中各项指标的检测，研究人员发现佛手柑内酯处理组神经病理性疼痛行为减少，TNF-α、IL-1β 水平降低，氧化应激情况减弱以及 NF-κB、COX-2 和 iNOS 表达降低[77]。

（五）球果紫堇

球果紫堇也称为土烟，是一种罂粟科植物，其种子富含生物碱，其中包括 2 种主要的药理活性生物碱，即罂粟碱和血根碱。在 Raafat 等的一项研究中，这 2 种生物碱被制备成一种颗粒大小为（96.56 ± 1.87）nm 的囊泡，并用其处理四氧嘧啶诱导的糖尿病小鼠神经病理性疼痛模型。经脂质过氧化（lipid peroxidation，LPO）、氧化氢酶（catalase，CAT）以及谷胱甘肽还原酶（glutathione reductase，GR）测定，发现该生物碱可提高体内抗氧化活性。此外，生物碱总体上降低了细胞因子水平，尤其是 IL-6 和 TNF-α，同时升高了 IL-10 水平。上述生物碱值得进一步研究[78]。

（六）共轭亚油酸

已知共轭亚油酸（conjugated linoleic acid，CLA）具有抗癌和调节脂质 / 能量代谢的作用。其存在于多种动物产品中，如牛奶、红肉，尤其是牛肉，其中草饲牛肉的含量高于谷饲牛肉。此外，红花油和葵花籽油中也含有 CLA。食品中的 CLA 浓度不足以单独提供任何显著的治疗效果。近期已有研究探索了 CLA 和其他共轭脂肪酸的微生物生产[79]。目前它们在神经病理性疼痛中的作用尚不清楚。在 2019 年一项研究中，在部分坐骨神经结扎（partial sciatic nerve ligation，PSNL）神经病理性疼痛小鼠模型建立后，进行 4 周的 CLA 治疗。CLA 处理组小鼠的机械性和热性异常疼痛明显低于单独 PSNL 组小鼠。通过观察神经传导速度和腓肠肌收缩强度，发现 CLA 组小鼠的电生理特性也有所改善。此外，CLA 通过将 PSNL 小鼠的线粒体锰超氧化物歧化酶（mitochondrial manganese superoxide dismutase，Mn SOD）恢复到损伤前的状态来改善固有的抗氧化能力。CLA 还有效降低了 IL-1β 水平、坐骨神经髓过氧化物酶（myeloperoxidase，MPO）活性、转录激活因子 -3（activating transcription factor-3，ATF-3）活性并降低 TNF-α 表达[80]。

（七）海漆

海漆又名牛奶树或盲眼树，原产于热带和亚热带沿海地区海岸线和河口，其树皮中分泌的乳白色汁液可能会导致暂时失明和皮肤起疱。其汁液对某些海洋物种和浮游植物也具有杀伤作用[81]。2019 年 Sharma 等研究了海漆的各种提取物在治疗糖尿病并发症，尤其是糖尿病性周围神经病变中的应用。他们使用了链脲霉素诱导的糖尿病小鼠模型，并让小鼠服用海漆提取物，发现该疗法可减轻体重、改善肾功能并改善血糖水平。他们还发现，该提取物可逆转基于高血糖的氧化应激，并降低血清和组织中亚硝酸盐、TGF-β、IL-1β 以及 TNF-α 的水平。该研究展示了该提取物在临床环境中的适用性问题[82]。

（八）木橘

类黄酮的水醇提取物木橘树皮已被证明可用于神经病理性疼痛。木橘常见于亚洲和东南亚，也被称为贝尔果、金苹果、石苹果及孟加拉苹果。研究发现，在长春新碱诱导的周围神经病变模型中，该提取物可降低促炎介质 TNF-α、IL-1β 和 IL-6 的水平[83]。

（九）蒺藜

一年生草本植物蒺藜（tribulus terrestris，TT）原产于欧亚大陆南部和非洲。从这种植物中提取出的皂苷可减轻长春新碱诱导的小鼠神经病理性疼痛。此外，给予蒺藜皂苷治疗可降低 TNF-α、IL-1β 以及 IL-6 的水平，这为其抗炎作用提供了依据[84]。

（十）红没药醇

红没药醇（Bisabolol，BIS）来源于洋甘菊，是一种天然的单环倍半萜烯醇，其潜在的抗伤害和抗炎作用已被研究。Fontinelle 等在神经病理性疼痛小鼠模型中分别研究了单独使用红没药醇，以及将其与环糊精（β-cyclodextrin，β-CD）联用产生的效果。红没药醇和红没药醇联合 β-CD 可以抑制 TNF-α 的生成，并进一步促进脊髓中 IL-10 的释放，研究人员认为红没药醇应进行更深入的研究，并最终在临床环境中进行验证[85]。

（十一）苯磷硫胺

在神经病理性疼痛小鼠原代培养的神经元中，给予 LPS 刺激，维生素 B_1 衍生物苯磷硫胺单独使用或联合氯胺酮使用，发现氯胺酮和苯磷硫胺都通过抑制 TNF-α 的产生和分泌[86]来抑制免疫反应，产生抗胞内寄生虫作用，并使自身免疫性疾病长期存在[87]。

（十二）左旋紫堇达明（小檗碱）

左旋紫堇达明（levo-Corydalmine，l-CDL）是一种四氢原小檗碱，可抑制磷酸化凋亡信号调节激酶（phosphorylated apoptosis signal regulating kinase，p-ASK-1）的表达，该酶与神经病理性疼痛小鼠脊髓小胶质细胞的激活有关。研究发现，l-CDL 能够抑制 NF-κB 的易位以及 p-p65、TNF-α 和 IL-1β 的上调[88]。该作用与化合物小檗碱有关，小檗碱通过调节促炎细胞因子 IL-1β、IL-6 和 TNF-α 的表达，在糖尿病神经病变疼痛小鼠模型中发挥神经保护作用。此外，小檗碱可减少氧化应激及 BDNF、IGF-1、PPAR-γ 和 AMPK 的表达，从而改善小鼠模型中的异常疼痛和痛觉过敏情况[89]。同一年，Liu 等的研究也发现，小檗碱可降低 TNF-α、IL-6、IL-10、i-NOS 及 COX-2 的表达，进一步增强了小檗碱的潜在镇痛价值[90]。

（十三）大麻素

2019 年 Zhou 等的研究以及 2019 年 Kumawat 等的研究均指出激活 CB2 可导致促炎细胞因子和促凋亡因子的减少。具体来说，CB2 受体激活导致 TNF-α、IL-6、NK-κB 的减少，以及在细胞凋亡中起作用的活性氧（ROS）和活性氮（RNS）的改善。目前，大麻素作为一种镇痛药在几种疼痛综合征中均有应用，并且得到了充分的研究[91, 92]。

（十四）催眠睡茄

催眠睡茄又称印度人参、毒醋栗或冬季樱桃，是一种以抗应激活性而闻名的植物，含有活性成分化合物 X[93]。在神经病理性疼痛小鼠模型中，催眠睡茄提取物改善了所有与疼痛相关的症状，在提取物处理的动物中，其超氧化物离子、髓过氧化物酶和 TNF-α 的产生均有所改善。笔者认为，这些效果是其抗氧化特性的结果，因此应该作为一种前瞻性的抗神经病理性疼痛疗法进行研究[94]。

（十五）维生素 B

有研究表明，在紫杉醇诱导的神经病理性疼痛小鼠模型中，维生素 B、硫胺素、烟酰胺和核黄素被证明具有抗伤害性的特性。2020 年，Braga 等使用化疗药物制造了一种持久的机械性痛觉异常。在紫杉醇给药后的第 7 天，他们通过应用 2 剂硫胺素烟酰胺或核黄素减轻了神经病理性疼痛行为。有趣的是，μ 阿片受体抑制药纳曲酮减弱了硫胺素的抗伤害感受作用。

该研究组观察到，所有 3 种 B 族维生素均导致 TNF-α 和 CXCL 的表达降低，这是其抗伤害感受作用的基础，但具体的抑制机制尚不清楚[95]。

（十六）马钱苷

环烯醚萜类单萜马钱苷是一种著名的草药，具有降糖和神经保护作用[96]。它通过抑制促炎细胞因子 TNF-α、IL-1β，炎症蛋白 pNF-κB、 iNOS，TNFR1、IL-1R 受体，以及 TNF-α 的衔接蛋白 TRAF2 的生成，来预防特定类型的神经元损伤。NF-κB 的减少解释了对 TNF-α 的下调作用以及由此产生的抗神经炎症作用[96, 97]。

（十七）柠檬烯

柠檬烯（Limonene，LIM）是柑橘类水果、果皮、杜松子油中的主要成分，也存在于某些大麻品种中[98]。它和它的主要代谢产物紫苏醇（Perillyl alcohol，POH）能够加速神经再生并减轻神经病理性疼痛。柠檬烯和紫苏醇能够降低小鼠神经挤压损伤后的 TNF-α 浓度，其中紫苏醇被证明在神经病理性疼痛形成的早期更有效[99]。

五、复合肿瘤坏死因子 -α 靶向治疗

（一）核苷酸结合和寡聚结构域样受体

核苷酸结合和寡聚结构域（nucleotide-Binding and Oligomerization domain，NOD）样受体（NOD-like receptor，NLR）是一种模式识别受体，其功能与 TLR 相似。但一个显著的区别是 TLR 是跨膜受体，NLR 是细胞质受体，两者都通过识别病原体相关分子模式和损伤相关分子模式，在先天性免疫中发挥着关键作用。值得注意的是，NOD-2、NOD-1、NLRP2 和 NLRP4 对受体相互作用的丝氨酸 / 苏氨酸蛋白激酶 2（receptor interacting-serine/threonine-protein kinase 2，RIPK2 或 RIP2）和 TRAF6 具有调节作用，并在炎症细胞级联反应中发挥重要作用。这反过来又会调节 NF-κB 和 MAPK，这是产生包括 TNF-α 在内的促炎细胞因子的 2 个关键因素（图 3–2）[100]。

在 2019 年的一项研究中，Santa Cecilia 等详细证明了在周围神经损伤（SNI 预处理）小鼠模型中，NOD-2 和 RIPK2 通过产生 TNF-α 和 IL-1β 特异性地介导神经病理性疼痛的发展。此外，他们提出明确 NOD-2 信号在神经病理性疼痛发展中的作用，凸显了 NOD-2 作为该综合征的潜在治疗靶点[101]。

1. 运动

在链脲霉素诱导的伴有糖尿病性周围神经病变的糖尿病小鼠模型中，运动可降低 IL-1β、IL-6 和 TNF-α 及神经病变行为。运动方案包括 10min 马达驱动的啮齿动物跑步机，每周运动 4 天。最初的锻炼方案是 5m/min 的速度，坚持 10min；逐渐增加到 10m/min 的最大值，持续 10min。到运动第 3 周时，神经病理性疼痛行为显著改善。这伴随着 IL-β、IL-6 和 TNF-α 的降低，以及相应受体的降低。综上，研究者认为运动可在改善神经病理性疼痛方面发挥作用[102]。

2. 螺环哌嗪

化合物 2, 4– 二甲基 –9–B- 苯乙基 –3– 氧代 –6, 9– 二氮螺环[5.5]十一烷氯化物（2, 4–dimethyl-9–B-phenylethyl-3–oxo-6, 9–diazaspiro[5.5] undecane chloride，LXM-10）是一种螺环哌嗪盐，Zhang 等于 2013 年研究发现其在小鼠急慢性炎症模型中具有显著的抗炎作用。进一步发现，这种有益作用的机制是通过 α_7 烟碱乙酰胆碱受体或 M_4 毒蕈碱乙酰胆碱受体介导。螺环哌嗪盐对这 2 种受体的激动作用会抑制 JAK2/STAT3 信号通路（图 3–1），从而减少促炎细胞因子 TNF-α 和 IL-6 的产生[103]。随后，在 2019 年，这一效应被螺环哌嗪盐 –LXM-15 重复验证。LXM-15 的有益作用可被外周 nAChR 抑制药六甲铵或 α_7 nAChR 抑制药甲基牛扁亭柠檬酸盐消除。研究表明，该盐可抑制 JAK2 和 STAT3 的磷酸化，从而通过激活外周 α_7 烟碱受体降低小鼠背根神经节中 TNF-α 和 c-Fos 的表达[104]。

3. 血管紧张素 Ⅱ 1 型受体抑制药

抗高血压药物氯沙坦通过抑制血管紧张素 Ⅱ 1 型受体（angiotensin Ⅱ type 1 receptor，AT Ⅱ R）发挥作用。在紫杉醇诱导的神经病理性疼痛小鼠模型中，该药物被视为可能的镇痛药。该研

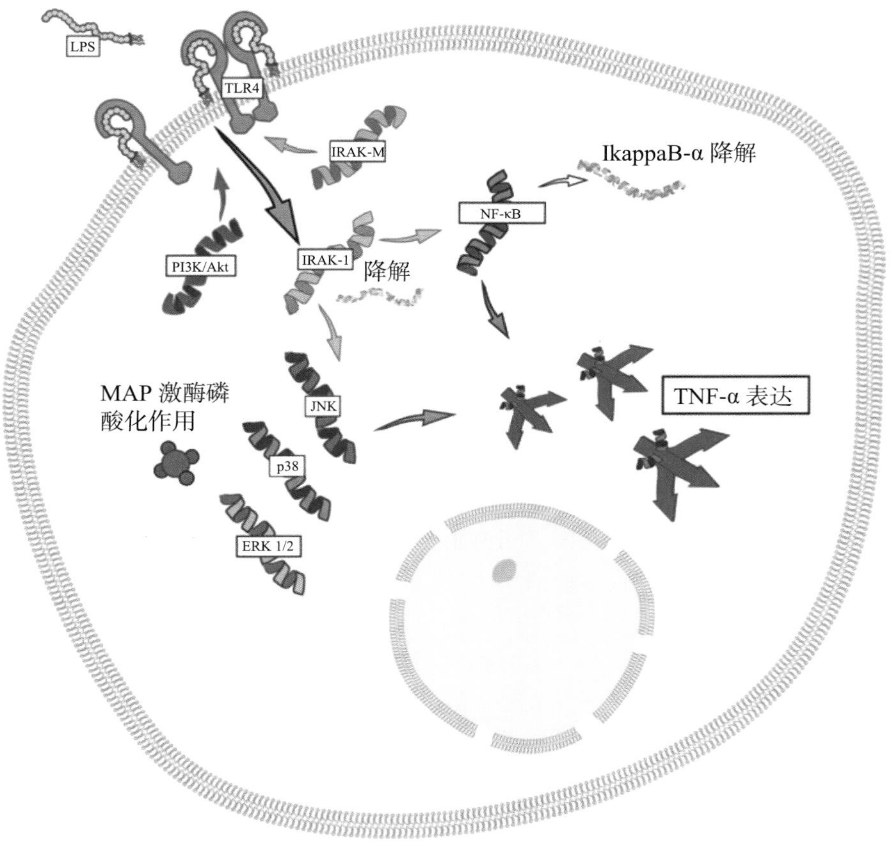

◀ **图3-2 TNF-α表达的多种途径**

LPS. 脂多糖；TLR4.Toll 样受体 4；PI3K. 磷脂酰肌醇 3- 激酶；Akt. 蛋白激酶 B；IRAK.IL-1 受体相关激酶；ERK. 细胞外信号调节激酶；p38. 丝裂原活化蛋白激酶；JNK. Jun N- 末端激酶；NF-κB. 活化 B 细胞的核因子 -κB；TNF. 肿瘤坏死因子

究分析了机械性疼痛阈值、炎症细胞因子的含量以及 AT1R 和 IL-1β 在背根神经节中的细胞定位。结果表明，单次和多次注射氯沙坦可降低腰骶背根神经节中 IL-1β 和 TNF-α 的表达水平，提示氯沙坦可能在临床上应用于镇痛[105]。

4. 没食子酸

没食子酸是一种三羟基苯甲酸，它是一种环氧合酶 2 抑制药、抗氧化药、抗肿瘤药、人类外源性物质、花生四烯酸 15 脂氧合酶抑制药和凋亡抑制药[106]。2019 年，Kaur 等研究了其在紫杉醇诱导的神经病理性疼痛中的疗效。研究发现，没食子酸可以减轻神经病理性疼痛行为，减少硫代巴比妥酸反应物质、总钙超氧阴离子、过氧化物酶和 TNF-α。该研究小组得出结论，没食子酸对紫杉醇诱导的神经病变疼痛具有神经保护作用，这是基于其调节细胞内钙离子浓度的抗氧化功能和调节 TNF-α 表达的抗炎功能[107]。

5. 瑞芬太尼

在接受射频消融（radiofrequency ablation，RFA）的肝癌患者中，研究了短暂激活 μ 阿片受体的激动药、麻醉性镇痛药瑞芬太尼联合镇痛药地佐辛与围术期体征、血清 TNF-α 和 IL-6 的关系。研究小组将这一组合与咪唑达仑 – 瑞芬太尼静脉麻醉进行了比较。除具有显著的镇痛效果和更短的唤醒时间外，与咪唑达仑 – 瑞芬太尼组合相比，地佐辛 – 瑞芬太尼联合用药可更大程度地降低 TNF-α 的表达[108]。

另一项关于瑞芬太尼的研究中，建立瑞芬太尼诱导的痛觉过敏小鼠模型，评估其热痛觉过敏和机械性痛觉过敏行为。分别采用 Von Frey 测试机械性疼痛阈值和热板测试热痛阈值，同时检测 TRPV1、蛋白激酶 C 的蛋白表达以及 TRPV1、TrpaI1、TRPV4 和 Trpm8 的 mRNA 水平。此外，该小组还评估了脊髓中的 TNF-α、IL-1B 和 IL-6 水平。研究发现输注瑞芬太尼会引起热痛觉亢进和机械性异常疼痛，同时背根神经节中 TRPV1 和 PKC 表达增加。瑞芬太尼还增加了脊髓中 TNF-α、IL-1β 和 IL-6 的水平，并激活同一位置的星形胶质细胞。该研究组得出结论，瑞芬太尼诱导痛觉过敏的机制涉及 TRPV1–PKC 信号通路。这是对本章前面描述的几种调节 TNF-α 的药物相关研究的补充，这些可能为治疗特定麻醉镇痛疗法所引起的并发症提供可行的方法[109]。

6. Thetanix®

Thetanix® 是治疗克罗恩病的公认维持治疗产品，具有独特的作用机制，它可抑制转录因子 NF-κB，从而降低促炎细胞因子 TNF-α 和 IL。2019 年 Hansen 等的一项研究，在儿科患者群体中证实了 Thetanix® 的安全性和耐受性，提示 Thetanix® 可能对其他神经病理性疼痛有改善作用，但需要进一步研究验证[110]。

7. 催产素

其他通常与抗炎镇痛无关的药物也逐渐被发现具有抗细胞因子作用。例如，虽然目前尚不清楚 TLR4 在骨癌疼痛的作用，但它被怀疑在该综合征的发展中发挥重要作用。在骨癌疼痛小鼠模型中，下丘脑产生和垂体后叶释放的催产素抑制了鞘内注射后 TLR4 以及促炎细胞因子 TNF-α 和 IL-1β 的上调。疼痛行为通过测试机械性痛觉过敏和热刺激来评估痛觉过敏。服用催产素后，可显著改善机械性和热痛觉过敏行为，但是仍需要更多的基础和临床研究，以便更好地认识其在临床中的镇痛效果[111]。鉴于 FDA 已经批准该药物用于临床和目前广泛的使用，这项工作的完成将不会那么艰难。

8. 高压氧

在小鼠模型中发现高压氧（hyberbaric oxygen，HBO）预处理对顺铂诱导的神经病理性疼痛有保护作用[112]。研究发现 ATⅡR 的阻断剂氯沙坦可逆转富含巨噬细胞的背根神经节中 C-C 基序趋化因子配体 2（C-C motif chemokine ligand 2，CCL2）、TNF-α 和 IL-6 的过度表达。此外，氯沙坦诱导促分解标志物（精氨酸酶 1 和 IL-10）的表达，这表明巨噬细胞极化发生改变。此外，氯沙坦还具有部分过氧化物酶体增殖物激活的受体 8 激动剂的活性，这表明它可能是肿瘤发生的部分调节因子[113]。后来，使用特异性 PPAR-8 激动药吡格列酮验证了这一推测[34]。

9. 芍药苷：凋亡信号调节激酶抑制药

另一种有效的 ASK1 抑制药芍药苷值得关注，因为它在慢性坐骨神经压迫损伤小鼠模型中，可降低 IL-1β、TNF-α 和 CGRP 的表达[114]。

（二）莫达非尼

新型清醒药物莫达非尼［莫达非尼（2– 二苯甲基 – 亚磺酰）乙酰氨基］是一种合成的中枢神经系统兴奋药，被认为通过抑制多巴胺再摄取发挥作用。在小鼠模型中，它也被证明对长春新碱诱导的神经病变有一定疗效。通过腹腔注射长春新碱诱导神经病变后，TNF-α 和 IL-1β 水平升高。莫达非尼预处理可降低 TRPA-1、IL-1β 和 TNF-α 水平，并改善口腔、电生理学和病理学紊乱。它也被证明可增加加巴喷丁的神经保护作用。迄今为止，尚缺乏关于莫达非尼的临床研究，但目前看来这些研究是有必要的[115]。

六、小胶质细胞的操控

（一）小胶质细胞中的细胞因子信号转导抑制因子 3

另一项研究考察了利多卡因对慢性坐骨神经压迫损伤小鼠小胶质细胞中的细胞因子信号转导抑制因子 3（suppresser of cytokine signaling protein 3，SOCS3）的影响。利多卡因可减少慢性坐骨神经压迫损伤诱导的脊髓损伤和细胞凋亡。利多卡因还上调了依赖于磷酸化 cAMP 反应元件结合蛋白（phosphorylated cAMP response element binding protein，pCREB）的 SOCS3 表达。SOCS3 过表达降低了 LPS 刺激下 p38-MAPK 和 NF-κB 的表达以及 TNF-α 等几种细胞因子的表达（见图 3-1）。因此，利多卡因和 SOCS3 联合应用在神经病理性疼痛治疗中有重要价值，并应继续深入研究[116]。

（二）针灸 / 穴位按压

2019 年的 3 项研究发现，针灸可下调 TNF-α。在前 2 项研究中，Zhao（2019）和 Liu（2019）研究了电针对慢性坐骨神经压迫损伤产生的神经病理性疼痛的治疗作用。在 Zhao 的研究中，电针可降低小胶质细胞的激活，并下调 TNF-α 和 IL-6 的水平[117]。在这 2 项研究都发现 PI3K/AKT 被抑制，从而抑制小胶质细胞的激活[117, 118]。

在疝修补术后疼痛的临床儿科试验中，当耳穴压与电针相结合时，发现术后疼痛得到了有效、显著的改善，术后 1～3 天患者血清中 TNF-α、IL-6 和 IL-8 的水平显著降低[119]。

（三）脉冲射频

在神经病理性疼痛条件下，操控 TNF-α 和其他细胞因子的另一种非传统方法包括脉冲射频（pulsed radiofrequency，PRF）。在 Jiang 等的研究中，将脉冲射频应用于慢性坐骨神经压迫损伤模型同侧背根神经节或坐骨神经（sciatic nerve，SN）。在慢性坐骨神经压迫损伤诱导的神经病理性疼痛前后进行疼痛行为测试，然后对神经组织进行分析。研究发现，脉冲射频对背根神经节或坐骨神经的治疗显著改善了神经病理性疼痛行为，且这 2 种应用都可降低慢性坐骨神经压迫损伤诱导的 IL-1β 和 TNF-α 的增加，但对背根神经节的影响更大[120]。

（四）己酮可可碱

已知甲基黄嘌呤己酮可可碱具有多种抗炎作用。Zhao 等在大鼠模型中研究了己酮可可碱在骨癌疼痛中的镇痛作用机制，包括 TNF-α、IL-6 和 TRPA1。他们的发现与早期研究结果一致，即 TNF-α、IL-6R 和 TRPA1 在骨癌大鼠中上调，抑制 TNFR-1 和 IL-6R 可缓解机械性和热痛觉过敏[121]。这在奥沙利铂化疗引起的神经病理性疼痛中也得到了证实[122]。

（五）胃泌酸调节素

胃泌酸调节素是一种餐后从肠道释放的肽类激素[123, 124]，已知与胰高血糖素受体（glucagon receptor，GCGR）和胰高血糖素样肽 -1 受体（glucagon-like peptide-1 receptor，GLPIR）结合。在 TNF-α 鞘内注射神经病理性疼痛小鼠模型中，观察到胃泌酸调节素通过抑制 NF-κB 通路的激活减轻 TNF-α 诱导的神经病理性疼痛，并减少胶质细胞因子 IL-6 和 IL-1β 的释放[124]。

（六）沙利度胺

Xu 等于 2019 年在 SNL 小鼠模型中对沙利度胺进行了研究，发现沙利度胺可显著缓解 SNL 引起的神经病理性疼痛。镇痛机制可能是通过抑制星形胶质细胞和小胶质细胞的激活，以及下调脊髓背角的 TNF-α 水平[125]。

（七）文拉法辛

选择性 5- 羟色胺再摄取抑制药文拉法辛通常用于治疗抑郁、焦虑、恐慌发作和社交焦虑症，但在 Taring 等的一项研究中，探讨了其作为镇痛药的潜在价值。该小组报道了一份病例，对一名被诊断为持续性头痛且脑脊液中 TNF-α 升高的患者给予文拉法辛治疗。给予文拉法辛治疗的根据是其可结合 5-HT2A 受体并抑制 TNF-α 信号转导。该患者患有头痛超过 6 年且对多种药物治疗无效。有趣的是，这名患者在使用文拉法辛后疼痛症状得到了显著改善，最终完全缓解。目前尚无关于治疗顽固性头痛的进一步用药报道，但这一结果令人鼓舞，相信在适当的生理学背景下，开展文拉法辛治疗头痛的临床试验是有必要的[126]。

总结

TNF-α 在急性疼痛慢性化过程中的作用涉及多种机制。它在神经元损伤后表达，可通过三步相互作用形成自己的离子通道，通道插入神经元细胞膜的速率与细胞环境的 pH 成反比。TNF-α 的主要细胞来源是巨噬细胞、免疫细胞和小胶质细胞，其与 TNFR 结合后导致促炎症环境产生。TNFR1 受体在多种效应免疫细胞上表达，TNF 与 TNFR1 结合产生促炎症环境。TNFR2 主要在活化的 T 细胞上表达，并在免疫反应的调节中发挥重要作用。TNF-α 诱导少突胶质细胞坏死、髓鞘扩张和轴突周围肿胀。由于其从外周向 DRG 的逆行运输，TNFR1 在背根神经节出现短暂上升，也可中枢致敏。布比卡因、河豚毒素和秋水仙碱可抑制 TNF-α 的逆行运输。

导致损伤诱导 TNF-α 表达的经典机制是由 TLR4 刺激启动的。该级联反应的关键步骤是 MAPK 介导的 ERK1/2、p38MAPK、JNK 和 NF-κB 的磷酸化。值得注意的是，NGF 是 TNF-α 的上调因子。

TNF-α 的合成依赖于基质金属蛋白酶，产生 2 种独立的 TNF，即 sTNF 和 tmTNF。在没有 tmTNF 的情况下，sTNF 与 TNFR 的结合是短暂的，信号转导能力不强。

小胶质细胞中 TNF-α 表达途径的激活涉及 lncRNA 和 mRNA，包括 lncRNA 介导的基因表达和 mRNA 触发的 NF-κB 信号通路、NOD 信号通路和 TNF 信号通路。所有这些都通过小胶质细胞激活在神经元敏化和慢性疼痛形成中发挥关键作用。

TNF-α 介导的急性疼痛向慢性疼痛转化的机制有多种，值得进一步的实验研究，包括 TNF-α 参与的嘌呤能受体系统、激肽受体系统和 TTX 受体系统。

值得注意的是，调节小胶质细胞活化似乎是一个有吸引力的治疗目标，并且可能是成功治疗神经病理性疼痛的关键。关于潜在的 TNF-α 靶向治疗干预措施，目前尚缺乏这样的常规治疗方案，因此，随机将其分为植物衍生治疗方案（表 3–1）、遗传操控治疗方案（表 3–2），还有各种各样的治疗方案。然而，每一种治疗方案都必须经过严格的基础研究和临床研究，以确认或排除通过植物衍生疗法（如柚皮素）或遗传操控疗法报道的治疗效果。

表 3–1　以 **TNF-α** 为靶点的植物疗法

- 柚皮素[73]
- 白藜芦醇[74, 75]
- Folashade（Lippia）[76]
- 佛手柑内酯[77]
- 球果紫堇[78]
- 共轭亚油酸[79, 80]
- 海漆[81, 82]
- 木橘[83]
- 蒺藜[84]
- 红没药醇[85]
- 苯磷硫胺[86, 87]
- 左旋紫堇达明（小檗碱）[88–90]
- 大麻素[91, 92]
- 催眠睡茄[94]
- 维生素 B[95]
- 马钱苷[96, 97]
- 柠檬烯[99]

TNF. 肿瘤坏死因子

表 3–2　靶向 **TNF-α** 的遗传操控

- 超极化激活的环核苷酸门控通道的翻译操控[66, 67]
- 多聚 ADP 核糖聚合酶抑制药的遗传抑制[68]
- TNF-α 的纳米颗粒遗传操控[69–71]
- 遗传性降低对 TNF-α 的反应性[56]

TNF. 肿瘤坏死因子；ADP. 腺苷二磷酸

参考文献

[1] Kagan BL, Baldwin RL, Munoz D, et al. Formation of ion-permeable channels by tumor necrosis factor-alpha. Science. 1992;255(5050):1427–30.

[2] Silver IA, Murrills RJ, Etherington DJ. Microelectrode studies on the acid microenvironment beneath adherent macrophages and osteoclasts. Exp Cell Res. 1988;175(2):266–76.

[3] Deruddre S, Combettes E, Estebe JP, et al. Effects of a bupivacaine nerve block on the axonal transport of Tumor Necrosis Factor-alpha (TNF-alpha) in a rat model of carrageenan-induced inflammation. Brain Behav Immun. 2010;24(4):652–9.

[4] Myers RR, Shubayev VI. The ology of neuropathy: an integrative review of the role of neuroinflammation and TNF-α axonal transport in neuropathic pain. J Peripher Nerv Syst. 2011;16(4):277–86.

[5] Frieboes LR, Palispis WA, Gupta R. Nerve compression activates selective nociceptive pathways and upregulates peripheral sodium channel expression in schwann cells. J Orthop Res. 2010;28(6):753–61.

[6] Zarubin T, Han J. Activation and signaling of the p38 MAP kinase pathway. Cell Res. 2005;15(1):11–8.

[7] Tazi KA, Quioc JJ, Saada V, et al. Upregulation of TNF-alpha production signaling pathways in monocytes from patients with advanced cirrhosis: possible role of Akt and IRAK-M. J Hepatol. 2006;45(2):280–9.

[8] Cochet F, Facchini FA, Zaffaroni L, et al. Novel carboxylate-based glycolipids: TLR4 antagonism, MD-2 binding and self-assembly properties. Sci Rep. 2019;9(1):919.

[9] Yin Y, Park H, Lee SY, et al. Analgesic effect of toll-like receptor 4 antagonistic peptide 2 on mechanical allodynia induced with spinal nerve ligation in rats. Exp Neurobiol. 2019;28(3):352–61.

[10] Cheng HT, Dauch JR, Oh SS, et al. p38 mediates mechanical allodynia in a mouse model of type 2 diabetes. Mol Pain. 2010;6:28.

[11] Grell M, Douni E, Wajant H, et al. The transmembrane form of tumor necrosis factor is the prime activating ligand of the 80 kDa tumor necrosis factor receptor. Cell. 1995;83(5):793–802.

[12] Weng RX, Chen W, Tang JN, et al. Targeting spinal TRAF6 expression attenuates chronic visceral pain in adult rats with neonatal colonic inflammation. Mol Pain. 2020;16:1744806920918059.

[13] Fischer R, Maier O. Interrelation of oxidative stress and inflammation in neurodegenerative disease: role of TNF. Oxidative Med Cell Longev. 2015;2015:610813.

[14] Wu LJ. Differential functions of microglia in pain and memory. Glia. 2019;67:E115–6.

[15] Quarta S, Mitrić M, Kalpachidou T, et al. Impaired mechanical, heat, and cold nociception in a murine model of genetic TACE/ADAM17 knockdown. FASEB J. 2019;33(3):4418–31.

[16] Scholz J, Woolf CJ. The neuropathic pain triad: neurons, immune cells and glia. Nat Neurosci. 2007;10(11):1361–8.

[17] Wagner R, Myers RR. Endoneurial injection of TNF-alpha produces neuropathic pain behaviors. Neuroreport. 1996;7(18):2897–901.

[18] Dellarole A, Morton P, Brambilla R, et al. Neuropathic pain-induced depressive-like behavior and hippocampal neurogenesis and plasticity are dependent on TNFR1 signaling. Brain Behav Immun. 2014;41:65–81.

[19] Yang L, Lindholm K, Konishi Y, et al. Target depletion of distinct tumor necrosis factor receptor subtypes reveals hippocampal neuron death and survival through different signal transduction pathways. J Neurosci. 2002;22(8):3025–32.

[20] Fischer R, Sendetski M, Del Rivero T, et al. TNFR2 promotes Treg-mediated recovery from neuropathic pain across sexes. Proc Natl Acad Sci U S A. 2019;116(34):17045–50.

[21] Fischer R, Padutsch T, Bracchi-Ricard V, et al. Exogenous activation of tumor necrosis factor receptor 2 promotes recovery from sensory and motor disease in a model of multiple sclerosis. Brain Behav Immun. 2019;81:247–59.

[22] Cohen SP, Wenzell D, Hurley RW, et al. A double-blind, placebo-controlled, dose-response pilot study evaluating intradiscal etanercept in patients with chronic discogenic low back pain or lumbosacral radiculopathy. Anesthesiology. 2007;107(1):99–105.

[23] Korhonen T, Karppinen J, Paimela L, et al. The treatment of disc-herniation-induced sciatica with infliximab: one-year follow-up results of FIRST II, a randomized controlled trial. Spine (Phila Pa 1976). 2006;31(24):2759–66.

[24] Korhonen T, Karppinen J, Paimela L, et al. The treatment of disc herniation-induced sciatica with infliximab: results of a randomized, controlled, 3–month follow-up study. Spine (Phila Pa 1976). 2005;30(24):2724–8.

[25] Korhonen T, Karppinen J, Malmivaara A, et al. Efficacy of infliximab for disc herniation-induced sciatica: one-year follow-up. Spine (Phila Pa 1976). 2004;29(19):2115–9.

[26] Genevay S, Stingelin S, Gabay C. Efficacy of etanercept in the treatment of acute, severe sciatica: a pilot study. Ann Rheum Dis. 2004;63(9):1120–3.

[27] Karppinen J, Korhonen T, Malmivaara A, et al. Tumor necrosis factor-alpha monoclonal antibody, infliximab, used to manage severe sciatica. Spine (Phila Pa 1976). 2003;28(8):750–3; discussion 753–4

[28] Dimitroulas T, Lambe T, Raphael JH, et al. Biologic drugs as analgesics for the management of low back pain and sciatica. Pain Med (United States). 2019;20(9):1678–86.

[29] Chopra K, Tiwari V, Arora V, et al. Sesamol suppresses neuro-inflammatory cascade in experimental model of diabetic neuropathy. J Pain. 2010;11(10):950–7.

[30] Comelli F, Bettoni I, Colombo A, et al. Rimonabant, a cannabinoid CB1 receptor antagonist, attenuates mechanical allodynia and counteracts oxidative stress and nerve growth factor deficit in diabetic mice. Eur J Pharmacol. 2010;637(1–3):62–9.

[31] Reed M, Kerndt CC, Nicolas D. Ranolazine, in StatPearls. 2020: Treasure Island (FL).

[32] Reddy BM, Weintraub HS, Schwartzbard AZ. Ranolazine: a new approach to treating an old problem. Tex Heart Inst J. 2010;37(6):641–7.

[33] Smith U. Pioglitazone: mechanism of action. Int J Clin Pract Suppl. 2001;121:13–8.

[34] Elkholy SE, Elaidy SM, El-Sherbeeny NA, et al. Neuroprotective effects of ranolazine versus pioglitazone in

experimental diabetic neuropathy: targeting Nav1.7 channels and PPAR-γ. Life Sci. 2020;250:117557.
[35] Zhu D, Fan T, Huo X, et al. Progressive increase of inflammatory CXCR4 and TNF-alpha in the dorsal root ganglia and spinal cord maintains peripheral and central sensitization to diabetic neuropathic pain in rats. Mediat Inflamm. 2019;2019
[36] De La Hoz CL, Castro FR, Santos LM, et al. Distribution of inducible nitric oxide synthase and tumor necrosis factor-alpha in the peripheral nervous system of Lewis rats during ascending paresis and spontaneous recovery from experimental autoimmune neuritis. Neuroimmunomodulation. 2010;17(1):56–66.
[37] Bernateck M, Karst M, Gratz KF, et al. The first scintigraphic detection of tumor necrosis factor-alpha in patients with complex regional pain syndrome type 1. Anesth Analg. 2010;110(1):211–5.
[38] Yao RW, Wang Y, Chen LL. Cellular functions of long noncoding RNAs. Nat Cell Biol. 2019;21(5):542–51.
[39] Heim VJ, Stafford CA, Nachbur U. NOD signaling and cell death. Front Cell Dev Biol. 2019;7:208.
[40] Yan J, Luo A, Gao J, et al. The role of SIRT1 in neuroinflammation and cognitive dysfunction in aged rats after anesthesia and surgery. Am J Transl Res. 2019;11(3):1555–68.
[41] Li Y, Zhang X, Fu Z, et al. MicroRNA-212–3p attenuates neuropathic pain via targeting sodium voltage-Gated channel alpha subunit 3 (NaV 1.3). Curr Neurovasc Res. 2019;16(5):465–72.
[42] Chu Y, Ge W, Wang X. MicroRNA-448 modulates the progression of neuropathic pain by targeting sirtuin 1. Exp Ther Med. 2019;18(6):4665–72.
[43] Wang L, Zhu K, Yang B, et al. Knockdown of Linc00052 alleviated spinal nerve ligation-triggered neuropathic pain through regulating miR-448 and JAK1. J Cell Physiol. 2020;235:6528.
[44] Shen F, Zheng H, Zhou L, et al. LINC00657 expedites neuropathic pain development by modulating miR-136/ZEB1 axis in a rat model. J Cell Biochem. 2019;120(1):1000–10.
[45] Duan Z, Zhang J, Li J, et al. Inhibition of microRNA-155 reduces neuropathic pain during chemotherapeutic Bortezomib via engagement of neuroinflammation. Front Oncol. 2020;10:416.
[46] Sosic D, Richardson JA, Yu K, et al. Twist regulates cytokine gene expression through a negative feedback loop that represses NF-kappaB activity. Cell. 2003;112(2):169–80.
[47] Chang LL, Wang HC, Tseng KY, et al. Upregulation of miR-133a-3p in the sciatic nerve contributes to neuropathic pain development. Mol Neurobiol. 2020;57:3931.
[48] Cai Y, Sukhova GK, Wong HK, et al. Rap1 induces cytokine production in pro-inflammatory macrophages through NFkappaB signaling and is highly expressed in human atherosclerotic lesions. Cell Cycle. 2015;14(22):3580–92.
[49] de Jong PR, Schadenberg AW, van den Broek T, et al. STAT3 regulates monocyte TNF-alpha production in systemic inflammation caused by cardiac surgery with cardiopulmonary bypass. PLoS One. 2012;7(4):e35070.
[50] Gao L, Pu X, Huang Y, et al. MicroRNA-340–5p relieved chronic constriction injury-induced neuropathic pain by targeting Rap1A in rat model. Genes Genomics. 2019;41:713.
[51] Riley JK, Takeda K, Akira S, et al. Interleukin-10 receptor signaling through the JAK-STAT pathway. Requirement for two distinct receptor-derived signals for anti-inflammatory action. J Biol Chem. 1999;274(23):16513–21.
[52] Pang H, Ren Y, Li H, et al. LncRNAs linc00311 and AK141205 are identified as new regulators in STAT3–mediated neuropathic pain in bCCI rats. Eur J Pharmacol. 2020;868:172880.
[53] Pan X, Shen C, Huang Y, et al. Loss of SNHG4 attenuated spinal nerve ligation-triggered neuropathic pain through sponging miR-423–5p. Mediat Inflamm. 2020;2020:2094948.
[54] Qiu S, Liu B, Mo Y, et al. MiR-101 promotes pain hypersensitivity in rats with chronic constriction injury via the MKP-1 mediated MAPK pathway. J Cell Mol Med. 2020;24:8986.
[55] Pang M, Ma L, Gong R, et al. A novel STAT3 inhibitor, S3I-201, attenuates renal interstitial fibroblast activation and interstitial fibrosis in obstructive nephropathy. Kidney Int. 2010;78(3):257–68.
[56] Li YY, Li H, Liu ZL, et al. Activation of STAT3–mediated CXCL12 up-regulation in the dorsal root ganglion contributes to oxaliplatin-induced chronic pain. Mol Pain. 2017;13:1744806917747425.
[57] Yang QQ, Li HN, Zhang ST, et al. Red nucleus IL-6 mediates the maintenance of neuropathic pain by inducing the productions of TNF-α and IL-1β through the JAK2/ STAT3 and ERK signaling pathways. Neuropathology. 2020;40:347.
[58] Yao PW, Wang SK, Chen SX, et al. Upregulation of tumor necrosis factor-alpha in the anterior cingulate cortex contributes to neuropathic pain and pain-associated aversion. Neurobiol Dis. 2019;130:104456.
[59] Armbruster BN, Li X, Pausch MH, et al. Evolving the lock to fit the key to create a family of G protein-coupled receptors potently activated by an inert ligand. Proc Natl Acad Sci U S A. 2007;104(12):5163–8.
[60] Urban DJ, Roth BL. DREADDs (designer receptors exclusively activated by designer drugs): chemogenetic tools with therapeutic utility. Annu Rev Pharmacol Toxicol. 2015;55:399–417.
[61] Xie KY, Wang Q, Cao DJ, et al. Spinal astrocytic FGFR3 activation leads to mechanical hypersensitivity by increased TNF-α in spared nerve injury. Int J Clin Exp Pathol. 2019;12(8):2898–908.
[62] Su WF, Wu F, Jin ZH, et al. Overexpression of P2X4 receptor in Schwann cells promotes motor and sensory functional recovery and remyelination via BDNF secretion after nerve injury. Glia. 2019;67(1):78–90.
[63] Lai J, Luo MC, Chen Q, et al. Dynorphin A activates bradykinin receptors to maintain neuropathic pain. Nat Neurosci. 2006;9(12):1534–40.
[64] Quintão NLM, Rocha LW, da Silva GF, et al. The kinin B1 and B2 receptors and TNFR1/ p55 axis on neuropathic pain in the mouse brachial plexus. Inflammopharmacology. 2019;27(3):573–86.
[65] De Macedo FHP, Aires RD, Fonseca EG, et al. TNF-α mediated upregulation of NaV1.7 currents in rat dorsal root ganglion neurons is independent of CRMP2 SUMOylation. Mol Brain. 2019;12(1):117.
[66] Postea O, Biel M. Exploring HCN channels as novel drug targets. Nat Rev Drug Discov. 2011;10(12):903–14.

[67] Huang H, Zhang Z, Huang D. Decreased HCN2 channel expression attenuates neuropathic pain by inhibiting pro-inflammatory reactions and NF-κB activation in mice. Int J Clin Exp Pathol. 2019;12(1):154–63.
[68] Gao Y, Bai L, Zhou W, et al. PARP-1–regulated TNF-α expression in the dorsal root ganglia and spinal dorsal horn contributes to the pathogenesis of neuropathic pain in rats. Brain Behav Immun. 2020;
[69] Lu L, Barbi J, Pan F. The regulation of immune tolerance by FOXP3. Nat Rev Immunol. 2017;17(11):703–17.
[70] Shin J, Yin Y, Kim DK, et al. Foxp3 plasmid-encapsulated PLGA nanoparticles attenuate pain behavior in rats with spinal nerve ligation. Nanomedicine. 2019;18:90–100.
[71] Shin J, Shin N, Shin HJ, et al. P38 CRISPR/Cas9 PLGA nanoparticles mitigate neuropathic pain by reducing microglial activity in the spinal dorsal horn. Glia. 2019;67:E530.
[72] Sun L, Xu Q, Zhang W, et al. The involvement of spinal annexin A10/NF-κB/MMP-9 pathway in the development of neuropathic pain in rats. BMC Neurosci. 2019;20(1):28.
[73] Zhang B, Wei YZ, Wang GQ, et al. Targeting MAPK pathways by naringenin modulates microglia M1/M2 polarization in lipopolysaccharide-stimulated cultures. Front Cell Neurosci. 2019;12:531.
[74] Yin Y, Guo R, Shao Y, et al. Pretreatment with resveratrol ameliorate trigeminal neuralgia by suppressing matrix metalloproteinase-9/2 in trigeminal ganglion. Int Immunopharmacol. 2019;72:339–47.
[75] Lu Y, Xu HM, Han Y, et al. Analgesic effect of resveratrol on colitis-induced visceral pain via inhibition of TRAF6/NF-κB signaling pathway in the spinal cord. Brain Res. 2019;1724:146464.
[76] Siqueira-Lima PS, Quintans JSS, Heimfarth L, et al. Involvement of the PKA pathway and inhibition of voltage gated Ca^{2+} channels in antihyperalgesic activity of Lippia grata/β-- cyclodextrin. Life Sci. 2019;239:116961.
[77] Singh G, Singh A, Singh P, et al. Bergapten ameliorates vincristine-induced peripheral neuropathy by inhibition of inflammatory cytokines and NFκB signaling. ACS Chem Neurosci. 2019;10(6):3008–17.
[78] Raafat KM, El-Zahaby SA. Niosomes of active Fumaria officinalis phytochemicals: antidiabetic, antineuropathic, anti-inflammatory, and possible mechanisms of action. Chin Med. 2020;15:40.
[79] Salsinha AS, Pimentel LL, Fontes AL, et al. Microbial production of conjugated linoleic acid and conjugated linolenic acid relies on a multienzymatic system. Microbiol Mol Biol Rev. 2018;82(4)
[80] Shi Q, Cai X, Li C, et al. Conjugated linoleic acid attenuates neuropathic pain induced by sciatic nerve in mice. Trop J Pharm Res. 2019;18(9):1895–901.
[81] Mondal S, Ghosh D, Ramakrishna K. A complete profile on blind-your-eye mangrove Excoecaria Agallocha L. (Euphorbiaceae): Ethnobotany, Phytochemistry, and Pharmacological Aspects. Pharmacogn Rev. 2016;10(20):123–38.
[82] Sharma GN, Kiran G, Sudhakar Babu AMS, et al. Protective role of Excoecaria agallocha L. against streptozotocin-induced diabetes and related complications. Int J Green Pharm. 2019;13(4):371–83.
[83] Gautam M, Ramanathan M. Ameliorative potential of flavonoids of Aegle marmelos in vincristine-induced neuropathic pain and associated excitotoxicity. Nutr Neurosci. 2019;24:296.
[84] Gautam M, Ramanathan M. Saponins of Tribulus terrestris attenuated neuropathic pain induced with vincristine through central and peripheral mechanism. Inflammopharmacology. 2019;27(4):761–72.
[85] Fontinele LL, Heimfarth L, Pereira EWM, et al. Anti-hyperalgesic effect of (−)–α-bisabolol and (−)–α-bisabolol/β-Cyclodextrin complex in a chronic inflammatory pain model is associated with reduced reactive gliosis and cytokine modulation. Neurochem Int. 2019;131:104530.
[86] Berger A. Th1 and Th2 responses: what are they? BMJ. 2000;321(7258):424.
[87] Doncheva N, Mihaylova A, Kostadinov I, et al. P.416 experimental study of the immunomodulatory effect of benfotiamine and ketamine in lipopolysaccharide-induced model of inflammation. Eur Neuropsychopharmacol. 2019;29:S295–6.
[88] Dai WL, Bao YN, Fan JF, et al. Levo – corydalmine attenuates microglia activation and neuropathic pain by suppressing ASK1–p38 MAPK/NF-κB signaling pathways in rat spinal cord. Reg Anesth Pain Med. 2020;45(3):219–29.
[89] Zhou G, Yan M, Guo G, et al. Ameliorative effect of berberine on neonatally induced type 2 diabetic neuropathy via modulation of BDNF, IGF-1, PPAR-γ, and AMPK expressions. Dose-Response. 2019;17(3):1559325819862449.
[90] Liu M, Gao L, Zhang N. Berberine reduces neuroglia activation and inflammation in streptozotocin-induced diabetic mice. Int J Immunopathol Pharmacol. 2019;33:2058738419866379.
[91] Zhou J, Noori H, Burkovskiy I, et al. Modulation of the endocannabinoid system following central nervous system injury. Int J Mol Sci. 2019;20(2)
[92] Kumawat VS, Kaur G. Therapeutic potential of cannabinoid receptor 2 in the treatment of diabetes mellitus and its complications. Eur J Pharmacol. 2019;862
[93] Kaur P, Mathur S, Sharma M, et al. A biologically active constituent of withania somnifera (ashwagandha) with antistress activity. Indian J Clin Biochem. 2001;16(2):195–8.
[94] Amit JT, Arun TP. Extract of Withania Somnifera attenuates tibial and sural transection induced neuropathic pain. Indian Drugs. 2020;57(3):27–36.
[95] Braga AV, Costa SOAM, Rodrigues FF, et al. Thiamine, riboflavin, and nicotinamide inhibit paclitaxel-induced allodynia by reducing TNF-α and CXCL-1 in dorsal root ganglia and thalamus and activating ATP-sensitive potassium channels. Inflammopharmacology. 2020;28(1):201–13.
[96] Chu LW, Cheng KI, Chen JY, et al. Loganin prevents chronic constriction injury-provoked neuropathic pain by reducing TNF-α/IL-1β-mediated NF-κB activation and Schwann cell demyelination. Phytomedicine. 2020;67:153166.
[97] Information, N.C.f.B., *Compound Summary for CID 87691, Loganin*. 2020, PubChem.
[98] Information, N.C.f.B., *PubChem Compound Summary for CID 22311, Limonene*, in PubChem. 2020.
[99] Araújo-Filho HG, Pereira EWM, Heimfarth L, et al. Limonene, a food additive, and its active metabolite perillyl alcohol improve regeneration and attenuate neuropathic pain after peripheral nerve injury: evidence for IL-1β, TNF-α, GAP, NGF and ERK involvement. Int Immunopharmacol. 2020;86:106766.

[100] Kim YK, Shin JS, Nahm MH. NOD-like receptors in infection, immunity, and diseases. Yonsei Med J. 2016;57(1):5–14.
[101] Santa-Cecília FV, Ferreira DW, Guimaraes RM, et al. The NOD2 signaling in peripheral macrophages contributes to neuropathic pain development. Pain. 2019;160(1):102–16.
[102] Ma XQ, Qin J, Li HY, et al. Role of exercise activity in alleviating neuropathic pain in diabetes via inhibition of the pro-inflammatory signal pathway. Biol Res Nurs. 2019;21(1):14–21.
[103] Zhang W, Sun Q, Gao X, et al. Anti-inflammation of spirocyclopiperazinium salt compound LXM-10 targeting alpha7 nAChR and M4 mAChR and inhibiting JAK2/STAT3 pathway in rats. PLoS One. 2013;8(6):e66895.
[104] Li N, Liang Y, Sun Q, et al. The spirocyclopiperazinium salt compound LXM-15 alleviates chronic inflammatory and neuropathic pain in mice and rats. J Chin Pharm Sci. 2019;28(6):371–80.
[105] Kim E, Hwang SH, Kim HK, et al. Losartan, an angiotensin II type 1 receptor antagonist, alleviates mechanical hyperalgesia in a rat model of chemotherapy-induced neuropathic pain by inhibiting inflammatory cytokines in the dorsal root ganglia. Mol Neurobiol. 2019;56(11):7408–19.
[106] 2020, N.C.f.B.I., *Compound Summary for CID 370, Gallic acid*, in *PubChem*. 2020.
[107] Kaur S, Muthuraman A. Ameliorative effect of gallic acid in paclitaxel-induced neuropathic pain in mice. Toxicol Rep. 2019;6:505–13.
[108] Jia Q, Tian F, Duan W, et al. Effects of dezocine-remifentanil intravenous anaesthesia on perioperative signs, serum TNF-&aipha; and IL-6 in liver cancer patients undergoing radiofrequency ablation. J Coll Phys Surg Pak. 2019;29:4–7. https://doi.org/10.29271/ jcpsp.2019.01.4.
[109] Hong HK, Ma Y, Xie H. TRPV1 and spinal astrocyte activation contribute to remifentanil-induced hyperalgesia in rats. Neuroreport. 2019;30(16):1095–101.
[110] Hansen R, Sanderson I, Muhammed R, et al. A phase I randomised, double-blind, placebo-controlled study to assess the safety and tolerability of (Thetanix® Bacteroides thetaiotaomicron in adolescents with stable Crohn's disease. J Pediatr Gastroenterol Nutr. 2019;68:43–4. https://doi.org/10.1097/MPG.0000000000002403.
[111] Mou X, Fang J, Yang A, et al. Oxytocin ameliorates bone cancer pain by suppressing toll-like receptor 4 and proinflammatory cytokines in rat spinal cord. J Neurogenet. 2020;34(2):216–22.
[112] Khademi E, Mahabadi VP, Ahmadvand H, et al. Anti-inflammatory and anti-apoptotic effects of hyperbaric oxygen preconditioning in a rat model of cisplatin-induced peripheral neuropathy. Iran J Basic Med Sci. 2020;23(3):321–8.
[113] Tachibana K, Yamasaki D, Ishimoto K, et al. The role of PPARs in cancer. PPAR Res. 2008;2008:102737.
[114] Zhou J, Wang J, Li W, et al. Paeoniflorin attenuates the neuroinflammatory response in a rat model of chronic constriction injury. Mol Med Rep. 2017;15(5):3179–85.
[115] Amirkhanloo F, Karimi G, Yousefi-Manesh H, et al. The protective effect of modafinil on vincristine-induced peripheral neuropathy in rats: a possible role for TRPA1 receptors. Basic Clin Pharmacol Toxicol. 2020;127:405.
[116] Zheng Y, Hou X, Yang S. Lidocaine potentiates SOCS3 to attenuate inflammation in microglia and suppress neuropathic pain. Cell Mol Neurobiol. 2019;39(8):1081–92.
[117] Zhao Y, He W, Wu Y, et al. Electroacupuncture ameliorated neuropathic pain induced by chronic constriction injury via inactivation of PI3K/AKT pathway. Neurol Asia. 2019;24(4):317–26.
[118] Liu H, Ma Y, Liu J, et al. Therapeutic effect of electroacupuncture on rats with neuropathic pain. Int J Clin Exp Med. 2019;12(7):8531–9.
[119] Fu H, Chen Q, Huang Z, et al. Effect of auricular point pressing combined with electroacupuncture on postoperative pain and inflammatory cytokines in children with hernia. Zhongguo Zhen Jiu. 2019;39:583–7. https://doi.org/10.13703/j.0255–2930.2019.06.004.
[120] Jiang R, Li P, Yao YX, et al. Pulsed radiofrequency to the dorsal root ganglion or the sciatic nerve reduces neuropathic pain behavior, decreases peripheral pro-inflammatory cytokines and spinal β-catenin in chronic constriction injury rats. Reg Anesth Pain Med. 2019;44(7):742–6.
[121] Zhao D, Han DF, Wang SS, et al. Roles of tumor necrosis factor-α and interleukin-6 in regulating bone cancer pain via TRPA1 signal pathway and beneficial effects of inhibition of neuro-inflammation and TRPA1. Mol Pain. 2019;15:1744806919857981.
[122] Pindiprolu SKSS, Krishnamurthy PT, Ks N, et al. Protective effects of pentoxifylline against oxaliplatin induced neuropathy. Lat Am J Pharm. 2019;38(1):177–81.
[123] Pocai A. Action and therapeutic potential of oxyntomodulin. Mol Metab. 2014;3(3):241–51.
[124] Zhang Y, Yuan L, Chen Y, et al. Oxyntomodulin attenuates TNF-α induced neuropathic pain by inhibiting the activation of the NF-κB pathway. Mol Med Rep. 2019;20(6):5223–8.
[125] Xu H, Dang SJ, Cui YY, et al. Systemic injection of thalidomide prevent and attenuate neuropathic pain and alleviate neuroinflammatory response in the spinal dorsal horn. J Pain Res. 2019;12:3221–30.
[126] Tariq Z, Board N, Eftimiades A, et al. Resolution of new daily persistent headache by a tumor necrosis factor alpha antagonist, Venlafaxine. SAGE Open Med Case Rep. 2019;7:2050313X19847804.

第4章 河豚毒素和神经病理性疼痛

Tetrodotoxin and Neuropathic Pain

Jimmy Liu Daryl I. Smith 著
潘 超 译 高 坡 校

疼痛是一个重大而普遍的公共卫生挑战，它严重影响患者的生活质量。神经病理性疼痛是直接的神经损伤或动作电位异常发放的结果。该综合征难以治疗，主要是由于缺乏有效且长期治疗不良反应小的靶向治疗策略。在美国进行的一项多模式综合健康调查中，64% 的受访者有疼痛，其中 15.7% 的受访者的疼痛病因可能有神经病变参与 [1]。治疗神经性疼痛的最常见治疗干预措施包括抗炎药、阿片类药物和抗癫痫药的使用。由于抗炎药和阿片类药物不能特异性靶向电压门控钠离子通道，因此治疗神经病理性疼痛的收效甚微。抗癫痫药，特别是加巴喷丁和普瑞巴林，已被证明疗效最好，但只适用于少数特定亚型的神经病理性疼痛患者，如糖尿病神经病变、三叉神经痛或带状疱疹后神经痛 [2]。目前，亟须更有效的靶向镇痛药治疗神经病理性疼痛。

从名称可知，神经毒素是有害的，往往是致命的。长久以来现代医学借鉴和改造自然产物。例如，箭毒是一种麻痹性的植物提取物，其衍生物已成为若干现代肌肉松弛药的基础。另一种神经毒素肉毒杆菌，在医药（治疗肌肉痉挛和偏头痛）和美容产业中皆有用途 [3, 4]。地高辛是一种用于治疗心房颤动和心力衰竭的药物，提取自洋地黄。血管紧张素转换酶（angiotensin converting enzyme，ACE）抑制药最初是从蛇毒研究中开发出来的 [4]。探索天然的电压门控钠（voltage-gated sodium，Nav）通道阻滞剂是明智可取的，因为它们可以作为新治疗药物的基础。

Nav 通道在可兴奋的细胞中激发和传播动作电位，常在人类疾病发生时失调或突变。河豚毒素是一种神经毒素，主要存在于河豚中，但也存在于其他海洋动物如软体动物和甲壳动物中（图 4–1）[5]。由于其 Nav 通道亚型的选择性，河豚毒素一直是研究最多的阻断 Nav 通道的神经毒素。河豚毒素另一个有利特征是不会穿过血脑屏障 [6]，避免令人担忧的反应，如癫痫发作和中枢神经系统抑制，这些不良反应是目前局部麻醉药所关注的。

一、作用机制

Nav 通道被认为与神经系统内疼痛信号的

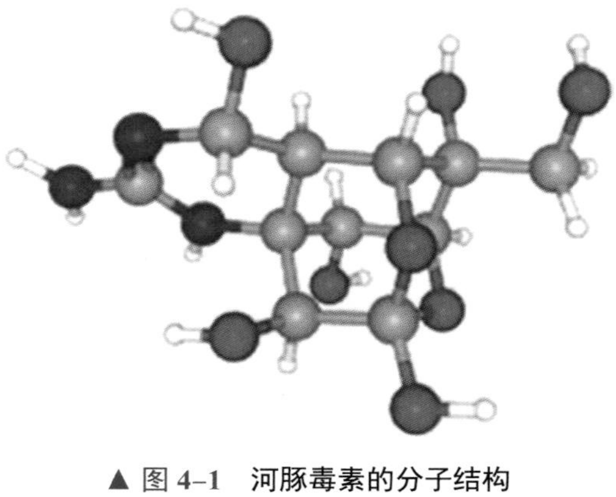

▲ 图 4–1 河豚毒素的分子结构

该分子以微摩尔或纳摩尔浓度在选择性过滤器上结合，决定了河豚毒素"不敏感型"或"敏感型"的特征传递有关[7]。这些通道含有门控机制，表现出离子选择性，并受特定药物的调节，最显著的是局部麻醉药和神经毒素。电压门控离子通道的 6 个跨膜段（S_1～S_6）是基本结构单元。4 组六次跨膜区［4×（S_1～S_6）］连接成 1 个多肽，彼此同源但不完全一致的 S_1～S_6 结构域的功能具有特异性（图 4–2）[8]。

单个 Nav 亚基（1 个六次跨膜段）由 4 个不同的结构区域组成：电压传感器结构域（voltage-sensor domain，VSD；S_1～S_4）、孔结构域（pore domain，PD；S_5～S_6）、存在于 P1 和 P2 孔螺旋之间的选择性过滤器和 1 个链接段（S_4～S_5）[9]（图 4–3）。P2 螺旋排列成电负性胞外前庭，将阳离子吸引到孔中。阻断离子和神经毒素（如河豚毒素）都与选择性过滤器的细胞外口结合[10, 11]，进而阻断伤害性冲动传播以及整体神经信号的转导。

Nav 通道有 9 个亚型。在人体差异表达的 9 种 Nav 通道亚型的突变与偏头痛（Nav1.1）、癫痫（Nav1.1～1.3，Nav1.6）、疼痛（Nav1.7～1.9）、心律失常（Nav1.5）和肌肉麻痹综合征（Nav1.4）等有关。根据它们在纳摩尔浓度或微摩尔级浓度的河豚毒素下是否受到抑制，将它们细分为河豚毒素敏感型或河豚毒素不敏感型。河豚毒素敏感型 Nav 通道有 Nav1.1～1.4、Nav1.6 和 Nav1.7。嘌呤受体 P2X3 是一种 ATP 门控钠通道，在神经病理条件下的背根神经节神经元中被发现。在神经病理条件下，P2X3 受体被激活后打开背根神经节神经元上的门控钠通道。Mo 等在 2011 年的一项工作中证明，由 α、β meATP 激活 P2X3 嘌呤受体介导的电流导致神经病理性伤害性感受器中河豚毒素敏感门控钠通道的激活。然而，在非神经病理性伤害性感受器中没有观察到这一点[12]。

Nav1.5、Nav1.8 和 Nav1.9 是河豚毒素不敏感型 Nav 通道[13]。Nav1.5 对河豚毒素的相对耐药性是特别有利的，因为 Nav1.5 主要存在于心脏。因此，可以防止非选择性 Nav 阻断药（如局部麻醉药）中存在的心脏不良反应。此外，一些河豚毒素敏感型亚型 Nav 通道在某些神经病理性疼痛情况下被上调。在疼痛性神经瘤、周围神经损伤和三叉神经痛等类疾病中，

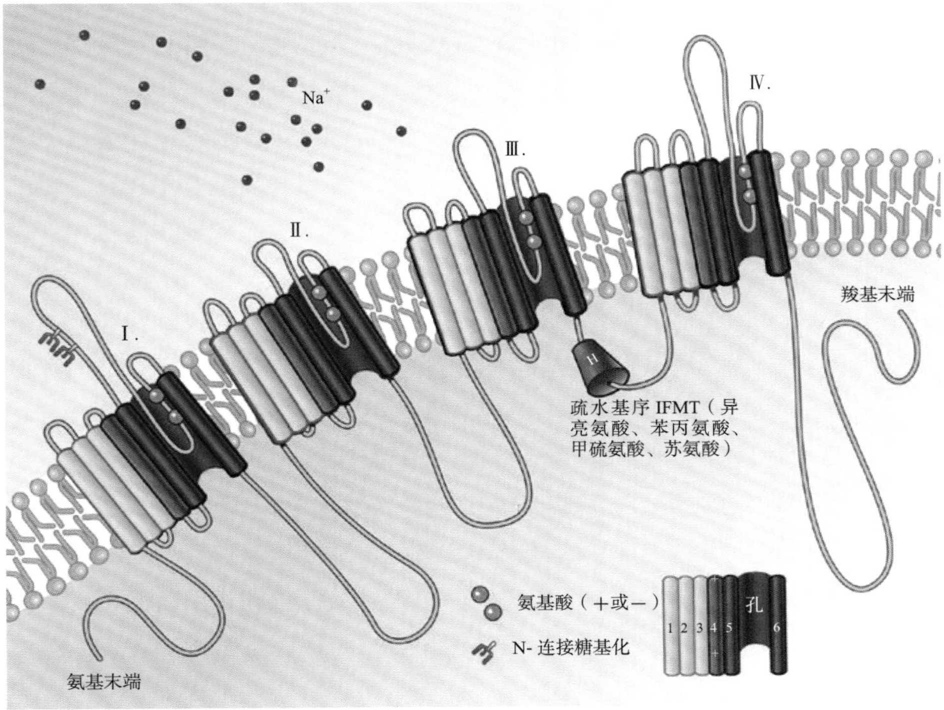

◀ **图 4–2 钠通道的三维视图**

绿色圆球代表对离子传导性和选择性起重要作用的氨基酸；H 代表失活门通道中的疏水基序 IFMT（异亮氨酸、苯丙氨酸、甲硫氨酸、苏氨酸）。这些基序被认为可以折叠并阻断离子传导孔（改编自 Catterall et al.[8]）

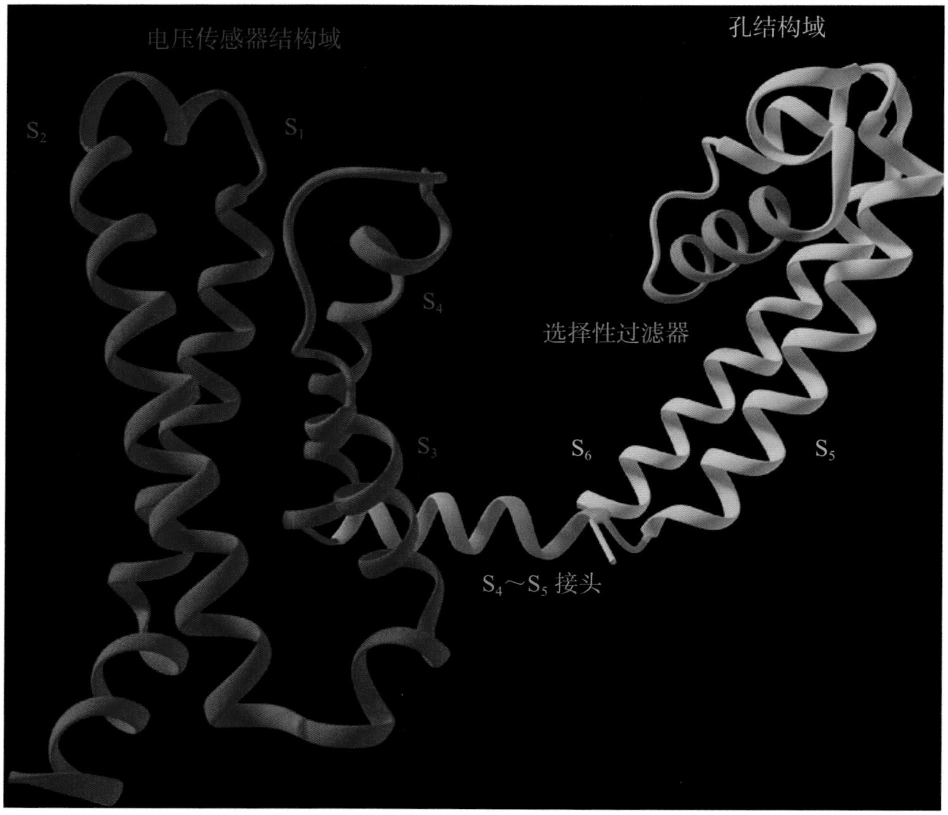

◀ **图 4-3 单个 Nav 亚基（1 个六次跨膜段）的结构区域组成**

单个 Nav 亚单位有一个电压传感结构域（VSD，$S_1 \sim S_4$）、一个孔结构域（PD，$S_5 \sim S_6$），以及一个存在于 P1 和 P2 孔螺旋之间的选择性过滤器。阻断离子和河豚毒素在选择性过滤器的细胞外口结合

Nav1.3 的表达增加。复杂区域疼痛综合征和带状疱疹后神经痛与真皮中 Nav1.6 和 Nav1.7 表达的上调有关。此外，河豚毒素敏感型 Nav 通道在炎症相关的神经病理性疼痛以及糖尿病神经病变的动物模型中表达增加[7, 13]。在脊髓神经结扎的大鼠中，观察到河豚毒素不敏感型通道向河豚毒素敏感型通道的表型转换[14]。总结河豚毒素与 Nav 的关系，河豚毒素敏感型通道在疼痛状态下更常见，而可能导致更严重不良反应的钠通道对河豚毒素不敏感。

二、治疗潜力的研究

在 Nieto 等对河豚毒素相关动物研究的综述中[15]，11 项研究中有 8 项研究表明河豚毒素对减少或预防神经病理性疼痛有积极作用。在这些研究中，神经病理性疼痛的替代评价指标为不同方式诱发神经损伤后观察到的机械性痛觉过敏或热痛敏反应。在脊髓神经结扎大鼠的背根神经节内给予河豚毒素，可明显降低卫星胶质细胞的激活，这些细胞被激活时会释放导致神经病理性疼痛的信使[16]。最近关于河豚毒素的动物研究继续显示其具有积极作用。Alvarez 和 Levine[17] 的研究表明，河豚毒素可减轻服用化疗药物奥沙利铂后产生的神经病理性肌肉疼痛。Hong 等[18] 将特别设计的口服河豚毒素颗粒应用于大鼠，发现它不仅比普瑞巴林和肌内注射河豚毒素更有效地预防机械性痛觉过敏和热痛敏，而且具有更高的半数致死量，安全性更高。河豚毒素的佐剂或增强药物递送方法的使用提出了一个有趣的问题，即河豚毒素的治疗指数和安全性能否可以进一步改善？在 Melnikova 等的回顾性研究中[4]，通过与局部麻醉药、纳米载体、血管收缩药和化学渗透增强药（定义为增加脂质渗透性的分子）的联合应用，河豚毒素的疗效和作用时间可以得到改善。他们发现，将河豚毒素固定在纳米载体和血管收缩药上可最大限度地提高安全性，后者是有意义的，因为血管收缩药经常与局部麻醉药联合使用以降低其全身毒性。其他研究团队已经测试了辣椒素[19]并开发了河豚毒素的聚合物载体[20]，两者均能延长神经阻滞时间，局部或全身毒性极小甚至没有。有了这些数据支持，未来涉及河豚毒素的临床试验自然应包括使用这些特殊的佐剂和（或）药物递送方法。

三、临床应用

将河豚毒素用作镇痛药的临床试验仅限于化疗引起的神经病理性疼痛（chemotherapy-induced neuropathic pain，CINP）患者。CINP往往限制了化疗的剂量，降低了疗效和成功率。在一项纳入 24 名患者的剂量递增临床研究，超过半数河豚毒素剂量方案可显著减轻疼痛的临床症状，持续时间超过 2 周[21]。2008—2012 年，一项由两部分组成的临床试验对每天 2 次、每次 30μg 的河豚毒素方案进行了测试，结果发现虽出现短暂的轻微不良反应，包括恶心、麻木、注射部位刺激和刺痛，但可在一定程度上缓解疼痛[22]。虽然减轻疼痛的幅度不大，但试验显示，治疗组的镇痛持续时间为 56.7 天，而安慰剂组为 9.9 天。最近，2016 年进行的一项 2 期随机对照试验将 4 组不同河豚毒素治疗方案与安慰剂进行了比较[23]，对 CINP 患者进行为期 4 天的皮下注射河豚毒素。平均疼痛评分下降最多的是每天 2 次的 30μg 给药组，其不良反应是可接受的，包括麻痹、麻木、头痛和头晕。此外，一项涉及液体和冻干河豚毒素的 Ⅰ 期临床试验也在进行中，尽管结果尚未公布[24]。一项涉及皮下河豚毒素的 FDA 批准的Ⅲ期临床试验正在进行中，Wex 制药公司目前将用于治疗 CINP 的河豚毒素命名为 Halneuron[25]。

四、其他电压门控钠通道阻断药

虽然河豚毒素被认为是最有希望用作镇痛药的治疗药物，但自然界中还有许多其他 Nav 通道阻断剂，有可能用于治疗神经病理性疼痛，μ- 芋螺毒素、石房蛤毒素和 Anntoxin 只是其中几个[26, 27]。新石房蛤毒素是石房蛤毒素的类似物，已经成功地进行了 Ⅰ 期临床试验，显示出可接受的不良反应[28]。Anntoxin 是一种两栖动物的神经毒素，已被鉴定为河豚毒素敏感型 Nav 通道抑制剂，并在动物模型中显示出具有镇痛和抗炎特性[29]。针对这些替代性的 Nav 通道抑制剂的测试远远落后于河豚毒素，但可以作为未来神经病理性疼痛药物开发领域的拓展方向。

总结

河豚毒素是一种著名的神经毒素，由河豚、软体动物、甲壳动物和其他海洋动物产生。它以选择性的方式阻断 Nav 通道亚型，并且不通过血脑屏障。河豚毒素不会引起癫痫发作和中枢神经系统抑制，而这些症状与局部麻醉药的毒性有关。它可引起各种毒性，从麻痹到呼吸衰竭。河豚毒素阻断敏感型 Nav 通道 Nav1.1～1.4、Nav1.6 和 Nav1.7；河豚毒素阻断不敏感型 Nav 通道 Nav1.5、Nav1.8 和 Nav1.9。后者的特性使河豚毒素比局部麻醉药更具有优势，因为这些药物对与心脏有关的 Nav5 通道的选择性较低，这赋予河豚毒素一定程度的心脏保护作用。

当被激活时，Nav 通道会增强神经元的兴奋性和随后的兴奋性毒性及神经病理性疼痛。一些河豚毒素敏感型 Nav 通道在某些神经病理性疼痛的情况下会上调（表 4–1）。

炎症性神经病理性疼痛和糖尿病神经病变与河豚毒素敏感型 Nav 通道的表达增加有关。在小鼠脊髓神经结扎神经病理性疼痛模型中，已经观察到通道敏感性的表型转换，即从河豚毒素不敏感型向河豚毒素敏感型状态的转换。

河豚毒素的早期临床前研究显示，其在小

表 4-1　与特定神经病理情况相关的上调通道

上调的河豚毒素敏感型 Nav 通道	综合征
Nav3	疼痛性神经瘤、周围神经损伤、三叉神经痛
Nav6	CRPS 和带状疱疹后神经痛
Nav7	CRPS 和带状疱疹后神经痛

CRPS. 复杂区域疼痛综合征

鼠机械性痛觉过敏或热痛觉过敏模型中有效。当河豚毒素应用于小鼠背根神经节时，可降低卫星胶质细胞产生的神经病理性疼痛。河豚毒素对化疗引起的周围神经病变有一定的疗效。口服制剂已被用于小鼠模型，以减轻机械性和热性异常疼痛。

河豚毒素与局部麻醉药、纳米载体、血管收缩药和化学渗透增强药的联合应用，可提升河豚毒素的有效性。纳米载体和血管收缩药的增益效果最大。

临床试验测试往往参照动物实验中疗效最好的研究工作所指示的方向，即测试药物在治疗 CINP 中的价值。

在世界范围内，其他神经毒素也正在被测试，包括 μ- 芋螺毒素、石房蛤毒素和 Anntoxin。在更遥远的未来，这些可能被证明对治疗神经病理性疼痛有效。

参考文献

[1] DiBonaventura MD, et al. The prevalence of probable neuropathic pain in the US: results from a multimodal general-population health survey. J Pain Res. 2017;10:2525–38.
[2] Wiffen PJ, et al. Antiepileptic drugs for neuropathic pain and fibromyalgia – an overview of Cochrane reviews. Cochrane Database Syst Rev. 2013;11:CD010567.
[3] Clark GC, et al. Friends or foes? Emerging impacts of biological toxins. Trends Biochem Sci. 2019;44(4):365–79.
[4] Melnikova DI, Khotimchenko YS, Magarlamov TY. Addressing the issue of tetrodotoxin targeting. Mar Drugs. 2018;16(10):352.
[5] Jal S, Khora SS. An overview on the origin and production of tetrodotoxin, a potent neurotoxin. J Appl Microbiol. 2015;119(4):907–16.
[6] McGlothlin JW, et al. Parallel evolution of tetrodotoxin resistance in three voltage-gated sodium channel genes in the garter snake Thamnophis sirtalis. Mol Biol Evol. 2014;31(11):2836–46.
[7] Dib-Hajj SD, et al. Sodium channels in normal and pathological pain. Annu Rev Neurosci. 2010;33:325–47.
[8] Catterall WA. A 3D view of sodium channels. Nature. 2001;409(6823):988–9, 991.
[9] Shaya D, et al. Structure of a prokaryotic sodium channel pore reveals essential gating elements and an outer ion binding site common to eukaryotic channels. J Mol Biol. 2014;426(2):467–83.
[10] Hille B. The receptor for tetrodotoxin and saxitoxin. A structural hypothesis. Biophys J. 1975;15(6):615–9.
[11] Noda M, et al. A single point mutation confers tetrodotoxin and saxitoxin insensitivity on the sodium channel II. FEBS Lett. 1989;259(1):213–6.
[12] Mo G, et al. Neuropathic Nav1.3–mediated sensitization to P2X activation is regulated by protein kinase C. Mol Pain. 2011;7:14.
[13] Ogata N, Ohishi Y. Molecular diversity of structure and function of the voltage-gated Na^+ channels. Jpn J Pharmacol. 2002;88(4):365–77.
[14] Yin R, et al. Voltage-gated sodium channel function and expression in injured and uninjured rat dorsal root ganglia neurons. Int J Neurosci. 2016;126(2):182–92.
[15] Nieto FR, et al. Tetrodotoxin (TTX) as a therapeutic agent for pain. Mar Drugs. 2012;10(2):281–305.
[16] Xie W, Strong JA, Zhang JM. Early blockade of injured primary sensory afferents reduces glial cell activation in two rat neuropathic pain models. Neuroscience. 2009;160(4):847–57.
[17] Alvarez P, Levine JD. Antihyperalgesic effect of tetrodotoxin in rat models of persistent muscle pain. Neuroscience. 2015;311:499–507.
[18] Hong B, et al. Effect of tetrodotoxin pellets in a rat model of postherpetic neuralgia. Mar Drugs. 2018;16(6):195.
[19] Shomorony A, et al. Prolonged duration local anesthesia by combined delivery of capsaicin and tetrodotoxin-loaded liposomes. Anesth Analg. 2019;129(3):709–17.
[20] Zhao C, et al. Polymer-tetrodotoxin conjugates to induce prolonged duration local anesthesia with minimal toxicity. Nat Commun. 2019;10(1):2566.
[21] Hagen NA, et al. An open-label, multi-dose efficacy and safety study of intramuscular tetrodotoxin in patients with severe cancer-related pain. J Pain Symptom Manag. 2007;34(2):171–82.
[22] Hagen NA, et al. Tetrodotoxin for moderate to severe cancer-related pain: a multicentre, randomized, double-blind, placebo-controlled, parallel-design trial. Pain Res Manag. 2017;2017:7212713.
[23] Goldlust S, et al. Tetrodotoxin (TTX) for chemotherapy induced neuropathic pain (CINP): a randomized, double-blind, dose-finding, placebo controlled, multicenter study (S17.003). Neurology. 2016;86(16 Supplement):S17.003.

[24] ClinicalTrials.gov. Comparison study of liquid and lyophilized formulations of subcutaneous tetrodotoxin (TTX) in healthy volunteers, in ClinicalTrials.gov [Internet]. 2012, ClinicalTrials. gov Internet.
[25] Wong D, Korz W. Tetrodotoxin treatment of mechanical allodynia in rats with oxaliplatin and vincristine-induced neuropathy. In: American Pain Society 34th annual scientific meeting. Palm Springs; 2015.
[26] Hamad MK, et al. Potential uses of isolated toxin peptides in neuropathic pain relief: a literature review. World Neurosurg. 2018;113:333–347 e5.
[27] Mattei C, Legros C. The voltage-gated sodium channel: a major target of marine neurotoxins. Toxicon. 2014;91:84–95.
[28] Lobo K, et al. A phase 1, dose-escalation, double-blind, block-randomized, controlled trial of safety and efficacy of neosaxitoxin alone and in combination with 0.2% bupivacaine, with and without epinephrine, for cutaneous anesthesia. Anesthesiology. 2015;123(4):873–85.
[29] Wei L, et al. Analgesic and anti-inflammatory effects of the amphibian neurotoxin, anntoxin. Biochimie. 2011;93(6):995–1000.

第5章 神经病理性疼痛中神经系统的表观遗传学改变

Epigenetic Alterations in the Nervous System in Neuropathic Pain

Daryl I. Smith 著

邓皓月 刘 放 译 高 坡 校

遗传物质在细胞核中的组织方式使其容易受到转录后修饰的影响。DNA 被高度碱性的蛋白质八聚体、组蛋白包裹，形成核小体，随后形成染色质。组蛋白本身可能被翻译后修饰，从而调节重要的染色质基础过程[1]。染色质的表观遗传修饰负责细胞的可塑性，这允许细胞对某些环境刺激做出反应。本章讨论了这一原理和随后导致神经元超敏反应的基因组变化。

发育表达的一个重要调节因子是 Polycom 抑制系统（Polycom repressive system，PRC）。它由 3 种多蛋白抑制复合物（PRC1、PRC2 和 PhoRC）组成。这些染色单体改变与 Trithorax（Trx）组蛋白一起，已被证明可调节多种细胞过程。它们具有在多个水平上调节染色质的能力，包括基因组的三维结构的形成[2]。去除这些酶会导致基因表达的改变。PRC1 单泛素化组蛋白 H2A 位于第 119 位赖氨酸（H2AK119ub1）。PRC2 是第 2 类甲基转移酶，它在赖氨酸 27 处对组蛋白 H3 进行单甲基化、二甲基化和三甲基化（H3K27me1、H3K27me2、H3K27me3）。甲基化发生在 DNA 的胞嘧啶核苷酸后面跟着鸟嘌呤核苷酸的区域，这被称为 CpG 位点或 CG 位点，在基因组中大量存在的部分被称为 CG 或 CpG 岛。组蛋白八聚体的乙酰化导致一种松弛的空间构型，随之影响基因的表达。去乙酰化和甲基化导致了一种压缩的空间构型，继而抑制基因表达[3]。

PRC2 Is 由 3 个核心亚基，即 EED、EZH2 和 SUZ12，以及 3 个辅助因子（JARID2、AEBP2 和 PbAp46/48）组成。亚基表现出一定程度的相互依赖，其中一些亚基是其他亚基发挥功能所必需的。例如，虽然 EZH2 是甲基转移酶反应中具有催化活性的亚基，但甲基转移酶反应中需要 EZH2 才能发挥这一作用。同样，EZH2 也需要 SUZ12 亚基来发挥酶的功能。PRC2 是最常被发现共同占据参与细胞分化和发育基因的转录因子（transcription factor，TF）的启动子。三甲基化事件阻断了 TF 启动子与表达基因所需的 RNA 聚合酶的接触。反过来，抑制 TF 将抑制与 TF 相互作用的基因的表达。PRC2 已被证明可抑制调节细胞周期检查点、分化、细胞黏附和 DNA 损伤反应基因的表达，从而促进癌细胞的生长和增殖。

PRC1 和 PRC2 识别与胞嘧啶 – 鸟嘌呤 DNA 连接（CpG 岛或 CGIs）相关的靶基因启动子，形成 Polycom 染色质结构域。当这些结构被干扰时，H2AK119ub1 和 H3K27me 的水平可能会发生改变，从而导致 *ploycomb* 基因的异常表达。这些分子水平的破坏被认为是导致发育异常和其他人类疾病状态的原因[4]。一般来说，八聚体的乙酰化，例如通过组蛋白乙酰转移酶导致一个松弛的空间构型，随后影响的基因表达。组蛋白去乙酰化和甲基化，通常分别由组蛋白去乙酰化酶（histone deacetylase，HDAC）和组蛋白甲基转移酶（histone methyltransferase，HMT）完成，压缩空间构型及抑制基因表达。

值得注意的是，这些表观遗传修饰在不改变基础DNA序列本身的情况下影响基因表达改变。生物体的表观遗传谱与遗传谱的不同之处在于，遗传谱是恒定不变的，而表观遗传谱是对内部和外部刺激做出反应时发生变化的结果。这些刺激因素包括药物滥用、心理压力、饮食和锻炼等[3]。

也许急性疼痛向慢性或神经性疼痛转变的最终共同途径是神经激活模式的转变，这是通道结构构象和（或）由其激活引起的级联反应的化学成分变化的结果。DNA甲基化作用在背根神经节的重编程中起着关键作用，有助于改善神经损伤诱导的慢性疼痛。恢复基础DNA甲基化状态可能是治疗神经病理性疼痛的一种新方法[5]。Pan等发现位于背根神经节受损的初级传入神经和感觉神经元长期过度激活[6]。Liu等在2000年进一步证明了这一观点，他们阐明了脊髓损伤后背根神经节神经元放电特性的遗传诱导变化。导致长期超敏反应的持续变化表明发生了大量的遗传变化，这是维持这些神经元放电模式所必需的。Xiao等发现，122个基因和51个表达序列标签的表达发生了巨大的变化，这些基因具有很强的分子多样性，包括神经肽、受体、离子通道、信号转导分子、突触囊泡蛋白等。γ-氨基丁酸（A）受体亚基、外周苯二氮䓬受体、烟碱乙酰胆碱受体α_7亚基、P2Y1嘌呤受体、钠通道β_2亚基和L型Ca^{2+}通道2δ-1亚基的上调是神经损伤后背根神经节的关键遗传改变[7]。Matsuhita等于2013年论证了这些表观遗传机制的具体重要性，随后Laumet等于2015年进一步证实了这一点[8, 9]。

在神经损伤的情况下，施万细胞也发生了显著的基因表达变化。这些变化需要单独的转录因子和同源增强子来整合调节相关基因的多种转录因子输入的作用。Svaren等研究了损伤诱导和损伤抑制的增强作用，并确定了参与损伤后基因表达的动态增强子变化。他们的目标是确定周围神经损伤如何改变整个转录过程。该研究团队主要关注损伤诱导的组蛋白H3K27乙酰化的变化。他们研究了EED缺失后PRC2在施万细胞发育中的作用。EED调节的PRC2失活导致了一部分神经损伤相关基因的诱导产生，这些基因通常被H3K27三甲基化抑制，而去除H3K27三甲基化对部分施万细胞损伤反应是必需的[10]。

SETD7是一种组蛋白赖氨酸N-甲基转移酶，与PRC2一样，可以通过其对组蛋白的调控来影响基因表达。这种调节对于周围神经损伤后脊髓小胶质细胞增生和神经病理性疼痛的发展至关重要。2019年，Shen等在神经损伤条件下，对组蛋白H3赖氨酸4（H3K4 me1）被SETD7单甲基化进行了表征。在这项研究中，在慢性坐骨神经压迫损伤造模之前，通过鞘内注射携带shRNA的慢病毒敲除SETD7可预防小胶质细胞增生和神经病理性疼痛，这与通过慢病毒过表达SETD7加重症状的情况形成了直接对比。SETD7还被发现可调节H3K4me1水平和炎症介质的表达。SETD7抑制剂PFI-2可抑制脂多糖诱导的原代小胶质细胞的形态，以及炎症基因*Ccl2*、*Il-6*和*Il-1β*的表达。此外，PFI-2减轻了慢性坐骨神经压迫损伤诱导的神经病理性疼痛，尽管仅限于雄性。然而，该研究显示DNA甲基化不仅在神经病理性疼痛的发展中发挥了重要作用，而且对其关键酶的操控可能是治疗神经病理性疼痛的合适靶点[11]。

已经在神经病理性疼痛和神经元突触可塑性方面进行了其他组蛋白靶向酶的研究。Jumanji C结构域6蛋白（Jumanji C domain 6 protein，JMJD6）是一种组蛋白去甲基化酶。在慢性坐骨神经压迫损伤小鼠模型中，通过慢病毒载体过表达JMDJD6（LV-JMJD6），测试机械性缩爪痛阈值和热缩爪潜伏期，发现可缓解神经病理性疼痛行为（图5-1）。JMJD6在慢性坐骨神经压迫损伤模型中表达降低。鞘内注射LV-JMJD6可显著降低脊髓NF-κB磷酸化亚基的表达，该亚基是蛋白复合物的活性形

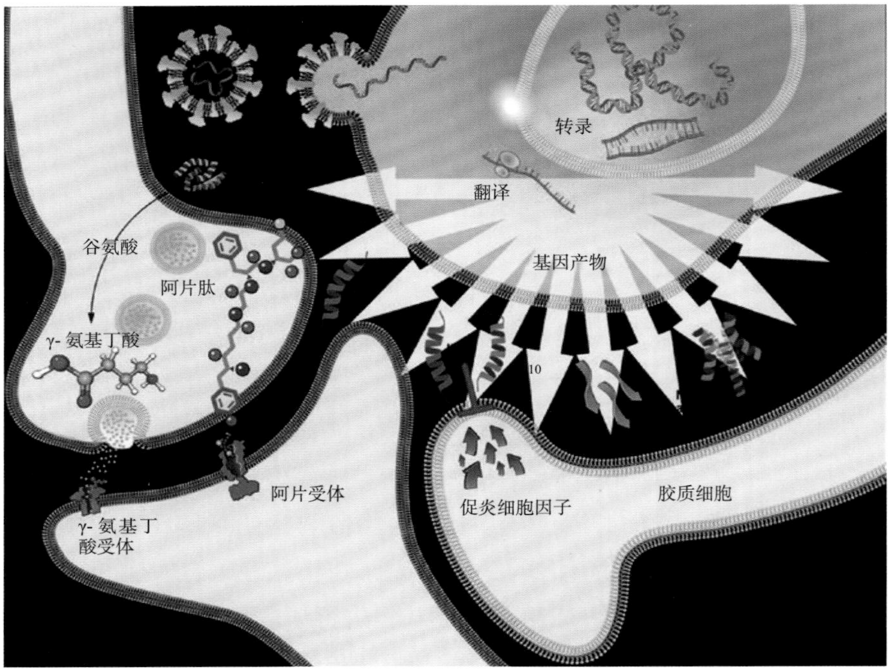

◀ **图 5–1　病毒载体治疗在慢性疼痛治疗中的作用**

病毒载体中编码的治疗性基因感染靶细胞并表达抗伤害感受物质，该载体（图中左上方带有红色遗传物质的圆形结构，如 IL-4 或 IL-10）与靶细胞结合，在细胞核中转录，然后在细胞质中翻译。重要的抗炎产物，如 IL-4 和 IL-10，与靶细胞结合，在靶细胞可达到预期的效果。病毒载体还可以传递反义基因，防止 Nav1.7 等促伤害感受蛋白的表达增加，从而减少炎症性痛觉过敏

式。随后引起其下游疼痛分子表达的降低，包括 IL-1β、TNF-α 和血管内皮生长因子（vascular endothelial growth factor，VEGF）。他们得出结论，JMJD6 可能通过调节神经损伤后 NF-κB 的激活来发挥其治疗作用[12]。然而，作者并没有阐明 JMJD6 关键基因去甲基化事件发生的详细过程。

在另一个表观遗传学事件中，Wang 等在小鼠神经损伤模型中，研究了腰骶脊髓（lumbar spinal cord，L-SC）和中脑腹侧被盖区（ventral tegmental area，VTA）中的促炎细胞因子、巨噬细胞迁移抑制因子（migration inhibitory factor，MIF）对神经病理性痛敏的调节作用。慢性坐骨神经压迫损伤模型建立后，MIF 呈时间依赖性显著上调。MIF 的表达水平被小分子抑制剂（S，R）3–（4– 羟基苯基）–4，5– 二羟基 –5– 异恶唑乙酸甲酯（ISO-1）抑制。神经损伤诱导位于腰骶脊髓和中脑腹侧被盖区域的酪氨酸羟化酶（tyrosine hydroxylase，Th）基因启动子 CpG 位点发生甲基化。ISO-1 可抑制该甲基化。此外，ISO-1 还可降低 Th 启动子区 G9a/SUV39H1 和 H3K9me2/H3K9me3 的富集程度。该研究表明，MIF 是周围神经损伤诱导的痛敏反应的抑制剂。这种抑制作用的机制涉及 MIF 介导的 Th 基因甲基化，这是通过 G9a/suv39h1 相关的 H3K9 甲基化实现的[13]。

三唑衍生物化合物 MG17 在链脲霉素诱导的糖尿病性周围神经病变模型中可降低伤害性反应，并减少促炎细胞因子 IL-6 和 TNF-α 的释放，但对 IL-1β 没有影响。虽然化合物 MG-17 抑制细胞因子上调的具体遗传机制尚不明确，但考虑到可能的临床应用潜力，该化合物的表观遗传学研究是有必要的[14]。

在小鼠模型中，降低热量（caloric reduction，CR）是一种减缓衰老的生理标志，也可能介导神经病理性疼痛。在 2018 年，Liu 等对慢性坐骨神经压迫损伤大鼠进行降低热量饮食。研究表明，负责蛋白质去乙酰化的酶 sirturin-1 增加了，尤其是在组蛋白修饰中。这导致抑制 NF-κB 的激活，从而抑制 IL-1β。有趣的是，降低热量也降低了 NMDAR 亚基的磷酸化，并且降低了感觉神经元的兴奋性。基于这些发现，研究团队得出结论，降低热量可能对神经病理性疼痛患者有益[15]。

降糖药物二甲双胍曾经被考察是否具有改变人类血细胞 DNA 甲基化谱的能力。分析了 125 个不同甲基化的 CpG 位点，11 个 CpG 是根据 DNA 甲基化谱中最一致的变化选择的，包括 POFUT2、CAMKK1、EML3、KIAA1614、UPF1、MUF4、LOC727982、SIX3、ADAM8、SNORD12B、VPS8，还有其他几个不同的甲基化区域作为二甲双胍对 NADPH 氧化酶（NADPH oxidase，NOX 酶）表达的新的潜在表观遗传靶点。这些酶产生活性氧，并在糖尿病神经病变中的细胞和分子损伤中发挥重要作用。NOX 酶有 7 种亚型，但是只有 NOX-5 被发现存在于人体。Eid 等对糖尿病患者皮肤神经纤维和腓肠神经组织活检，确定了 NOX-5 的表观遗传甲基化状态。依据腓肠神经髓鞘的密度，受试者被分为 2 组。再生组具有明显的神经再生，退化组具有典型的神经退化。退化组中 NOX-5 启动子的多个 CpG 岛存在明显的低甲基化，而再生组中没有出现这种低甲基化的情况。因此，NOX-5 启动子的低甲基化与 NOX-5 表达的增加相关，随后产生的活性氧促进了细胞和分子损伤[16]。

2016 年，Wang 等研究了与神经损伤导致的中枢敏化相关的易化和抑制之间的神经平衡。他们探索痛觉下行抑制系统中，多巴胺能介导信号通路的相关分子机制。具体来说，他们发现 G9a/Glp 复合位点的 Th 基因甲基化下调酪氨酸羟化酶表达，导致痛觉下行抑制系统中多巴胺能输入的减少，进而调节神经病理性疼痛。实际上，在神经损伤小鼠模型中，他们发现甲基转移酶 G9a/Glp 复合物至少部分地通过在周围神经损伤中甲基化 Th 介导的多巴胺能信号传递[17]。

微小 RNA（microRNA，miRNA）是从 DNA 转录的非编码功能 RNA 的一种亚型。它们长约 20 个核苷酸序列，通过抑制蛋白质翻译来改变蛋白质表达[3]。miRNA 在外周疼痛通路中的作用包括调节伤害感受器兴奋性、痛阈和钠通道的表达。

miRNA 改变疼痛阈值的机制包括导致基因表达抑制的转录缺陷。本质上，细胞质核糖核酸剪切酶Ⅲ Dicer 产生双链 RNA（miRNA 和 siRNA）。单个 miRNA 就可调节多达数百种不同的 mRNA 转录[18]。这些 miRNA 具有正向和负向调节翻译的能力[19, 20]。

一些 miRNA 在神经病理性疼痛发生发展过程中的作用已经被研究。例如，miR-133a-3p 在链脲霉素诱导的糖尿病神经病变中的作用。它能够间接地上调 NF-κB p50 和 MKP3 的表达，而抑制 miR-133a-3p 可抑制 NF-κB p50 和 MKP3 的表达，从而减轻神经病理性疼痛行为[21]。

在慢性坐骨神经压迫损伤神经病理性疼痛模型中，miR-134–5p 可显著缓解神经病理性疼痛行为。具体的机制可能是，上调 miR-134–5p 可显著抑制炎症细胞因子 IL-6、IL-1β 和 TNF-α 等的表达[22]。

miR-340–5p 在慢性坐骨神经压迫损伤小鼠脊髓和小胶质细胞中表达下调，与神经病理性疼痛行为增加相关。研究发现，过表达 miR-340–5p 可导致 COX-2、IL-1β、TNF-α 和 IL-6 的表达下降[23]，而 miR-98 已可通过抑制细胞因子 IL-6、IL-1β 和 TNF-α 缓解神经病理性疼痛的发展。miR-98 过表达可抑制 STAT3 的表达[24]，推测 STAT3 似乎是 miR-98 的直接靶点。类似地，miR-129–5p 的表达也具有抗神经病理性疼痛的效果，其可抑制高迁移率组蛋白 B1（high mobility group protein B1，HMGB1）和促炎细胞因子的表达[25]。

2020 年 Qiu 等研究了 miR-101 对慢性坐骨神经压迫损伤大鼠痛敏行为的影响。该研究重点考察了神经病理性疼痛行为，并将 IL-1β、IL-6 和 TNF-α 的表达作为炎症标志物。当 miR-101 过表达时，IL-1β、IL-6 和 TNF-α 的表达量也增加。这些细胞因子下游的共同途径是抑制 MKP1 的表达和上调 MAPK 的表达，随后激活细胞因子级联。由此可见，miR-101 能够加剧小胶质细胞的超敏反应和炎症反应[26]。显然，如果想要明确临床实际意义，必须在人类进行相关临床研究。有趣的是，常用 α_2 受体激动药右美托咪定可以调节 miR-101。该药物被认为是一种有效的抗焦虑、镇静和镇痛药。最近，它被证明具有调节 miR-101 的功能，并且可降低 IL-1β、IL-6 和 TNF-α 的表达。此外，在慢性坐骨神经压迫损伤模型中，右美托咪定被认为能够调节 miR-101/NF-κB 轴[27]。

总结

染色质的表观遗传修饰可调节细胞的可塑性，是细胞对某些环境刺激做出相应反应的基础。Polycom 抑制系统可调节多种细胞进程，并可在多个水平调节染色质，包括基因组的三维结构。去除这些酶会导致基因表达的改变。PRC2 在赖氨酸 27 处对组蛋白 H3 进行单甲基化、二甲基化和三甲基化（H3K27me1、H3K27me2、H3K27me3）。PRC2 可抑制细胞周期检查点、分化、细胞黏附、DNA 损伤应答调控基因的表达。

在神经病理性疼痛的条件下，DNA 甲基化在背根神经节重编程中发挥关键作用，从而导致神经损伤。蛋白质的表达作为表观遗传调控的结果，它可以改变神经肽、受体、离子通道、信号转导分子和突触囊泡蛋白的结构和功能。神经损伤后背根神经节中表观遗传学改变可上调 GABA 受体 α 亚基、外周苯二氮䓬受体、nAChRα$_7$ 亚基、P2Y1 嘌呤受体、钠通道 β_2 亚基和 L 型 Ca^{2+} 通道 α2δ-1 亚基表达。

神经损伤后，施万细胞内基因表达也会发生明显变化。H3H27 组蛋白的三甲基化对抑制神经损伤相关基因复合物的基础状态至关重要。该部位的去甲基化是施万细胞损伤反应所必需的。

SETD7 组蛋白赖氨酸 N- 甲基转移酶甲基化组蛋白 H3 赖氨酸 4，这种甲基化对神经损伤后脊髓小胶质细胞增殖和炎症介质的表达至关重要。其他组蛋白靶向酶对神经病理性疼痛的发展和预防也至关重要。JMJD6 是一种组蛋白去甲基化酶，它能积极降低 NF-κB 的表达和由此产生的信号级联反应，导致神经病理性疼痛相关关键细胞因子的表达改变。

miRNA 在外周疼痛通路和神经病理性疼痛中发挥重要调控作用，包括影响伤害性感受器兴奋性、改变痛阈和钠离子通道的表达。它们具有正向和负向调节翻译的能力。在啮齿类动物模型中，研究发现 miR-133a-3p、miR-134–5p、miR-340–5p 和 miR-98 可显著缓解神经病理性疼痛。而 miR-101 可通过上调 MAPK 并激活细胞因子级联来促进小鼠小胶质细胞的超敏反应和炎症反应。

通过对动物模型中表观遗传学的研究，发现降低热量、二甲双胍、三唑衍生物 MG17 和右美托咪定对神经病理性疼痛具有积极的作用。

参考文献

[1] Atlasi Y, Stunnenberg HG. The interplay of epigenetic marks during stem cell differentiation and development. Nat Rev Genet. 2017;18(11):643–58.

[2] Schuettengruber B, Bourbon HM, Di Croce L, et al. Genome regulation by polycomb and trithorax: 70 years and counting. Cell. 2017;171(1):34–57.

[3] Odell DW. Epigenetics of pain mediators. Curr Opin Anaesthesiol. 2018;31(4):402–6.

[4] Blackledge NP, Fursova NA, Kelley JR, et al. PRC1 catalytic activity is central to polycomb system function. Mol Cell. 2020;77(4):857–874 e9.

[5] Garriga J, Laumet G, Chen SR, et al. Nerve injury-induced chronic pain is associated with persistent DNA methylation reprogramming in dorsal root ganglion. J Neurosci. 2018;38(27):6090–101.

[6] Pan HL, Eisenach JC, Chen SR. Gabapentin suppresses

ectopic nerve discharges and reverses allodynia in neuropathic rats. J Pharmacol Exp Ther. 1999;288(3):1026–30.

[7] Xiao HS, Huang QH, Zhang FX, et al. Identification of gene expression profile of dorsal root ganglion in the rat peripheral axotomy model of neuropathic pain. Proc Natl Acad Sci U S A. 2002;99(12):8360–5.

[8] Laumet G, Garriga J, Chen SR, et al. G9a is essential for epigenetic silencing of K(+) channel genes in acute-to-chronic pain transition. Nat Neurosci. 2015;18(12):1746–55.

[9] Matsushita Y, Araki K, Omotuyi O, et al. HDAC inhibitors restore C-fibre sensitivity in experimental neuropathic pain model. Br J Pharmacol. 2013;170(5):991–8.

[10] Svaren J, Hung HA, Ma KH, et al. Chromatin dynamics in Schwann cells after nerve injury. Glia. 2015;63:E31.

[11] Shen Y, Ding Z, Ma S, et al. SETD7 mediates spinal microgliosis and neuropathic pain in a rat model of peripheral nerve injury. Brain Behav Immun. 2019;82:382–95.

[12] Wen C, Xu M, Mo C, et al. JMJD6 exerts function in neuropathic pain by regulating NF-κB following peripheral nerve injury in rats. Int J Mol Med. 2018;42(1):633–42.

[13] Wang X, Ma S, Wu H, et al. Macrophage migration inhibitory factor mediates peripheral nerve injury-induced hypersensitivity by curbing dopaminergic descending inhibition. Exp Mol Med. 2018;50(2):e445.

[14] Matharasala G, Samala G, Perumal Y. MG17, a novel triazole derivative abrogated neuroinflammation and related neurodegenerative symptoms in rodents. Curr Mol Pharmacol. 2018;11(2):122–32.

[15] Liu Y, Ni Y, Zhang W, et al. Anti-nociceptive effects of caloric restriction on neuropathic pain in rats involves silent information regulator 1. Br J Anaesth. 2018;120(4):807–17.

[16] Eid S, Hayes JM, Guo K, et al. NOX, NOX, are you here? the emerging role of NOX5 in diabetic neuropathy. Diabetes. 2018;67:LB8.

[17] Wang N, Shen X, Bao S, et al. Dopaminergic inhibition by G9a/Glp complex on tyrosine hydroxylase in nerve injury-induced hypersensitivity. Mol Pain. 2016;12:1744806916663731.

[18] Zhao J, Lee MC, Momin A, et al. Small RNAs control sodium channel expression, nociceptor excitability, and pain thresholds. J Neurosci. 2010;30(32):10860–71.

[19] Vasudevan S, Tong Y, Steitz JA. Cell-cycle control of microRNA-mediated translation regulation. Cell Cycle. 2008;7(11):1545–9.

[20] Bartel DP. MicroRNAs: genomics, biogenesis, mechanism, and function. Cell. 2004;116(2):281–97.

[21] Chang LL, Wang HC, Tseng KY, et al. Upregulation of miR-133a-3p in the sciatic nerve contributes to neuropathic pain development. Mol Neurobiol. 2020;57(9):3931–42.

[22] Ji LJ, Su J, Xu AL, et al. MiR-134–5p attenuates neuropathic pain progression through targeting Twist1. J Cell Biochem. 2018; https://doi.org/10.1002/jcb.27486.

[23] Gao L, Pu X, Huang Y, et al. MicroRNA-340–5p relieved chronic constriction injury-induced neuropathic pain by targeting Rap1A in rat model. Genes Genom. 2019;41(6):713–21.

[24] Zhong L, Fu K, Xiao W, et al. Overexpression of miR-98 attenuates neuropathic pain development via targeting STAT3 in CCI rat models. J Cell Biochem. 2018; https://doi.org/10.1002/ jcb.28076.

[25] Tian J, Song T, Wang W, et al. miR-129–5p alleviates neuropathic pain through regulating HMGB1 expression in CCI rat models. J Mol Neurosci. 2020;70(1):84–93.

[26] Qiu S, Liu B, Mo Y, et al. MiR-101 promotes pain hypersensitivity in rats with chronic constriction injury via the MKP-1 mediated MAPK pathway. J Cell Mol Med. 2020;24:8986.

[27] Zhang W, Yu T, Cui X, et al. Analgesic effect of dexmedetomidine in rats after chronic constriction injury by mediating microRNA-101 expression and the E2F2–TLR4–NF-kappaB axis. Exp Physiol. 2020;105:1588.

下篇　神经病理综合征

Neuropathic Syndromes

第6章 复杂区域疼痛综合征
Complex Regional Pain Syndrome

May Wathiq Al-Khudhairy　Abdullah Bakr Abolkhair　Ahmed Osama El-Kabbani　著
王　苑　译　　陈雪青　范颖晖　校

本章主要介绍复杂区域疼痛综合征（complex regional pain syndrome，CRPS）的相关内容。

CRPS 一向被视为挑战，在过去的几十年，造成研究人员、临床医生和流行病学家的困惑和恐慌，主要源于 CRPS 的症候学不同寻常、对其机制了解甚少、定义模糊、疗效不佳。但近期取得了一定进展，揭示和确认了 CRPS 多重机制间的相互作用，使围绕 CRPS 发病机制的迷雾散去，并为未来更加正确地诊断和管理 CRPS 指明了道路。

一、定义

CRPS 定义为一种慢性致残性疼痛疾病，常累及四肢，其病程或严重程度，与诱因如软组织损伤、骨折或手术不成比例。临床特征为：神经病理性疼痛（灼痛、痛觉超敏、痛觉过敏），伴有感觉、自主神经（皮肤色泽、温度、出汗变化）、营养（皮肤、头发、甲床变化）和运动（力量下降、活动度受限、震颤）异常[1]。

CRPS 又分为：① CRPS Ⅰ型，也称作“反射性交感神经营养障碍”，意为没有临床确认的周围神经损伤；② CRPS Ⅱ型，以前称作“灼痛”，反映以神经损伤为主[2]。如此诊断虽有区分，但两型有着类似的体征、症状和病理生理机制[1]。

二、病理生理学机制

多重病理生理学因素作用于 CRPS 的发生，包括外周、中枢、遗传及心理学机制相互作用，形成了 CRPS 特有的体征和症状。

最广为接受并记载的 CPRS 外周机制，包括外周敏化和皮肤神经分布变化。

外周敏化的出现，源于神经损伤导致传入伤害性感受器过度兴奋，伴有神经递质和伤害感受性神经肽前体（如 P 物质和缓激肽）的表达改变[3, 4]。这导致伤害性感受器在静息期的激活增加，如同伤害刺激时的反应，以及对机械刺激和热刺激的阈值下降，从而形成了典型的 CRPS 特征：痛觉过敏和痛觉超敏[3–5]。这也得到了临床观察的支持：经定量感觉测试发现，CRPS 患者受累肢体的局部存在痛觉过敏，而健侧未及异常[6]。

皮肤神经分布异常，即使在 CPRS Ⅰ型患者也存在，虽然他们没有神经损伤的临床表征，这提示存在某种形式的初始神经损伤，触发 CRPS[7, 8]。这可由皮肤活检所证实：患侧相对于健侧、患肢痛区相对于健康对照，表皮神经轴突（尤其伤害感受性神经纤维，如 C 和 A-δ 纤维）的密度下降，伴有毛囊和汗腺的分布减少[8, 9]。

中枢敏化和脑重塑被认为是导致 CRPS 发生的两项核心机制。组织损伤或神经损伤导致脊髓伤害感受性神经元持续过度兴奋，叫作中枢敏化，这源于神经肽（P 物质和缓激肽）和兴奋性神经递质（谷氨酸）的持续释放[10, 11]。由此导致机体对伤害刺激（痛觉过敏）和非痛刺激（痛觉超敏）的反应过激，这是可以测定出来的，通过重复刺激触发脊髓神经元的兴奋性增加，与伤害感受性神经纤维的激活相类似，这一过程叫“Windup”效应[1, 10, 12]。CRPS 患者的受累区域与其他位置相比，重复刺激造成更加剧烈的“Windup”效应[13, 14]。

已有研究发现，CRPS 患者的脑部中枢躯体感觉区域，表现出功能变化，尤其患肢相应的脑区缩小[15–18]。这与临床所见相关联：超出受累神经支配区域范围的痛觉过敏、疼痛强度增加、触觉分辨和感觉障碍，这也帮助解释了 CRPS 患者的疼痛区域，为什么不是按照神经支配来分布[17, 19, 20]。而且还发现，在治疗成功后，这些躯体感觉脑区结构的改变，能恢复正常，这支持脑重塑在 CRPS 发生之中的角色，而非存于该病发生之前[1, 16, 18]。此外，多项研究提示，比较 CRPS 患者与健康对照或刺激患肢与健肢，CRPS 患者的感觉、运动和情感区域的脑影像发生了改变[21–23]。

CRPS 的自主神经异常，由 CRPS 发病机制中的混合（外周和中枢）机制做出了最佳的诠释，这缘于交感神经和儿茶酚胺功能损害。交感神经功能的外周损害，如交感神经去支配（交感神经切断后血管扩张）和去支配后过度敏感（随后对血液循环中儿茶酚胺的敏感性增加），被认为是 CRPS Ⅱ型的神经损伤区域血流异常的潜在原因[24]。神经损伤后，伤害感受性神经纤维的肾上腺素能受体表达增加（这帮助解释了去支配过度敏感），链接交感神经系统传出，直接触发伤害感受性信号（疼痛），以及潜在的 CPRS 常见自主神经特征（肢冷、肢体发蓝），这称为交感—传入耦联[1, 25, 26]。正如几项研究[27, 28]所证实，通过额头冷敷或皮内注射儿茶酚胺（去甲肾上腺素）激活交感神经系统血管收缩反应后，CRPS 的疼痛强度有所增加。这也反映 CPRS 的疼痛及其他特征可能是交感维持性的。但由于 CRPS Ⅰ型缺乏临床上可辨的神经损伤，而 CRPS Ⅱ型的自主神经症状也超出神经支配区域，外周交感神经损害不是 CRPS 血管舒缩和汗腺功能障碍的唯一因素[24]。中枢自主神经重塑在其中发挥了作用，表现为静息时排汗量增加，以及汗腺的体温调节与轴索反射出汗增加，不像血管那样发生去神经支配后的过度敏感[24]。其他研究关注了 CRPS Ⅰ型患者皮下交感神经的分布，对冷刺激的血管收缩作反应，急性（温热型）CRPS 患者的患肢是缺失的，而慢性（冷型）CRPS 患者尽管患侧的儿茶酚胺（去甲肾上腺素）水平较低，且交感神经系统释放减少[27, 29–31]，但血管收缩是加剧的。这一交感神经系统体温调节障碍，指向此种紊乱的神经活动定位是在中枢神经系统，而且交感神经系统的过度激活传出并不是 CRPS 交感相关症状的唯一原因[1, 24]。实际上，上述研究发现的过度血管收缩和出汗，提示对循环儿茶酚胺水平的过度敏感，可能缘于交感神经系统传出减少，致外周肾上腺素能受体代偿性上调，也佐证 CRPS 患者的交感神经系统和儿茶酚胺功能发生了改变[1, 31, 32]。然而，研究提示，还存在内皮依赖性血管舒张障碍，以及内皮素 -1、一氧化氮和一氧化氮合酶水平的改变，这些指向潜在其他非 SNS 机制，来解释 CRPS 的血管异常[9, 33–36]。

另有人提出混合（中枢和外周）机制——异常炎症，参与 CRPS 发病机制，这可以解释糖皮质激素能成功治疗有些急性 CRPS 这一临床发现[37, 38]。CRPS 的异常炎症可能源于两处，经典的和神经源性炎症机制。在经典炎症机制中，见于组织损伤后，白细胞（淋巴细胞和肥大细胞）释放促炎细胞因子，如 IL 和 TNF，导致血管扩张、血浆渗漏和组织水肿[1, 3]。有些研究测定了 CRPS 患者的促炎细胞因子，发现与健康对照和非 CRPS 的疼痛患者相比，CRPS 患者的局部疱液、血浆和脑脊液（cerebrospinal fluid，CSF）中，TNF-α、IL-1β、IL-2 和 IL-6 显著增加[21, 39–42]。在这些细胞因子中，TNF-α 在炎症中起了主要作用，它通过直接促伤害感受作用，并诱导其他细胞因子的产生[43]。CRPS 中，促炎神经肽水平升高，包括 CGRP、P 物质和缓激肽，可能由神经肽失活障碍和活性受体增加所介导[44]。许多研究赞同 CRPS 与促炎神经肽之间存在关联，CRPS 患者与无痛个体相比，CGRP、P 物质和缓激肽水平，显著升高[45–47]。其他研究发现在成功治疗 CRPS 之后，CGRP 水平和炎症反应有所下降[45]。促炎细胞因子和促炎神经肽水平的上升，系统抗炎细胞因子水平的降低（在 CRPS 患者中很明显），加之在介导局部血管舒张、水肿、发热、红斑和发汗中的相互作用，形成了 CRPS 的特征[1]。

除了 CRPS 的中枢和外周机制，一些研究还描述了家族性 CRPS，这提示某种遗传因素影响其发生和发展[48, 49]。已有报道家族性 CRPS 与非家族性患者相比，CRPS 症状的出现，往往更早，常为自发[48]。另一项研究指出，CRPS 患者的 50 岁以下兄弟姐妹，患此病的风险增加了 3 倍[49]。这些研究表明 CRPS 在某些特定情况，被视为遗传性疾病的可能性[1]。在其他工作中，有些研究强调了某种主要组织相容性复合体（major histocompatibility complex，MHC）相关等位基因，与 CRPS 发生的相关性[50–54]。与对照组相比，等位基因频率如 *D6S1014*134*、*D6S1014*137*、*C1_2_5*204* 和 *C1_3_2*342*，在伴有肌力障碍的 CRPS 患者显著升高；而等位基因 *D6S1014*140* 和 *C1_3_2*345* 在 CRPS 患者频率较低[50]。类似地，发现 HLA Ⅰ类（如 HLA-B62）和 HLA Ⅱ类等位基因（包括 *HLA-DQ1*、*HLA-DQ8*、*HLA-DR6* 和 *HLA-DR13*）也与 CRPS 显著相关[51–54]。在其他研究观察 CRPS 患者的 TNF-α 启动子基因变异，发现与 TNF-2 等位基因密切相关，产生了更大量的 TNF-α，导致更剧烈的炎症反应，即温热型 CRPS[51]。

最后，心理学因素一直与 CRPS 的发展有关。由于其症状独特，如疼痛感受超越了受刺激神经的支配区、患者相对不安，病理生理知之甚少、疗效不明，CRPS 曾被认作纯粹的心因性疾病[1]。但近期的研究进展，揭示了这种疾病的病理生理机制，为我们提供了一些线索，即心理学因素可能的确在其发生中起到一定作用，虽然是间接的。焦虑、愤怒、抑郁及类似的情绪应激原，引起儿茶酚胺能活性增加，会直接增加 CRPS 疼痛的强度（通过肾上腺素能受体表达在创伤后的伤害感受神经纤维上），潜在加剧 CRPS 的血管运动表征（通过肾上腺素能受体上调），以及维持中枢敏化（通过脊髓伤害感受神经元，因疼痛加剧而持续过度兴奋）[1, 55–57]。这些假设得到了研究证据的支持，CRPS 患者的情绪痛苦会产生更强烈的疼痛加剧效应；CRPS 患者的抑郁程度增加，随后疼痛强度也更高[58–60]。而且有研究表明，促炎细胞因子释放增加，与对疼痛刺激的灾难化思维相关，伴有心理学应激相关的免疫功能异常[61, 62]。鉴于之前讨论的炎症机制在 CRPS 发病中起作用，这些研究强调了心理学和免疫因素的相互作用，在该病的发病机制中也占有一席之地。

CRPS 多重病理生理机制的相互作用如图 6–1 和图 6–2 所示。

三、诊断

慢性区域疼痛综合征为损伤表现出过激的反应，伤害感受放大、自主和血管变化，超过了对触发事件临床转归的预期，常引发严重损害。其诊断思路有许多流派，尚未达成一致[63]。

CRPS Ⅰ型临床表现为放射痛、患侧和对侧存在皮温差、皮肤色素变化、弥漫性水肿、运动受限、痛觉超敏和痛觉过敏。其他诊断标准包括神经源性疼痛、血管舒缩功能紊乱或出

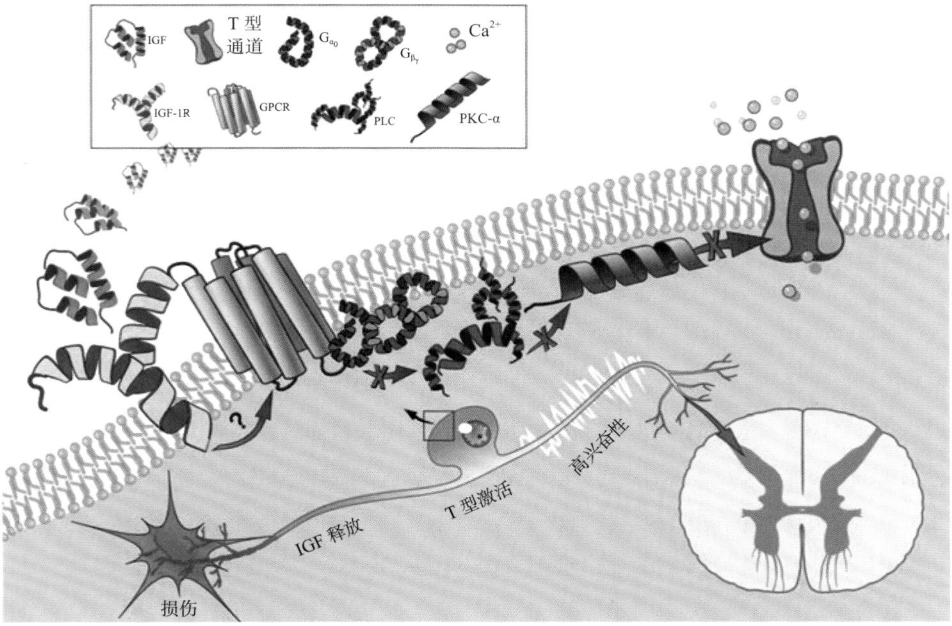

◀ 图 6-1 复杂区域疼痛综合征多重病理生理机制的相互作用（一）

IGF. 胰岛素样生长因子；$G_{\alpha 0}$. G 蛋白亚单位 αo；$G_{\beta\gamma}$. G 蛋白亚单位 βγ；Ca^{2+}. 钙离子；IGF-1R. 胰岛素样生长因子 1 受体；GPCR. G 蛋白耦联受体；PLC. 磷脂酶 C；PKC-α. 蛋白激酶 C-α

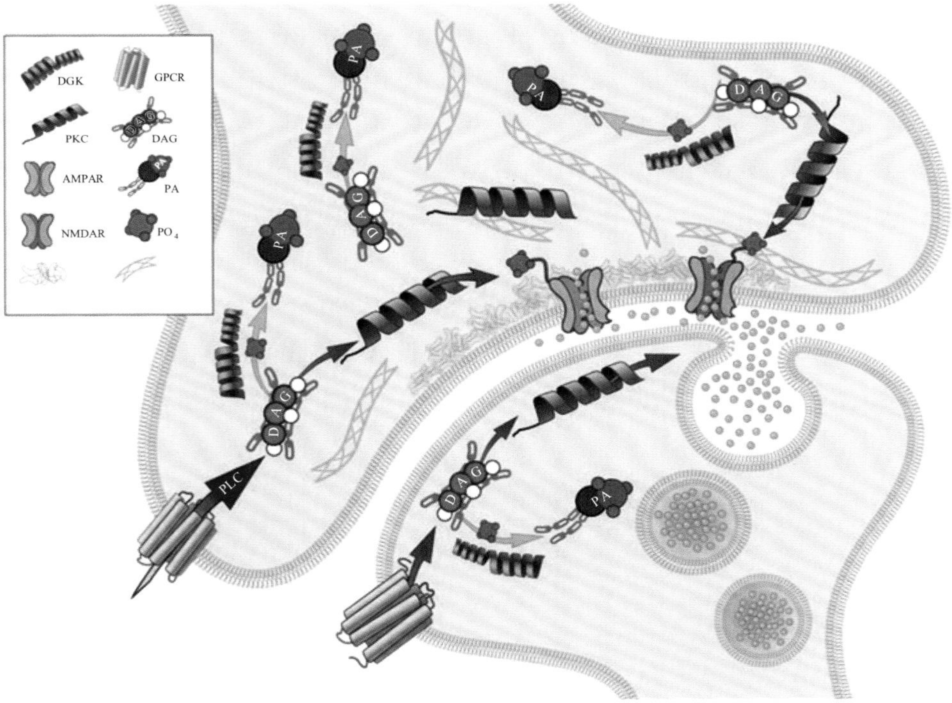

◀ 图 6-2 复杂区域疼痛综合征多重病理生理机制的相互作用（二）

DGK. 二酰甘油激酶；GPCR. G 蛋白耦联受体；PKC. 蛋白激酶 C；DAG. 二酰甘油；AMPAR. 2- 氨基 -3（5- 甲基 -3- 氧 -1，2- 噁唑 -4- 基）丙酸受体；PA. 磷脂酸；NMDAR. N- 甲基 -D- 天冬氨酸受体；PO_4. 磷酸

汗、关节挛缩、肿胀，以及活动受限[64]。

定量感觉测试（quantitative sensory testing，QST）是一种有效、可靠的方法，用于评定痛阈及多种感觉，如不同温度觉级别和振动觉的波动。有研究采用 QST 评估 CRPS Ⅰ型和 CRPS Ⅱ型患者，发现温热感觉、机械性感觉高敏，而冷感觉和机械性感觉超敏有所下降[65]。

关于 CRPS 的诊断，在 1994 年奥兰多举办的国际疼痛研究协会上达成共识，首次将 CRPS 看作一个独特的病症，以 4 个方面状况为基础，来做出诊断：①触发事件或其他限制活动的合理解释；②慢性疼痛、痛觉超敏和痛觉过敏，超越了触发因素；③受累区域的肿胀史、血管变化、发汗功能异常；④对该状况无法解释、缘由不明。CRPS 还被分为 CRPS Ⅰ型（缺乏神经损伤表征）和 CRPS Ⅱ型（有神经损伤证据），但这只是一个粗略的 CRPS 诊断标准[66]。

因此，2003 年提出了更严格的标准，纳入了 CRPS 诊断所必要的感觉、血管舒缩、出汗和运动特征的描述成分，称为 2003 年布达佩斯标准，如表 6–1[67] 所示。然而，布达佩斯标准一经采用，导致之前根据奥兰多标准诊断的患者中有 15% 被取消 CRPS 诊断。因此，在这种情况下，汇总出一类新的 CRPS，称为非特异性 CRPS（CRPS not otherwise specified，CRPS-NOS），适用于既不符合布达佩斯标准，其体征和症状也不符合任何其他诊断的患者[68]。

为了达到 CRPS 的临床诊断，需要一些标准，包括病史、体格检查、骨扫描、交感神经系统测试，以及用于检查皮肤温度、血流和出汗量的热成像。此外，放射影像检测矿物质流失情况，磁共振影像可详细检查组织的变化[67]。

四、治疗

CRPS 的治疗因疾病类型（CRPS Ⅰ型或Ⅱ型）和发展阶段（急性或慢性）而异。CRPS Ⅰ型发生于损伤后，CRPS Ⅱ型有明确的神经病理改变，当急性 CRPS 常涉及患肢疼痛、热感和僵硬感，慢性 CRPS 以特有的疼痛为主要病征[69]。持续未解决的 CRPS 治疗愈发困难，因其慢性化、病程迁延导致级联放大无休无止的疼痛、虚弱、僵硬和骨量减少[70]。

初始可采用非药物治疗方法，针对活动受限进行物理和专业治疗，目标是使 CRPS 患者恢复正常功能和日常活动[71]。

药物治疗常为对症治疗，例如非甾体抗炎药（non-steroidal anti-inflammatory drug，NSAID）或类固醇用于消炎。一项研究显示，口服泼尼松治疗有效，31 例诊断为难治性 CRPS 的患者中，有 2 例的疼痛强度在治疗后降至基线。但疗效可能并不一致，由于 CRPS 的特征，对其他治疗方式无应答。迫切需要更多研究提供更高水平的证据[72]。

在其他研究中证实口服大剂量糖皮质激素（100mg 泼尼松）疗效很好，每 4 天逐渐减量至 25mg。但长期或更严重的 CRPS 病例可能需要更大的剂量，达 1000mg 甲泼尼龙[73]。

最有效的疗法是输注氯胺酮，靶向 NMDAR，通过抑制促炎细胞因子来调节和缓解疼痛，提

表 6–1　2003 年布达佩斯标准

标　准		感　觉	血管舒缩	出汗运动	运动 / 退行性变化
1	诱发后出现持续性疼痛	—	—	—	—
2	症状：右边提到的 4 个症状中出现 1～3 个症状	痛觉过敏 痛觉超敏	温度失衡；皮肤颜色变化；皮肤颜色失衡	出汗；出现肿胀；肿胀失衡	活动范围受限；运动受损；退行性改变（皮肤、头发和指甲）
3	体征：一旦发生，出现右边提到的 1～2 个或多个体征	痛觉过敏（针刺样）；痛觉超敏（轻触觉或温度觉）；躯体深反射；关节运动	皮温失衡（>1℃）；皮肤颜色改变；皮肤颜色失衡	出汗；出汗变化；出汗失衡	活动范围受限；运动受损（虚弱、震颤、肌张力障碍）；退行性改变（皮肤、头发和指甲）
4	没有其他诊断能解释患者的体征和症状	—	—	—	—

高生活质量，而不造成中枢系统敏化。一项研究纳入 20 名 CRPS 患者，采用镇痛剂量的氯胺酮治疗[74]，病情缓解率和总体生活质量显著改善，但对患肢的活动度未见明显帮助[74]。另一项病例研究报道的成功治疗方案，是为 1 名 CRPS Ⅰ型弥漫重度疼痛患者，联合使用氯胺酮镇痛和苯二氮草类药物，咪达唑仑（精准的）治疗 6 天[75]；患者对常规治疗无反应，而这种氯胺酮和咪达唑仑的鸡尾酒疗法缓解了患者的症状长达 8 年[75]。换句话说，氯胺酮静脉泵注 30mg/h，连续 4 天，可减轻疼痛长达 3 个月[76]。另一项研究显示，5% 利多卡因贴剂可使 CRPS 患者的疼痛强度降低 50%[77]。

对于 CRPS 患者的骨量减少，可通过降钙素和双膦酸盐靶向骨代谢治疗。有证据支持双膦酸盐起效是通过抑制 CRPS 患者的破骨细胞过度激活，并抑制炎症创伤[78]。建议阿仑膦酸钠（40mg）每天口服，持续 8 周，或者静脉注射 7.5mg，持续 3 天；氯膦酸二钠（300mg）每天静脉注射，持续 10 天；帕米膦酸二钠单次剂量 60mg；或立奈膦酸钠（100mg），每 3 天 1 次，重复 4 次[79]。

抗惊厥药物鸡尾酒疗法，如普瑞巴林或加巴喷丁，可用于治疗 CRPS 疼痛，类似神经病理性疼痛。一项关于后者（加巴喷丁）的研究显示，对痛觉超敏的疗效仅为平均水平[80]。三环类抗抑郁药，如阿米替林，具有镇静作用，也可以使用，尤其适用于伴睡眠障碍的患者[79]。

阿片类药物可用于持续性疼痛，2 周内疼痛至少缓解 50%，而考虑到阿片类药物引起痛觉过敏的风险，阿片类药物仅作为试用。此外，CRPS 患者可能对阿片类药物无反应，因其中枢阿片受体减少[81, 82]。

当所有其他常规治疗方法均失败后，可尝试交感神经阻滞。有资质的疼痛科执业者应首先进行测试性阻滞，患肢疼痛如缓解 50% 或更多，可继续每周阻滞 2 次，持续 5 周[83]。

脊髓电刺激对于 CRPS 疼痛是一项有创而有效的功能调控技术[84]。背根神经节电刺激，在减少伤害感受和提高生活质量方面出其不意，优于脊髓刺激[85]。

二甲基亚砜（50%）具有抗炎症作用，作为软膏每天 3 次局部外用，可清除 CRPS 患肢炎症缺血释放的自由基[86]。

镜像疗法由物理治疗师来达成，支持并帮助患者相信健侧肢体的镜像，就是 CRPS 患肢[87]。

“分级运动图像”是一种新的物理治疗方式，首先，患者可以看到患肢和健侧肢体的全景，其次，鼓励患者想象患肢在运动，最终运用镜像疗法[88]。

“疼痛暴露物理疗法”作为改良技术，需在患者同意后进行，因为会涉及相当程度的疼痛。它旨在克服疼痛、恢复运动功能、改善患者对疼痛的认知，但尚缺乏研究结果[89]。

手指僵硬发生于手腕完全骨折（桡骨从前臂移位，肉眼可见的变形）之后，可能与水肿和温度异常有关。Colles 骨折伴水肿和温度异常者，物理治疗无明显效果；而无水肿、温度异常的 Colles 骨折患者，对物理疗法反应良好[90]。

CRPS 的多学科治疗也涉及伴有心理和抑郁的患者，他们的治疗更为复杂。心理学家着重采用分级暴露疗法，首先识别关键触发机制，随后理疗师采取缓慢而规律的针对治疗，缓解疼痛，功能康复[91]。

CRPS 的治疗获益尚存争议，其实应采取对症和康复治疗[89]。

CRPS 治疗方案的争议，主要由于患者拒绝治疗、无反应，治疗失败。也许临床医生和从业人员缺乏对该病神经生物学的了解，而这是 CRPS 机制的基础。

值得一提的是，女性较常见一种与 CRPS 相似的状况，绝经后、外科术后，疼痛超越原本损伤的范围，如痛性外周创伤性三叉神经病变，也称作非典型牙痛，都发生慢性化，见于中枢敏化。

公认问题的根源在于个体免疫力、自身炎症反应与自身免疫，这是一种独特的信号通路：自身免疫激活。前者需要内在免疫系统精准打击组织，引起炎性。而后者利用内在免疫力，将其灵活的免疫系统导向自身[92]。

可以想见，它们双重作用于多个系统，衍生对神经、运动、循环和表皮系统的影响。无须感染作为触发自身免疫和（或）自身炎症的因素，这两者都源于 CRPS 的病理机制[93]。

自身炎症，无论持续性或间歇性，引发疼痛，是因炎症造成了关节、肌肉、皮疹的症候群，类似常见的骨关节炎和痛风[94]。

根源是内在免疫系统受损。内在免疫的细胞和体液反应，是非抗原特异性的，即它是抵御异物的第一道防线，募集表皮系统的朗格汉斯细胞和肥大细胞。它使受体呈宿主模式，识别如 Toll 样受体、NOD 和 NALP 受体及 RIC-Ⅰ受体。一旦有异物，这些受体就会激活，释放炎症介质，包括细胞因子、补体、缓激肽、前列腺素等。细胞因子当中 IL-8 和 IL-1β 的释放至为关键，后者被认作 CRPS 相关疼痛的原因所在[95]。

疼痛模型中，内在免疫系统对刺激应答，产生补体如 C3a 和 C5a，加剧炎症，导致疼痛[96]。

由此产生的补体导向形成膜攻击复合物 C5b-9（MAC），通过神经纤维变性“沃勒变性”，导致神经病变。MAC 启动细胞内信号 ERK1，调控急性和慢性炎症[97]。人类和动物的研究均指出，自身炎性反应在 CRPS 中占一席之地。CRPS 早期，表现为急性状态，具有标志性的红、肿、热和痛。CRPS 的特征是多重炎症免疫因子，包括肥大细胞和激活的树突细胞。TNF-α、IL-1β、IL-6 在 CRPRS 组高于对照组。这些细胞因子通常在损伤时升高，在急性状况下爆发，而 CRPS 患者这些细胞因子的水平显著增高[98]。

甚至在 CRPS 邻近损伤部位的角蛋白生成表皮细胞，也发现高于健侧肢体的细胞因子 TNF-α 和 IL-6，伴抗炎细胞因子如 IL-10 的水平降低[99]。治疗通过生物制剂抗 TNF-α，针对细胞因子 TNF-α 引起的机械性痛觉过敏，表现出可靠的靶向和缓解作用[100]。在动物模型中观察到，NGF 作为伤害感受相关神经肽，在 CRPS 组表达升高。针对这一点的治疗减少了异常性疼痛，减轻了痛觉超敏，使上文提及的受损动物得到功能改善[101]。

- 进一步动物研究推断，特异性抑制药 LY303870 抑制 P 物质 NK1 受体，有助于缓解 CRPS Ⅰ型和 CRPS Ⅱ型相关的疼痛和红斑[102]。
- P 物质和 CGRP 在 CRPS 上调，是 IL-1β、TNF-α、疼痛相关 NGF 水平显著升高的基础，考虑其上调缘于氧化应激[103]。
- 一项 Meta 分析病例对照研究，首次对腕关节骨折后第一年补充维生素 C（每天 500mg，持续 50 天）来预防 CRPS Ⅰ型的效果进行了研究，发现 CRPS-I 的发病率降低了 50%。

维生素 C 通过最大限度地减少热损伤可能导致的血管孔隙度，减少烧伤后的水肿。维生素 C 众所周知是一种有效的氧化应激清除剂，即创伤期间，活性氧簇（reactive oxygen species，ROS）过度激活，而维生素 C 起到抑制作用。如果 ROS 失常会是灾难性的，必将损坏细胞结构，由此进而加剧 CRPS Ⅰ的发生[104, 105]。

N- 乙酰半胱氨酸也能降低痛觉超敏、痛觉过敏和氧化应激标志物[106]。

在 CRPS 动物模型中发现，毗邻损伤部位的同侧脊髓组织内，其他细胞因子有所增加，有趣的是在使用 P 物质 NK-1 受体抑制药 LY303870[107] 之后，IL-6 和 CCL2 升高。

交感神经化学性切除：交感 – 肾上腺能系统负责上调 IL-6，动物模型研究表明交感神经切除术降低了IL-6的不良伤害性作用[108]。然而，一项系统综述认为其顶多对痛觉超敏有短暂作用[109]。

最近发表的一项回顾性观察研究也证实了这一点，由此我们可以认为这是辅助缓解交感性疼痛的疗法之一。

肉毒毒素减少胆碱能神经末梢释放乙酰胆碱，有助于缓解神经性运动障碍，如肌张力障碍。阻断交感神经，可通过靶向交感神经节注射A型肉毒毒素，治疗下肢CRPS相关疼痛，称作交感神经阻滞。B型肉毒毒素优于A型肉毒毒素，疼痛缓解时间更长[109]。

经颅磁刺激（transcranial magnetic stimulation，TMS）是最有希望的治疗方法，一项聚焦于大脑皮质的无创疗法。据称当大脑皮质"重复"刺激，可调控神经结构，从而抵抗慢性神经重塑疼痛的改变，有助于疼痛认感知功能[110]。

无创迷走神经刺激着重副交感神经张力，下调炎症伤害感受性递质，这是一个新兴的领域。它使热阈升高，从而改变热刺激的伤害效应。躯体感觉皮层的钝化效应，揭示这一医学领域前景乐观[111]。

先天性和获得性免疫的特征性免疫细胞，来源于肥大细胞和朗格汉斯树突细胞。一方面，有证据表明，CRPS组织液中肥大细胞数量惊人，导致脱颗粒。P物质和NK1受体诱导脱颗粒的皮肤肥大细胞，表现出伤害感受敏感[112]。

近期的小鼠模型研究使用CD203c通过抗细胞增殖信号治疗新生肥大细胞增多症。这会成为一种潜在的CRPS治疗方式吗？[113]。

另一方面，一项针对CRPS患肢、非患肢、对照组的离体研究发现，CRPS患肢神经纤维附近的肥大细胞含量低于非患侧肢体和对照组。这揭示了CRPS神经的缺失，影响肥大细胞流动的信号和方向，阻止它们向残存的神经纤维迁移。因此，神经纤维与肥大细胞之间缺乏联系，可能是CRPS的关键因素。复杂区域性疼痛综合征患者的皮肤神经纤维和肥大细胞密度，以及神经纤维附近的肥大细胞数目有关[114]。

CRPS模型小鼠皮肤中的朗格汉斯细胞表达上调，类似人类研究中的发现。CPRS的病程越长，朗格汉斯细胞损耗约重[115, 116]。

限制性静脉输注免疫球蛋白看来有效[117]。血浆干预治疗也显示出类似的效果[118]。

几项动物研究表明，自身免疫在CRPS中发挥作用。其中一项将CRPS患者和非CRPS的纯化IgG注射到小鼠中，前者出现明显的痛觉过敏、水肿和P物质释放[119]。

IgM也发挥了作用，通过激活疼痛相关补体C5a[120]，进而上调脱颗粒肥大细胞。C5a一经触发，整个补体系统产生MAC，导致神经病变[121]。

有证据表明脊髓C5a水平过高，可能影响中枢神经敏感性，导致痛觉超敏和痛觉过敏[122]。

治疗针对降低TNF-α、IL-1β、IL-6的涟漪效应，采用抗细胞因子生物制剂。其他治疗靶标有抗CD20、钙调磷酸酶抑制药等[120]。

对于多种保守治疗均已失败的难治性CRPS病例，免疫疗法可作为CRPS的治疗选择之一，但须权衡，治疗益处须大于感染和某些癌症的风险[120]。

总之，已有文献和先进的治疗方法，致力于缓解这一世纪难题的折磨。首次提及是在美国南北战争期间的大南方，"灼痛"是最早为人所知的词条，在19世纪中期引入，描述了枪伤后损伤神经，出现特征性的烧灼痛[123]。德国物理学家1895年发现X线片有助于进一步分析这种剧烈疼痛，并因此命名为"苏德克"萎缩。德国医生描述了这种疼痛，创伤后伴肿胀、萎缩和骨密度下降[124]。

治疗旨在缓解就诊时的症状，确保疼痛水平维持在适度的范围，并决策何时采用更复杂的治疗方式，以平稳控制疼痛（图6-3）。

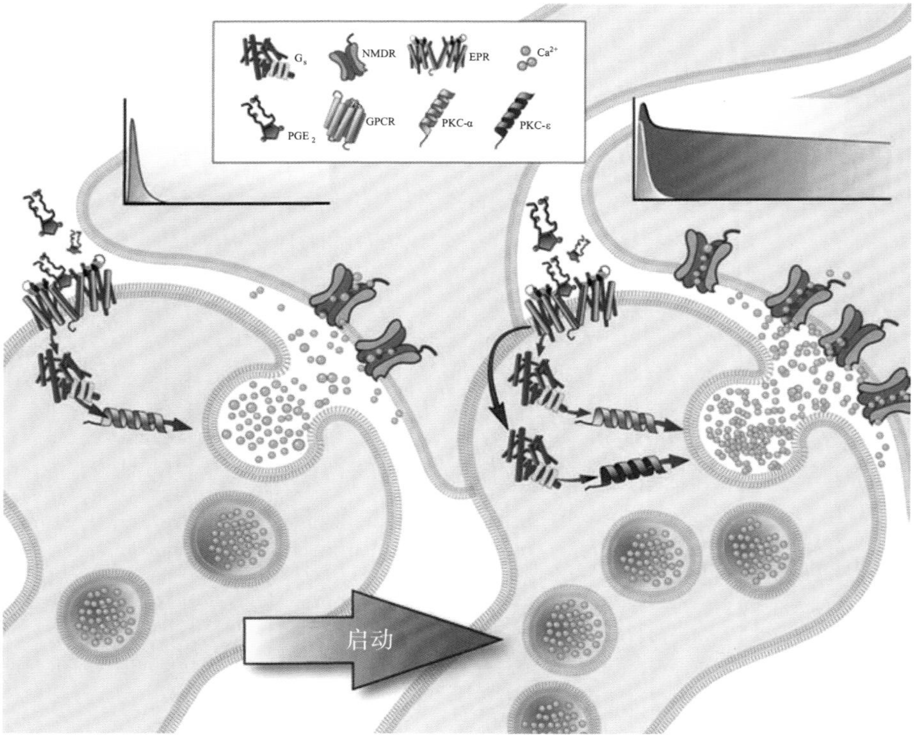

◀ **图 6-3 复杂区域疼痛综合征治疗方法示意图**

NMDAR. N- 甲基 -D- 天冬氨酸受体；EPR. 前列腺素受体；PGE_2. 前列腺素 E_2；GPCR. G 蛋白耦联受体；PKC. 蛋白激酶 C

参考文献

[1] Bruehl S. An update on the pathophysiology of complex regional pain syndrome. Anesthesiology. 2010;113(3):713–25.

[2] Merskey, H. and Bogduk, N (1994). Classification of chronic pain. 2nd Edition, IASP Task Force on Taxonomy. International Association for the Study of Pain Press, Seattle.

[3] Cheng JK, Ji RR. Intracellular signaling in primary sensory neurons and persistent pain. Neurochem Res. 2008;33(10):1970–8.

[4] Couture R, Harrisson M, Vianna RM, Cloutier F. Kinin receptors in pain and inflammation. Eur J Pharmacol. 2001;429(1–3):161–76.

[5] Bruehl S, Harden RN, Galer BS, Saltz S, Bertram M, Backonja M, Gayles R, Rudin N, Bhugra MK, Stanton-Hicks M. External validation of IASP diagnostic criteria for Complex Regional Pain Syndrome and proposed research diagnostic criteria. International Association for the Study of Pain. Pain. 1999;81(1–2):147–54.

[6] Vaneker M, Wilder-Smith OH, Schrombges P, de Man-Hermsen I, Oerlemans HM. Patients initially diagnosed as 'warm' or 'cold' CRPS 1 show differences in central sensory processing some eight years after diagnosis: a quantitative sensory testing study. Pain. 2005;115(1–2):204–11.

[7] Birklein F, Schmelz M. Neuropeptides, neurogenic inflammation and complex regional pain syndrome (CRPS). Neurosci Lett. 2008;437(3):199–202.

[8] Oaklander AL, Rissmiller JG, Gelman LB, Zheng L, Chang Y, Gott R. Evidence of focal small-fiber axonal degeneration in complex regional pain syndrome-I (reflex sympathetic dystrophy). Pain. 2006;120(3):235–43.

[9] Albrecht PJ, Hines S, Eisenberg E, Pud D, Finlay DR, Connolly KM, Paré M, Davar G, Rice FL. Pathologic alterations of cutaneous innervation and vasculature in affected limbs from patients with complex regional pain syndrome. Pain. 2006;120(3):244–66.

[10] Ji RR, Woolf CJ. Neuronal plasticity and signal transduction in nociceptive neurons: implications for the initiation and maintenance of pathological pain. Neurobiol Dis. 2001;8(1):1–10.

[11] Wang H, Kohno T, Amaya F, Brenner GJ, Ito N, Allchorne A, Ji RR, Woolf CJ. Bradykinin produces pain hypersensitivity by potentiating spinal cord glutamatergic synaptic transmission. J Neurosci. 2005;25(35):7986–92.

[12] Herrero JF, Laird JM, López-García JA. Wind-up of spinal cord neurones and pain sensation: much ado about something? Prog Neurobiol. 2000;61(2):169–203.

[13] Eisenberg E, Chistyakov AV, Yudashkin M, Kaplan B, Hafner H, Feinsod M. Evidence for cortical hyperexcitability of the affected limb representation area in CRPS: a psychophysical and transcranial magnetic stimulation study. Pain. 2005;113(1–2):99–105.

[14] Sieweke N, Birklein F, Riedl B, Neundörfer B, Handwerker HO. Patterns of hyperalgesia in complex regional pain syndrome. Pain. 1999;80(1–2):171–7.

[15] Juottonen K, Gockel M, Silén T, Hurri H, Hari R, Forss N. Altered central sensorimotor processing in patients with complex regional pain syndrome. Pain. 2002;98(3):315–23.

[16] Maihöfner C, Handwerker HO, Neundörfer B, Birklein F. Cortical reorganization during recovery from complex regional pain syndrome. Neurology. 2004;63(4):693–701.
[17] Pleger B, Ragert P, Schwenkreis P, Förster AF, Wilimzig C, Dinse H, Nicolas V, Maier C, Tegenthoff M. Patterns of cortical reorganization parallel impaired tactile discrimination and pain intensity in complex regional pain syndrome. Neuroimage. 2006;32(2):503–10.
[18] Pleger B, Tegenthoff M, Ragert P, Förster AF, Dinse HR, Schwenkreis P, Nicolas V, Maier C. Sensorimotor retuning [corrected] in complex regional pain syndrome parallels pain reduction. Ann Neurol. 2005;57(3):425–9.
[19] Maihöfner C, Handwerker HO, Neundörfer B, Birklein F. Patterns of cortical reorganization in complex regional pain syndrome. Neurology. 2003;61(12):1707–15.
[20] Maihöfner C, Neundörfer B, Birklein F, Handwerker HO. Mislocalization of tactile stimulation in patients with complex regional pain syndrome. J Neurol. 2006;253(6):772–9.
[21] Maihöfner C, Handwerker HO, Neundörfer B, Birklein F. Mechanical hyperalgesia in complex regional pain syndrome: a role for TNF-alpha? Neurology. 2005;65(2):311–3.
[22] Maihöfner C, Baron R, DeCol R, Binder A, Birklein F, Deuschl G, Handwerker HO, Schattschneider J. The motor system shows adaptive changes in complex regional pain syndrome. Brain. 2007;130(Pt 10):2671–87.
[23] Maihöfner C, Handwerker HO, Birklein F. Functional imaging of allodynia in complex regional pain syndrome. Neurology. 2006;66(5):711–7.
[24] Meyer RA, Ringkamp M, Campbell JN, Raja SN. Peripheral mechanisms of cutaneous nociception. In: McMahon SB, Koltzenburg M, editors. Wall and Melzack's Textbook of Pain. London: Elsevier
[25] Devor M. Nerve pathophysiology and mechanisms of pain in causalgia. J Auton Nerv Syst. 1983;7(3–4):371–84.
[26] Jänig W, Baron R. The role of the sympathetic nervous system in neuropathic pain: clinical observations and animal models. In: Neuropathic pain: pathophysiology and treatment. Seattle: IASP Press; 2001. p. 125–49.
[27] Drummond PD, Finch PM, Skipworth S, Blockey P. Pain increases during sympathetic arousal in patients with complex regional pain syndrome. Neurology. 2001;57(7):1296–303.
[28] Ali Z, Raja SN, Wesselmann U, Fuchs PN, Meyer RA, Campbell JN. Intradermal injection of norepinephrine evokes pain in patients with sympathetically maintained pain. Pain. 2000;88(2):161–8.
[29] Wasner G, Schattschneider J, Heckmann K, Maier C, Baron R. Vascular abnormalities in reflex sympathetic dystrophy (CRPS I): mechanisms and diagnostic value. Brain. 2001;124(Pt 3):587–99.
[30] Wasner G, Heckmann K, Maier C, Baron R. Vascular abnormalities in acute reflex sympathetic dystrophy (CRPS I): complete inhibition of sympathetic nerve activity with recovery. Arch Neurol. 1999;56(5):613–20.
[31] Harden RN, Duc TA, Williams TR, Coley D, Cate JC, Gracely RH. Norepinephrine and epinephrine levels in affected versus unaffected limbs in sympathetically maintained pain. Clin J Pain. 1994;10(4):324–30.
[32] Kurvers H, Daemen M, Slaaf D, Stassen F, van den Wildenberg F, Kitslaar P, de Mey J. Partial peripheral neuropathy and denervation induced adrenoceptor supersensitivity. Functional studies in an experimental model. Acta Orthop Belg. 1998;64(1):64–70.
[33] Schattschneider J, Binder A, Siebrecht D, Wasner G, Baron R. Complex regional pain syndromes: the influence of cutaneous and deep somatic sympathetic innervation on pain. Clin J Pain. 2006;22(3):240–4.
[34] Groeneweg JG, Antonissen CH, Huygen FJ, Zijlstra FJ. Expression of endothelial nitric oxide synthase and endothelin-1 in skin tissue from amputated limbs of patients with complex regional pain syndrome. Mediators Inflamm. 2008;2008:680981.
[35] Groeneweg JG, Huygen FJPM, Heijmans-Antonissen C, Niehof S, Zijlstra FJ. Increased endothelin-1 and diminished nitric oxide levels in blister fluids of patients with intermediate cold type complex regional pain syndrome type 1. BMC Musculoskelet Disord. 2006; 7(91):1–8
[36] Dayan L, Salman S, Norman D, Vatine JJ, Calif E, Jacob G. Exaggerated vasoconstriction in complex regional pain syndrome-1 is associated with impaired resistance artery endothelial function and local vascular reflexes. J Rheumatol. 2008;35(7):1339–45.
[37] Braus DF, Krauss JK, Strobel J. The shoulder-hand syndrome after stroke: a prospective clinical trial. Ann Neurol. 1994;36(5):728–33.
[38] Christensen K, Jensen EM, Noer I. The reflex dystrophy syndrome response to treatment with systemic corticosteroids. Acta Chir Scand. 1982;148(8):653–5.
[39] Alexander GM, van Rijn MA, van Hilten JJ, Perreault MJ, Schwartzman RJ. Changes in cerebrospinal fluid levels of pro-inflammatory cytokines in CRPS. Pain. 2005;116(3):213–9.
[40] Uçeyler N, Eberle T, Rolke R, Birklein F, Sommer C. Differential expression patterns of cytokines in complex regional pain syndrome. Pain. 2007;132(1–2):195–205.
[41] Wesseldijk F, Huygen FJ, Heijmans-Antonissen C, Niehof SP, Zijlstra FJ. Six years follow- up of the levels of TNF-alpha and IL-6 in patients with complex regional pain syndrome type 1. Mediators Inflamm. 2008;2008:469439.
[42] Wesseldijk F, Huygen FJ, Heijmans-Antonissen C, Niehof SP, Zijlstra FJ. Tumor necrosis factor-α and interleukin-6 are not correlated with the characteristics of complex regional pain syndrome type 1 in 66 patients. Eur J Pain. 2008;12(6):716–21.
[43] Sommer C, Kress M. Recent findings on how proinflammatory cytokines cause pain: peripheral mechanisms in inflammatory and neuropathic hyperalgesia. Neurosci Lett. 2004;361(1–3):184–7.
[44] Birklein F. Complex regional pain syndrome. J Neurol. 2005;252(2):131–8.
[45] Birklein F, Schmelz M, Schifter S, Weber M. The important role of neuropeptides in complex regional pain syndrome. Neurology. 2001;57(12):2179–84.
[46] Blair SJ, Chinthagada M, Hoppenstehdt D, Kijowski R, Fareed J. Role of neuropeptides in pathogenesis of reflex sympathetic dystrophy. Acta Orthop Belg. 1998;64(4):448–51.
[47] Schinkel C, Gaertner A, Zaspel J, Zedler S, Faist E, Schuermann M. Inflammatory mediators are altered in the acute phase of posttraumatic complex regional pain syndrome. Clin J Pain. 2006;22(3):235–9.
[48] de Rooij AM, de Mos M, Sturkenboom MC, Marinus J, van den Maagdenberg AM, van Hilten JJ. Familial

occurrence of complex regional pain syndrome. Eur J Pain. 2009;13(2):171–7.
[49] de Rooij AM, de Mos M, van Hilten JJ, Sturkenboom MC, Gosso MF, van den Maagdenberg AM, Marinus J. Increased risk of complex regional pain syndrome in siblings of patients? J Pain. 2009;10(12):1250–5.
[50] van de Beek WJ, Roep BO, van der Slik AR, Giphart MJ, van Hilten BJ. Susceptibility loci for complex regional pain syndrome. Pain. 2003;103(1–2):93–7.
[51] Vaneker M, Van Der Laan L, Allebes WA. Genetic factors associated with complex regional pain syndrome I: HLA DRB and TNFα promotor gene polymorphism. Disabil Med. 2002;2:69–74.
[52] van de Beek WJ, van Hilten JJ, Roep BO. HLA-DQ1 associated with reflex sympathetic dystrophy. Neurology. 2000;55(3):457–8.
[53] van Hilten JJ, van de Beek WJ, Roep BO. Multifocal or generalized tonic dystonia of complex regional pain syndrome: a distinct clinical entity associated with HLA-DR13. Ann Neurol. 2000;48(1):113–6.
[54] de Rooij AM, Florencia Gosso M, Haasnoot GW, Marinus J, Verduijn W, Claas FH, van den Maagdenberg AM, van Hilten JJ. HLA-B62 and HLA-DQ8 are associated with Complex Regional Pain Syndrome with fixed dystonia. Pain. 2009;145(1–2):82–5.
[55] Charney DS, Woods SW, Nagy LM, Southwick SM, Krystal JH, Heninger GR. Noradrenergic function in panic disorder. J Clin Psychiatry. 1990;51:5–11.
[56] Harden RN, Rudin NJ, Bruehl S, Kee W, Parikh DK, Kooch J, Duc T, Gracely RH. Increased systemic catecholamines in complex regional pain syndrome and relationship to psychological factors: a pilot study. Anesth Analg. 2004;99(5):1478–85.
[57] Light KC, Kothandapani RV, Allen MT. Enhanced cardiovascular and catecholamine responses in women with depressive symptoms. Int J Psychophysiol. 1998;28(2):157–66.
[58] Bruehl S, Husfeldt B, Lubenow TR, Nath H, Ivankovich AD. Psychological differences between reflex sympathetic dystrophy and non-RSD chronic pain patients. Pain. 1996;67(1):107–114.
[59] Feldman SI, Downey G, Schaffer-Neitz R. Pain, negative mood, and perceived support in chronic pain patients: a daily diary study of people with reflex sympathetic dystrophy syndrome. J Consult Clin Psychol. 1999;67(5):776–85.
[60] Bruehl S, Chung OY, Burns JW. Differential effects of expressive anger regulation on chronic pain intensity in CRPS and non-CRPS limb pain patients. Pain. 2003;104(3):647–54.
[61] Edwards RR, Kronfli T, Haythornthwaite JA, Smith MT, McGuire L, Page GG. Association of catastrophizing with interleukin-6 responses to acute pain. Pain. 2008;140(1):135–44.
[62] Kaufmann I, Eisner C, Richter P, Huge V, Beyer A, Chouker A, Schelling G, Thiel M. Lymphocyte subsets and the role of TH1/TH2 balance in stressed chronic pain patients. Neuroimmunomodulation. 2007;14(5):272–80.
[63] Veldman PH, Reynen HM, Arntz IE, Goris RJ. Signs and symptoms of reflex sympathetic dystrophy: prospective study of 829 patients. Lancet. 1993;342(8878):1012–6.
[64] Atkins RM, Duckworth T, Kanis JA. Features of algodystrophy after Colles' fracture. J Bone Joint Surg Br. 1990;72(1):105–10.
[65] Maier C, Baron R, Tölle TR, Binder A, Birbaumer N, Birklein F, Gierthmühlen J, Flor H, Geber C, Huge V, Krumova EK, Landwehrmeyer GB, Magerl W, Maihöfner C, Richter H, Rolke R, Scherens A, Schwarz A, Sommer C, Tronnier V, Üçeyler N, Valet M, Wasner G, Treede DR. Quantitative sensory testing in the German Research Network on Neuropathic Pain (DFNS): somatosensory abnormalities in 1236 patients with different neuropathic pain syndromes. Pain. 2010;150(3):439–50.
[66] Wilson PR, Low PA, Bedder MD, Covington EC. Diagnostic algorithm for complex regional pain syndromes. In: Progress in pain research and management. Seattle: IASP Press; 1996.
[67] Pergolizzi J, LeQuang JA, Nalamachu S, Taylor R, Bigelsen RW. The Budapest criteria for complex regional pain syndrome: the diagnostic challenge. Anaesthesiol Clin Sci Res. 2018;2(1).
[68] Harden, N. R., Bruehl, S., Perez, R., Birklein, F., Marinus, J., Maihofner, C., Lubenow, T., Buvanendran, A., Mackey, S., Graciosa, J., Mogilevski, M., Ramsden, C., Chont, M., & Vatine, J. J. Validation of proposed diagnostic criteria (the "Budapest Criteria") for Complex Regional Pain Syndrome. Pain. 2010;150(2):268–74.
[69] Sarangi PP, Ward AJ, Smith EJ, Staddon GE, Atkins RM. Algodystrophy and osteoporosis after tibial fractures. J Bone Joint Surg Br. 1993;75(3):450–2.
[70] Bean DJ, Johnson MH, Kydd RR. The outcome of complex regional pain syndrome type 1: a systematic review. J Pain. 2014;15(7):677–90.
[71] Rome L. The place of occupational therapy in rehabilitation strategies of complex regional pain syndrome: Comparative study of 60 cases. Hand Surg Rehabil. 2016;35(5):355–62.
[72] Barbalinardo S, Loer SA, Goebel A, Perez RS. The Treatment of Longstanding Complex Regional Pain Syndrome with Oral Steroids. Pain Med. 2016;17(2):337–43.
[73] Winston P. Early Treatment of Acute Complex Regional Pain Syndrome after Fracture or Injury with Prednisone: Why Is There a Failure to Treat? A Case Series. Pain Res Manag. 2016;2016:7019196.
[74] Kiefer RT, Rohr P, Ploppa A, Dieterich HJ, Grothusen J, Koffler S, Altemeyer KH, Unertl K, Schwartzman RJ. Efficacy of ketamine in anesthetic dosage for the treatment of refractory complex regional pain syndrome: an open-label phase II study. Pain Med. 2008;9(8):1173–201.
[75] Kiefer RT, Rohr P, Ploppa A, Altemeyer KH, Schwartzman RJ. Complete recovery from intractable complex regional pain syndrome, CRPS-type I, following anesthetic ketamine and midazolam. Pain Pract. 2007;7(2):147–50.
[76] Sigtermans MJ, van Hilten JJ, Bauer MCR, Arbous SM, Marinus J, Sarton EY, Dahan A. Ketamine produces effective and long-term pain relief in patients with Complex Regional Pain Syndrome Type 1. Pain. 2009;145(3):304–11.
[77] Calderón E, Calderón-Seoane ME, García-Hernández R, Torres LM. 5% Lidocaine-medicated plaster for the treatment of chronic peripheral neuropathic pain: complex regional pain syndrome and other neuropathic conditions. J Pain Res. 2016;9:763–70.
[78] Wang L, Guo TZ, Hou S, Wei T, Li WW, Shi X, Clark JD, Kingery WS. Bisphosphonates Inhibit Pain, Bone Loss, and Inflammation in a Rat Tibia Fracture Model of Complex Regional Pain Syndrome. Anesthesia and analgesia.

2016;123(4):1033–45.
[79] Birklein F, Dimova V. Complex regional pain syndrome-up-to-date. Pain Rep. 2017;2(6):e624.
[80] van de Vusse AC, Stomp-van den Berg SG, Kessels AH, Weber WE. Randomised controlled trial of gabapentin in Complex Regional Pain Syndrome type 1 [ISRCTN84121379]. BMC Neurol. 2004;4:13.
[81] Klega A, Eberle T, Buchholz HG, Maus S, Maihöfner C, Schreckenberger M, Birklein F. Central opioidergic neurotransmission in complex regional pain syndrome. Neurology. 2010;75(2):129–36.
[82] Maihöfner C, Birklein F. Complex regional pain syndromes: new aspects on pathophysiology and therapy. Fortschr Neurol Psychiatr. 2007;75(6):331–42.
[83] Baron R, Schattschneider J, Binder A, Siebrecht D, Wasner G. Relation between sympathetic vasoconstrictor activity and pain and hyperalgesia in complex regional pain syndromes: a case-control study. Lancet. 2002;359(9318):1655–60.
[84] Kemler MA, de Vet HC, Barendse GA, van den Wildenberg FA, van Kleef M. Spinal cord stimulation for chronic reflex sympathetic dystrophy--five-year follow-up. N Engl J Med. 2006;354(22):2394–6.
[85] Parisod E, Murray RF, Cousins MJ. Conversion disorder after implant of a spinal cord stimulator in a patient with a complex regional pain syndrome. Anesth Analg. 2003;96(1):201–6.
[86] Perez MRSG, Zuurmond AWW, Bezemer DP, Kuik JD, van Loenen CA, de Lange JJ, Zuidhof JA. The treatment of complex regional pain syndrome type I with free radical scavengers: a randomized controlled study. Pain. 2003;102(3):297–307.
[87] Cacchio A, De Blasis E, Necozione S, di Orio F, Santilli V. Mirror therapy for chronic complex regional pain syndrome type 1 and stroke. N Engl J Med. 2009;361(6):634–6.
[88] Moseley GL. Graded motor imagery for pathologic pain: a randomized controlled trial. Neurology. 2006;67(12):2129–34.
[89] O'Connell NE, Wand BM, McAuley J, Marston L, Moseley GL. Interventions for treating pain and disability in adults with complex regional pain syndrome. Cochrane Database Syst Rev. 2013;2013(4):CD009416.
[90] Channon G, Lloyd G. The investigation of hand stiffness using Doppler ultrasound, radionuclide scanning and thermography. J Bone Jt Surg Br. 1979;61B:519.
[91] den Hollander M, Goossens M, de Jong J, Ruijgrok J, Oosterhof J, Onghena P, Smeets R, Vlaeyen JWS. Expose or protect? A randomized controlled trial of exposure in vivo vs pain-contingent treatment as usual in patients with complex regional pain syndrome type 1. Pain. 2016;157(10):2318–29.
[92] Doria A, Zen M, Bettio S, Gatto M, Bassi N, Nalotto L, Ghirardello A, Iaccarino L, Punzi L. Autoinflammation and autoimmunity: bridging the divide. Autoimmun Rev. 2012;12(1):22–30.
[93] Hedrich CM. Shaping the spectrum – From autoinflammation to autoimmunity. Clin Immunol. 2016;165:21–8.
[94] Goldbach-Mansky R. Immunology in clinic review series; focus on autoinflammatory diseases: update on monogenic autoinflammatory diseases: the role of interleukin (IL)–1 and an emerging role for cytokines beyond IL-1. Clin Exp Immunol. 2012;167(3):391–404.
[95] Peckham D, Scambler T, Savic S, McDermott MF. The burgeoning field of innate immune-mediated disease and autoinflammation. J Pathol. 2017;241(2):123–39.
[96] Liang DY, Li X, Shi X, Sun Y, Sahbaie P, Li WW, Clark DJ. The complement component C5a receptor mediates pain and inflammation in a postsurgical pain model. Pain. 2012;153(2):366–72.
[97] Tegla CA, Cudrici C, Patel S, Trippe R, 3rd, Rus V, Niculescu F, Rus H. Membrane attack by complement: the assembly and biology of terminal complement complexes. Immunologic research.2011;51(1):45–60.
[98] Huygen FJ, De Bruijn AG, De Bruin MT, Groeneweg JG, Klein J, Zijlstra FJ. Evidence for local inflammation in complex regional pain syndrome type 1. Mediators Inflamm. 2002;11(1):47–51.
[99] Schlereth T, Drummond PD, Birklein F. Inflammation in CRPS: role of the sympathetic supply. Auton Neurosci. 2014;182:102–7.
[100] Miclescu AA, Nordquist L, Hysing EB, Butler S, Basu S, Lind AL, Gordh T. Targeting oxidative injury and cytokines' activity in the treatment with anti-tumor necrosis factor-α antibody for complex regional pain syndrome 1. Pain Pract. 2013;13(8):641–8.
[101] Sabsovich I, Wei T, Guo TZ, Zhao R, Shi X, Li X, Yeomans DC, Klyukinov M, Kingery WS, Clark DJ. Effect of anti-NGF antibodies in a rat tibia fracture model of complex regional pain syndrome type I. Pain. 2008;138(1):47–60.
[102] Guo TZ, Offley SC, Boyd EA, Jacobs CR, Kingery WS. Substance P signaling contributes to the vascular and nociceptive abnormalities observed in a tibial fracture rat model of complex regional pain syndrome type I. Pain. 2004;108(1–2):95–107.
[103] Leis S, Weber M, Isselmann A, Schmelz M, Birklein F. Substance-P-induced protein extravasation is bilaterally increased in complex regional pain syndrome. Exp Neurol. 2003;183(1):197–204.
[104] Sarisözen B, Durak K, Dinçer G, Bilgen OF. The effects of vitamins E and C on fracture healing in rats. J Int Med Res. 2002;30(3):309–13.
[105] Yilmaz C, Erdemli E, Selek H, Kinik H, Arikan M, Erdemli B. The contribution of vitamin C to healing of experimental fractures. Arch Orthop Trauma Surg. 2001;121(7):426–8.
[106] Guo T-Z, Wei T, Huang T-T, Kingery WS, Clark JD. Oxidative stress contributes to fracture/ cast-induced inflammation and pain in a rat model of complex regional pain syndrome. J Pain. 2018;19(10):1147–56.
[107] Li WW, Guo TZ, Shi X, Sun Y, Wei T, Clark DJ, Kingery WS. Substance P spinal signaling induces glial activation and nociceptive sensitization after fracture. Neuroscience. 2015;310:73–90.
[108] Li W, Shi X, Wang L, Guo T, Wei T, Cheng K, Rice KC, Kingery WS, Clark JD. Epidermal adrenergic signaling contributes to inflammation and pain sensitization in a rat model of complex regional pain syndrome. Pain. 2013;154(8):1224–36.
[109] Furlan AD, Lui PW, Mailis A. Chemical sympathectomy for neuropathic pain: does it work? Case report and systematic literature review. Clin J Pain. 2001;17(4):327–36.
[110] Nardone R, Brigo F, Höller Y, Sebastianelli L, Versace V, Saltuari L, Lochner P, Trinka E. Transcranial magnetic stimulation studies in complex regional pain syndrome type I: A review. Acta Neurol Scand. 2018;137(2):158–64.
[111] Lerman I, Davis B, Huang M, Huang C, Sorkin L,

Proudfoot J, Zhong E, Kimball D, Rao R, Simon B, Spadoni A, Strigo I, Baker DG, Simmons AN. Noninvasive vagus nerve stimulation alters neural response and physiological autonomic tone to noxious thermal challenge. PLoS One. 2019;14(2):e0201212.

[112] Li WW, Guo TZ, Liang DY, Sun Y, Kingery WS, Clark JD. Substance P signaling controls mast cell activation, degranulation, and nociceptive sensitization in a rat fracture model of complex regional pain syndrome. Anesthesiology. 2012;116(4):882–95.

[113] Zhang Y, Wedeh G, He L, Wittner M, Beghi F, Baral V, et al. In vitro and in vivo efficacy of an anti-CD203c conjugated antibody (AGS-16C3F) in mouse models of advanced systemic mastocytosis. Blood Adv. 2019;3(4):633–43.

[114] Morellini N, Finch PM, Goebel A, Drummond PD. Dermal nerve fibre and mast cell density, and proximity of mast cells to nerve fibres in the skin of patients with complex regional pain syndrome. Pain. 2018;159(10):2021–9.

[115] Calder JS, Holten I, McAllister RM. Evidence for immune system involvement in reflex sympathetic dystrophy. J Hand Surg Br. 1998;23(2):147–50.

[116] Li WW, Guo TZ, Shi X, Birklein F, Schlereth T, Kingery WS, Clark JD. Neuropeptide regulation of adaptive immunity in the tibia fracture model of complex regional pain syndrome. J Neuroinflammation. 2018;15(1):105.

[117] Goebel A, Baranowski A, Maurer K, Ghiai A, McCabe C, Ambler G. Intravenous immunoglobulin treatment of the complex regional pain syndrome: a randomized trial. Ann Intern Med. 2010;152(3):152–8.

[118] Aradillas E, Schwartzman RJ, Grothusen JR, Goebel A, Alexander GM. Plasma exchange therapy in patients with complex regional pain syndrome. Pain Physician. 2015;18(4):383–94.

[119] Tékus V, Hajna Z, Borbély É, Markovics A, Bagoly T, Szolcsányi J, et al. A CRPS-IgG-transfer- trauma model reproducing inflammatory and positive sensory signs associated with complex regional pain syndrome. Pain. 2014;155:299.

[120] Clark JD, Qiao Y, Li X, Shi X, Angst MS, Yeomans DC. Blockade of the complement C5a receptor reduces incisional allodynia, edema, and cytokine expression. Anesthesiology. 2006;104(6):1274–82.

[121] Putzu GA, Figarella-Branger D, Bouvier-Labit C, Liprandi A, Bianco N, Pellissier JF. Immunohistochemical localization of cytokines, C5b-9 and ICAM-1 in peripheral nerve of Guillain-Barre syndrome. J Neurol Sci. 2000;174:16.

[122] Him Eddie Ma C, Scholz J, Griffin RS, Allchorne AJ, Moss A, Woolf CJ, et al. Complement induction in spinal cord microglia results in anaphylatoxin C5a-mediated pain hypersensitivity. J Neurosci. 2007;27:8699.

[123] Mitchell SW, Morehouse GR, Keen WW. Gunshot wounds and other injuries of nerves. 1864. Clin Orthop Relat Res. 2007;458:35.

[124] Sudeck P. Über die akute (reflektorische) Knochenatrophie nach Entzündungen und Verletzungen in den Extremitäten und ihre klinischen Erscheinungen. Fortschr Röntgenstr. 1901;5:227–93.

第 7 章　化疗损伤微管功能：轴索病和周围神经病变

Chemotherapeutics That Impair Microtubule Function: Axonopathy and Peripheral Neuropathies

Hai Tran　Gail V. W. Johnson　著
王　苑　译　　陈雪青　范颖晖　校

化疗诱发的周围神经病变（chemotherapy induced peripheral neuropathy，CIPN）是一种常见、常为剂量相关性的不良反应，见于许多传统和新型化疗制剂，可发生于化疗期间或在化疗后延迟出现。由于缺乏评估或分类的标准，CIPN 诊断困难。这使得本已参差不齐的 CIPN 研究更具挑战。尽管已有很多相关的研究发表，但 CIPN 的病理生理学和病因学仍难明晰，治疗选择非常有限。CIPN 对身体和功能可能影响深远，经久不愈，常成为间断或限制化疗的一个常见原因。

本节将对 CIPN 做一概述，随后聚焦微管靶向制剂（microtubule-targeting agents，MTA）所致 CIPN 的流行病学、诊断、预防和治疗。

CIPN 是化疗药物常见的不良反应。CIPN 发生率呈药物特异性，风险最高的药物，按降序排列依次为铂衍生复合物、紫杉烷类、沙利度胺及其类似物、伊沙匹隆（一种埃博霉素 B 类似物）[1]。尽管有报道 CIPN 的发生率高达 85%[2]，一项近期的系统性综述与 Meta 分析表明，CIPN 的总患病率约为 48%，在化疗结束后 1 个月高达 68%，化疗结束后 6 个月降至 30%[3]。神经毒性可发生于单次高剂量或药物累积暴露之后[4]。CIPN 主要是一种感觉神经病变，但也可出现运动、自主或多发性神经病变[5, 6]。

CIPN 的表现和病程非常多变，有轻有重，可短暂也可演变为慢性疼痛伴继发性、永久性神经结构破坏[7]。CIPN 会使人衰弱，造成化疗药减量或彻底中断，最终影响生存[8]。此外，CIPN 对癌症生存者的生活质量造成负面影响[9, 10]，尚缺乏关于化疗结束后一年癌症生存者 CIPN 自然进程的数据。但接受紫杉烷或奥沙利铂化疗的乳腺癌和结肠癌生存者，在停止治疗后的 2 年或 6 年仍受 CIPN 困扰[5, 11]。

相对缺乏了解 CIPN 病理生理学和风险因素，这明显阻碍了制订该疾病的防治策略。关于紫杉烷和长春新碱诱发 CIPN，已提出大量假说，包括：①轴索退变，继发于微管破坏及其他细胞骨架改变；②化疗药物对线粒体的直接毒性作用阻碍能量供应，尤其是在突触；③钙稳态失调；④促炎细胞因子（TNF-α/IL-1β）生成增加和（或）抗炎细胞因子（IL-4/10）生成减少；⑤离子通道的表达和功能改变（Nav 和 KV，以及 TRP），导致周围神经元兴奋性改变[8, 12-18]。可惜至今基于上述假设的疗法，仍未转化为临床可用的干预方式[9]。尽管如此，仍取得了一些进展。例如，众所周知，在同等最大耐受剂量下，与紫杉烷相比，甲磺酸艾瑞布林的 CIPN 发病率显著降低[19]。这些差异的确切原因尚未完全阐明，但动物模型的数据显示，艾瑞布林仅作用于轴索，而非背根神经节神经元，而且该药物稳定轴索微管网络，对抗药物的抗癌毒性作用。相比之下，紫杉醇对所有背根神经节神经元都有作用，并导致更严重的轴索变性[20, 21]。

一、发病率

Seretny 等 2014 年率先发表了关于 CIPN 的 Meta 分析，从 31 项纳入 4179 名患者的研究推论，化疗后・个月内，CIPN 的患病率为 68.1%，3 个月时为 60.0%，6 个月及以上为 30.0%。Meta 回归分析显示，特定化疗药物类型，占异质性的 32%，而评估时机占 36%[3]。Brozou 等在关于铂剂诱发周围神经病变（platin-induced peripheral neuropathy，PIPN）的系统综述中报道，有 45.8% 患者的神经病变有疼痛症状[22]。

二、风险因素

如同其他神经病变，存在神经损伤可能易患 CIPN。接受特定的药物，尤其铂剂，CIPN 的发生率较高。其他风险因素尚不清楚，可能包括女性、疼痛基线评分偏高、肥胖[23]。

在遗传层面，研究的重点是确定遗传风险因素，然而，对许多与 CIPN 发展可能相关的基因（如 *AGXT*、*GSTP1* 和 *CYP2C8*）的研究没有发现任何相关性[24]。尽管如此，也取得了一些成果，例如，特定基因突变已被确认明显影响长春新碱治疗相关 CIPN 的严重性和风险度。患有 Charcot-Marie Toothy 病 1A 型（Charcot-Marie Toothy disease type 1A，CMT1A）和 *ERG2* 基因突变的个体分别对长春新碱高度敏感和更敏感[25, 26]。多态性 *CEP72* 基因，编码中心体蛋白 72 kDa，也与长春新碱诱发 CIPN 的风险性和严重程度相关[27]。还有一些非遗传性风险因素可能作用于 CIPN 的发生，需在使用特定化疗药物之前考虑到。例如：先前其他化疗制剂暴露史，原有周围神经病变如并发于糖尿病，肌酐清除率降低的肾功能不全，吸烟史，副肿瘤抗体，以及癌症相关神经病变[28–31]。

三、损伤机制

MTA 用于治疗多种不同类型的癌症。MTA 损伤微管的动力学，瓦解细胞分裂、细胞完整性和物质运输过程。干扰这些过程，可致肿瘤细胞死亡[32]。但 MTA 也会损伤非肿瘤细胞的微管功能，尤其周围神经元，由此导致明显的不良反应。MTA 最突出、最有害的不良反应之一就是 CIPN，主要缘于扰乱轴索功能（轴索病）。MTA 治疗的大部分患者在治疗的第 1 个月内出现 CIPN，并随治疗持续而进展。CIPN 通常表现为肢体远端的神经病理性疼痛、麻木和刺痛，以及对机械刺激或热刺激的过度敏感。中断治疗之后，症状常在短时间内缓解，但也可能发展为慢性神经病理性疼痛[33, 34]。

本节将首先回顾微管的基础细胞生物学，着重强调微管在细胞分裂和维持神经元功能中的作用。接下来将介绍主要的三类 MTA，讨论这些 MTA 作为周围神经病变的主要致病因素，诱发轴索病；并讨论为什么患者对 MTA 不良反应的敏感性存在差异。文末将总结目前预防或缓解 CIPN 的治疗干预。

（一）微管的基础细胞生物学

除了少数例外，微管存在于所有真核细胞的细胞质。微管的直径都为 24～25nm，而长度差异很大。微管都由 α 和 β 微管蛋白二聚体组成，当不聚合成微管时，作为异二聚体存在。α/β 二聚体的长度为 8nm，头尾相接，因此微管具有确定的极性，即微管的两端不同。微管蛋白二聚体通常排列成 13 条纵队或原纤维，围绕一个中空的圆心。而且微管是动态结构，根据支持细胞功能的需要，进行拆装。

体外添加或移除 α/β 微管蛋白二聚体，在微管的两端［正极（+）和负极（–）］均可操作，但二聚体的开 / 关率，正极明显快于负极，即正极动力更强。实际上细胞内微管蛋白二聚体几乎总是从微管的正极添加或移除。α 和 β 微管蛋白都是 GTP 结合蛋白，需要结合 GTP 从而聚合成微管。α 微管蛋白与 GTP 的结合非常紧密，是“不可替换的”。GTP 与 β 微管蛋白的结合是可替换的，当二聚体组装成微管时，内在的 GTP 酶激活，使 β 微管蛋白上的 GTP 水解为 GDP。然而，当微管蛋白聚合成微管时，β 微管蛋白无法将 GTP 水解为 GDP，只有当微管蛋白以游离二聚体形式存在时才行[35]。

微管呈现出一种信号行为，称作“动态不稳定性”，即单个微管在持续期，通过添加或移除微管蛋白二聚体而伸长或快速缩短，主要从微管的正极起始，在间期突然转变（毁坏或挽救）。这种行为的主要调节者是 GTP 和 β 微管蛋白的 GTP 酶活性。微管蛋白必须与 GTP 结合才能并入微管，一经聚合，GTP 即水解为 GDP。微管蛋白 GTP 的解离速率比微管蛋白 GDP 慢得多，因此只要微管蛋白 GTP 的增加速率大于 GTP 水解为 GDP 的速率，微管将维持“GTP 帽”，从而仍处于伸长期。然而，当 GTP 水解速率超过微管蛋白 GTP 的增加速率，微管有结合 GDP 的末端二聚体，将转变为缩短期，直到再戴上微管蛋白 GTP 帽。还值得一提的是，尽管 GTP 是一种主要的调节剂，但不是决定微管状态的唯一因素。例如，微管相关蛋白（microtubule associated proteins，MAP）和微管切断酶的出现，也在介导微管动力学中发挥作用。其实缺失微管蛋白 GTP 帽，对于启动快速缩短期，是必要但不充分条件。有关微管结构和动力学的近期综述参见参考文献 [36]。

（二）微管在有丝分裂中的作用：微管靶向制剂抗癌治疗的基本原理

在非细胞分裂间期，微管表现出相对较低水平的不稳定性。而当细胞准备进行有丝分裂时，间期微管彻底解体，随后组装纺锤体微管，这比间期微管明显更具动力[37, 38]。纺锤体微管在促进姐妹染色单体分离和定位到各自子细胞中，起着不可或缺的作用。这一过程的成功需要微管高动力，且不同微管各司其职。尽管纺锤体的所有微管在 1～2 个纺锤丝（中心体）上都有负极，但在有丝分裂中发挥不同的作用。动粒微管附着在动粒上，它是一种蛋白复合体，以正极连接染色体的着丝点，当极性微管从各自中心体向纺锤体中心区延伸并重叠，微管运动促进其相互作用。星体微管从中线向外投射至细胞膜，这是有丝分裂纺锤体到达正确位置所必需的。在细胞分裂中期，动粒微管促进染色体沿纺锤体中心区定位。动粒微管必须连接到染色体各自的动粒上，而各染色体必须通过微管端口连接动粒。如果这不能发生，细胞将不会进行至细胞分裂后期，这一失败最终将导致细胞凋亡（程序性细胞死亡）。一旦所有染色体都位于中间区，并与动粒微管适当互动，会急剧转变进入后期，各染色体同步分裂为姐妹染色单体，各自有动粒。随后，动粒微管经历彻底解体，导致微管缩短，而且各染色单体向相反的纺锤体极移动。同时，极性微管拉长，伴微管运动，促使两极分离。在细胞末期，染色单体到达各自纺锤体极，动粒微管在间期子代细胞内微管胞质分裂和重组之前，彻底解体。其实微管协同动力，对于有丝分裂和细胞存活是必要的。抑制微管动力属性的药物，阻止细胞分裂、导致细胞死亡，因此被用作有效的化疗药物。靶向微管的不同类别制剂，将在下文中讲述。

（三）神经元中的微管及其在轴索的独特作用

神经元是有丝分裂后的细胞；而微管在其结构和功能中的作用不可或缺。神经元是非常不对称的细胞，轴索的长度明显大于胞体。在周围神经系统，轴索可长达 1m，远大于神经元细胞体。微管及其运动，在轴索的维持和功能中发挥着至关重要的作用。不仅维持轴索的结构和完整性，微管对于囊泡、细胞器、蛋白质及其他物质向突触末端移动，以及从突触返回细胞体，都是必不可少的，神经元得以功能正常。虽然神经元不是分裂的细胞，但它们易受 MTA 的影响，这常导致严重的并发症，因而限制化疗药物在癌症治疗的应用[39]。虽然已明确 MTA 常会诱发轴索变性和周围神经病变，但这些药物诱发的进程尚不清楚，这阻碍了减轻这些不良反应的治疗干预取得进步。下文将介绍不同类别的 MTA，讨论其成为有效化疗药物的作用机制，及其潜在的致衰弱不良反应。

（四）微管靶向药物综述

1. 微管稳定药

微管稳定药是用于多种癌症治疗的化疗药 MTA。紫杉烷是微管稳定药，广泛用于化疗；最近埃博霉素有采用。紫杉烷是二萜类化合物，其中紫杉醇和多西他赛（泰素帝）是两种常用的化疗药物。紫杉醇稳定微管，是通过在微管的管腔内侧，紧密连接微管蛋白 β 亚单位。这加强了微管蛋白亚单位之间的外部联系，并通过抑制微管的解离和动力失稳，来稳定聚合结构[40-42]。埃博霉素稳定微管与紫杉烷作用类似但不尽相同。埃博霉素与紫杉烷竞相结合微管，并抑制微管失稳[43]。微管动力失稳，决定有丝分裂。稳定微管，会阻碍有丝分裂纺锤体的正常形成和功能，这导致细胞周期停滞在 G_2/M 期，促使癌细胞死亡[43]。这被认为是微管稳定药减缓肿瘤生长和（或）导致肿瘤消退的主要作用机制；然而，紫杉烷类和埃博霉素类药物，都可能有其他作用靶点，使其不仅作为有效的化疗药物，也可能成为诱发周围神经病变不良反应的因素之一[44-46]。

2. 微管蛋白失稳药

长春碱和艾瑞布林是两类主要的化疗药，属于微管蛋白失稳药。长春碱与 β 微管蛋白结合，它位于微管末端，与紫杉烷不同。长春碱结合的微管蛋白，不能并入微管的结构，因而抑制动力的稳定性、阻止细胞中期有丝分裂。有趣的是，当长春碱结合至微管正极，它们会张开，这表明结合至 β 微管蛋白，是 α/β 微管蛋白异二聚体的接口，从而使单个的原纤维从线性变形[47]。在低浓度，长春碱不引起微管解离[48, 49]。长春碱最初被归类为微管蛋白失稳药，是考虑其作用机制涉及微管解离、抑制微管聚合、形成微管蛋白 – 长春碱次晶体。但当呈现数量差异时，微管蛋白结合属性与经典长春碱，只在高浓度时影响微管蛋白组装[48, 50, 51]。在很低浓度抑制微管动力，更像是它们作为化疗药的主要作用。

艾瑞布林是一种具有独特作用模式的 MTA，因为它只抑制微管的生长期。艾瑞布林对微管正极的亲和力较高，而对可溶性微管蛋白的亲和力较低。艾瑞布林结合至 β 微管蛋白亚单位，打破了动力微管与可溶性微管蛋白之间的正常平衡，导致微管网状解聚，尽管有证据表明这些作用源于艾瑞布林对微管生长的抑制。与长春碱不同，艾瑞布林在微管正极与开放的 β 微管蛋白结合，从而阻止微管聚合，而不影响缩短或原纤维线性或导致末端张开。有趣的是，艾瑞布林的抗有丝分裂作用在细胞水平是不可逆的[47]，这与紫杉醇或长春碱不同，尽管长春碱和艾瑞布林对微管功能的影响不同，但都用作化疗药物，而周围神经病变是其常见不良反应[29-31]。

四、评估和诊断

诊断和治疗 CIPN 的一个主要障碍，是缺乏标准评估方法的广泛共识，可在不同治疗中心进行一致性评价。评估方法可以主观、客观，或兼而有之。主观方法包括流行的美国国家癌症研究所不良事件通用语标准（National Cancer Institute-Common Terminology Criteria for

Adverse Event，NCI-CTCAE）分级量表和转归自评。NCI-CTCAE 的一个主要优点是，可由医疗专业人员根据与神经病变相关症状评估，简便易行。但它一个显著的缺点在于它是主观的，不能详细表明神经病变的严重程度、神经病变的类型或受累部位[7]，也有一些转归自评用于 CIPN 评估。两种流行的评估方法，是癌症治疗 / 妇科肿瘤组功能评估——神经毒性（Functional Assessment of Cancer Therapy/Gynecologic Oncology Group-Neurotoxicity，Fact/GOG Ntx）问卷和 CIPN 生活质量问卷 20（quality of life questionnaire-CIPN20，QLQ-CIPN20），由 Postma 等基于欧洲癌症研究与治疗组织（European Organization for Research and Treatment of Cancer，EORTC）生活质量问卷 30（quality of life questionnaire 30，QLQ-30）编制[52, 53]。

有两种客观的评估方法，一种是由专业人员进行典型的神经系统检查，以判断神经系统病变；另一种是有创的神经传导检查，它有明显的局限性。神经传导检查有创、疼痛，且无法识别 CIPN 主要累及的小神经纤维[7]。因此，这项措施在识别和评估 CIPN 方面的用处非常有限。

主观和客观复合量表也存在。神经病变总分（total neuropathy score，TNS）包括评估者对体征和症状的主观评估，以及腓肠神经和腓总神经传导的有创检查[54]。TNS 的缺点是复杂和耗时。由此，为了尽量降低复杂性，有了 TNS 的改良版，只采用评估者对症状和体征的主观评估。这些是 TNS- 临床量表（TNS-clinical，TNSc）；还有一种省略了定量感觉评估，即 TNS- 简化量表（TNS-reduced，TNSr）[55]。这些改良量表在检测和分级 CIPN 症状严重程度方面，比 NCI-CTCEA 更为敏感[56]。

至今尚无关于多种评估方法当中该用哪种的建议。可能结合主观和客观的评估在诊断和分级 CIPN 严重程度方面更为准确[55]。在做出建议之前，还需要修订现存方法，并评估其有效性。

五、预防化疗诱发的周围神经病变发生的措施

CIPN 的预防和治疗明显存在重合。预防，是在神经元损伤之前，避免其发生，或者当 CIPN 出现，暂时或永久地将其临床表现全方位降至最轻。诊断后进行治疗，缓解 CIPN 的临床表现。通常在 CIPN 或其他形式神经病变（如糖尿病性周围神经病变）的动物模型中证明有效的药物，既可预防 CIPN 发生，又可治疗其症状。因此，现有信息不能截然区分预防和治疗。但为了便于理解，将现有文献分为预防和治疗，合情合理。

CIPN 可显著降低生活质量，需要预防或至少降低 CIPN 严重程度的措施。可惜由于 CIPN 的发生途径多样，使其特异性发病机制尚未阐明，因而预防 CIPN 发生的举措尚不清楚。例如，2014 年，美国临床肿瘤学会（American Society of Clinical Oncology，ASCO）发表了一份关于 CIPN 预防性治疗的分析，基于 42 项随机对照试验做系统性综述，评估了 18 种广泛使用的药物。该分析显示，没有某个或某组药物在预防 CIPN 方面，证据确凿地具有持续、有意义的临床获益[57]。关于化疗药物损害微管功能的重要性和相关性，尤其紫杉烷诱发的 CIPN，测试了两种能够减轻氧化应激的药物。一项小样本队列研究报道，乙酰左旋肉碱（acetyl-L-carnitine，ALC）有助于降低神经病变的严重程度，并改善神经病变的感觉和运动症状，但在一项大型随机对照研究中，发现它其实增加了 CIPN[58, 59]。类似的，谷胱甘肽被证实不能减轻紫杉烷诱发的 CIPN[60]。一项 2016 年的总结，关于美国国家癌症研究所（National Cancer Institute，NCI）赞助的所有 CIPN 试验，包括 ASCO 指南中引用的一些研究，得出了相

同的结论，即目前尚无有效干预可预防和（或）治疗 CIPN[61]。

出于预防 CIPN 的需求，研究还在继续。许多干预验证的都是市售药物，但大多数研究用的是动物模型，尚未涉及人类样本。不过这些研究为可能的治疗靶点提供了重要信息，在此呈现最近几项关键的研究成果。在大鼠模型，研究了氯沙坦、血管紧张素Ⅱ 1 型受体（angiotensin Ⅱ type 1 receptor，AT1R）抑制药，对紫杉醇诱发周围神经病变的镇痛作用。本研究发现，单次或多次注射氯沙坦可改善症状并延迟紫杉醇诱发的 CIPN 出现，这是通过抑制背根神经节神经元内炎症细胞因子 IL-1β 和 TFN-α 的表达发挥作用[62]。这些结果令人鼓舞，但需将研究扩展到人类患者。同样，其他药物通过抑制背根神经节的神经兴奋性、抑制促炎细胞因子 IL-1β 和 TFN-α 的产生和（或）促进抗炎细胞因子 IL-4/10 的产生，可能预防或改善 CIPN 的症状。过氧亚硝酸盐，调节脊髓胶质细胞源性促炎和抗炎细胞因子，利于上述背根神经节炎症抑制作用。在一个大鼠模型，口服过氧亚硝酸盐（peroxynitrite，PN）分解催化剂（peroxynitrite decomposition catalyst，PNDC）SRI6 和 SRI110，不仅预防 CIPN，而且逆转紫杉醇诱发的 CIPN，但不干扰紫杉醇的化疗效果。这是通过阻断过氧亚硝酸盐的形成，抑制了促炎细胞因子的产生，并且抗炎细胞因子的生成增加[18]。

在一项小鼠模型研究中，3 种 MAPK 抑制药、2 种 MEK1 和 MEK2 抑制药 PD98059 和 U0126，以及一种 p38 抑制药 SB203580，通过阻断 NF-κB 的活性及下游基因的表达，能预防但并不逆转紫杉醇诱发的过度敏感行为[63]。在这些研究的基础上，Meng 等利用小鼠模型证明，5- 羟色胺去甲肾上腺素再摄取抑制药（serotonin-norepinephrine reuptake inhibitor，SNRI）度洛西汀改善了 CIPN 的症状，且有潜力预防或部分减轻 CIPN 发生，它是通过抑制 p38 激活，从而阻止 NF-κB 激活与核转录，这在奥沙利铂和紫杉醇诱发 CIPN 的机制中已有提及。通过抑制 DRG 中 IL-6 和 TNF-α 的表达，阻断 p38 的激活、减弱炎症反应，并上调 NGF 的表达，这有益于神经元的健康[64]。

最近的研究描述了所谓“沉默的激动剂”α_7 烟碱乙酰胆碱受体（nicotinic acetylcholine receptor，nAChR）[65]，它在化学性诱发急、慢性神经病理疼痛动物模型，发挥显著的剂量和时间相关抗伤害感受作用[66]。令人鼓舞的是，α_7 nAChR 沉默激动剂 R-47，在紫杉醇诱发 CIPN 小鼠模型中，能预防和逆转 CIPN，而不干扰紫杉醇的抗癌治疗效果[67]。还需要进一步研究来确定 α_7 nAChR 沉默激动剂，能否有效改善人类的 CIPN。

还有数据提示二甲双胍，作为 AMP 活化蛋白激酶（AMP-activated protein kinase，AMPK）激活剂，具有预防 CIPN 发生的潜力。二甲双胍和紫杉醇联合给药，可减轻小鼠模型中的机械性痛觉过敏，但未阐明其内在机制[68]。另一项研究表明，二甲双胍有预防 CIPN 发生的潜力，它通过降低小鼠模型背根神经节中转录因子低氧诱导因子 1α（hypoxia-inducible factor 1 alpha，HIF-1α）的表达起作用[68]，尽管它不能缓解治疗后的症状。

除了动物模型研究，有了少量纳入人类患者的小型研究。例如，近期一项小型队列研究报道，接受加巴喷丁联合紫杉醇化疗的乳腺癌患者，发生二级和三级神经病变的概率及腓肠神经和腓总神经的神经传导速度（nerve conduction velocity，NCV）的变化，显著低于单纯紫杉醇治疗组[36]。而且近期一篇系统性综述和 Meta 分析，关注了使用传统中药促进血液循环和疏通经络，以消除经络阻塞，预防和改善 CIPN 症状的研究，其中 20 项研究中有两项，将紫杉醇作为抗肿瘤剂。这些分析表明，传统药物在预防和治疗 CIPN 症状方面均已显示出有效证据，但还需要更多的研究[38]。

六、化疗诱发的周围神经病变症状的治疗

CIPN 症状治疗的方法繁多，包括抗惊厥药、抗痉挛药、抗抑郁药、SNRI 类、NMDAR 抑制药、强阿片类药物、局部麻醉剂如利多卡因贴剂、NSAID 和对乙酰氨基酚、非传统方式（辣椒素、大麻素、针灸和干扰疗法），以及繁杂的辅助疗法。但尚无确定有效的 CIPN 疗法。至今评估了多种药物及其组合的试验显示疗效有限。

抗惊厥药、抗抑郁药和 SNRI 类药物，已作为 CIPN 治疗被广泛评估，因其已被证实对其他形式的神经病变有效。

加巴喷丁类在治疗多种神经病理征中起主要作用。有些研究提示加巴喷丁可能对 CIPN 有益，并可能有助于预防紫杉醇治疗后的重度神经病变[69]。然而，在一项随机、双盲、安慰剂对照交叉试验中，纳入了 115 名使用过各种化疗药物的患者，分别给予加巴喷丁或安慰剂，在改善方面未见显著差异（组间平均疼痛变化 20%～30%）[70]。拉莫三嗪在同样分组的类似研究中，也未见显著药效[70]。抗痉挛药物（包括 α_2 受体激动药，如右美托咪定、可乐定和替扎尼定，或 $5HT_2$ 抑制药如环苯扎林）常用于慢性疼痛，尤其 α_2 受体激动药已在糖尿病神经病变有所研究，但仍尚无用于 CIPN 治疗的研究。

针对抗抑郁药阿米替林和去甲替林[71, 72]，以及抗惊厥药加巴喷丁和拉莫三嗪[70, 73]的研究均证实其在 CIPN 治疗无效。Durand 等发现，文拉法辛，一种 SNRI，可缓解反复急性神经毒性，并降低 CIPN 渐进性、永久性神经感觉毒性的发生率，但该试验仅限于奥沙利铂诱发 CIPN 的患者[74]。一项Ⅲ期临床试验，研究了度洛西汀用于紫杉醇或奥沙利铂出现 CIPN 症状的患者[75]。奥沙利铂诱发 CIPN 患者，治疗后感受到疼痛较安慰剂组平均减轻 30%～50%。而紫杉醇诱发 CIPN 组度洛西汀治疗无明显获益。尽管缺乏高质量均质数据，度洛西汀是 ASCO 推荐治疗 CIPN 的唯一药物。这是一项“中级”推荐[55]。

目前已尝试靶向 CIPN 多个通路联合用药。例如混合巴氯芬、阿米替林和氯胺酮（baclofen，amitriptyline，and ketamine，BAK）局部应用，可轻度改善感觉和运动神经病变[76]。需要提及一项研究，局部使用阿米替林和氯胺酮（但不使用巴氯芬），CIPN 症状并未显著改善[77]。

神经损伤导致炎症加剧、环氧合酶 -2 上调，因此 NSAID 已被用于治疗 CIPN 和其他神经病变[78]。尽管常用于减轻疼痛，但尚缺乏人类研究证据支持 NSAID 如布洛芬，能否显著改善 CIPN。一些动物研究证据建议 COX 抑制药，通过改变前列腺素水平，可作为潜在的保护性药物，减少实验诱发的（化疗或机械性）神经损伤[78]，改善神经的传导[79]，改善多种行为评估指标，包括痛觉超敏和痛觉过敏——两种常见的人类神经病理性疼痛表现[78, 79]。这提示 NSAID 可能在化疗期间或之前，作为保护性治疗有一定用处；但这必须进一步在人类研究中得到证实，才能被明确推荐。

阿片类药物由于不良反应、依赖风险和耐受性，通常在神经病理性疼痛治疗中不受青睐，几乎无人类研究支持其用于 CIPN[80, 81]。但可考虑将其用于癌症患者常会遭受的急性爆发痛，在其他药物滴定达标之前作为替补[81]或用于临终关怀。

非传统、替代治疗，包括与化疗药物同期输注钙和镁，辣椒素、针灸和干扰疗法，已作为 CIPN 疗法进行评估。根据最初发现和临床经验，在美国奥沙利铂输注的同时，高达 40% 的患者给予钙和镁[82]。由于 Loprinzi 等在 2014 年发表的一项Ⅲ期随机、安慰剂对照、双盲试验研究表明，该方法无治疗益处[83]，它基本上被放弃了。

2019年，一项随机对照试验纳入16名患者，评估8%辣椒素（一种分离自辣椒的化合物）局部外用，治疗CIPN症状的有效性。认为治疗组与安慰剂相比，疼痛缓解得到显著改善。但在辣椒素治疗前后，定量感觉评估未及变化[84]。这些数据提示辣椒素在缓解疼痛方面可能有效，但还需要更多的研究。同样，Baviera等发表一项系统性综述，聚焦五项描述针灸抑制CIPN症状和改善生活质量的研究。长春新碱，作为MTA，是上述五项研究所用的4种化疗药物之一。这些研究都显示针灸疗法轻微改善症状，而无明显不良反应。但这些研究存在质量问题，需要更多的随机对照试验，来评估针灸治疗CIPN症状的效果[85]。另一个系统性综述也聚焦于采用针灸缓解CIPN症状，分析中只纳入三项随机对照试验，其中一项包括紫杉烷和长春新碱作为抗肿瘤药物[86]。有趣的是，这三项研究均未被Baviera等文章提及。这项研究支持之前的发现，即针灸可能缓解CIPN症状并改善患者生活质量，但还需要更多研究[86]。近期一项临床试验纳入33名已确诊CIPN的患者，与安慰剂相比，针灸对身体和功能的改善以及感觉症状的缓解，具有统计学意义。同样，作者也建议更多试验，来证实这些有趣的结果[87]。

众多非药物干预已建议用于CIPN，包括草药[88, 89]、多种维生素、针灸[86, 90]、干扰疗法和经皮神经电刺激（TENS）[91–95]，但大多未被证明有效或用处受限。运动看来有益于CIPN[96–98]，当然也可能有助于对抗许多癌症患者出现的平衡、功能和情绪障碍。干扰疗法，可看作“白噪声”疗法，与经皮神经电刺激（transcutaneous electrical nerve stimulation，TENS）疗法类似，可能是一种有效治疗方法，但证据级别尚不充分[94, 95]，一项随机模拟对照试验显示，假对照和干扰疗法组间未见差异[93]。

干扰疗法由生物物理学家Guiseppe Marineo发明并提出。Marineo假设慢性疼痛进程可被改变，通过电刺激干扰疼痛传入起作用，类似TENS[99]。2016年，一篇关于干扰疗法治疗慢性疼痛的系统性综述发表。这篇综述的结果表明，干扰疗法为难治性疼痛综合征患者提供了显著的疗效[99]。该综述纳入了20项研究，其样本量都较小。在这篇综述涉及的20项研究中，只有3项研究干扰疗法对CIPN患者的作用。在这三项研究中，有两项报道了病情改善，疼痛减轻了50%～53%[100, 101]，另一项研究报告无差异[102]。一项纳入50名患者的随机对照试验，比较了CIPN患者采用干扰疗法或TENS。在这项研究中，接受干扰疗法的患者在疼痛、刺痛和麻木评分改善最高达50%；感到症状有所改善的患者人数，干扰疗法组是TENS组的2倍[103]。然而，另一项随机对照试验在CIPN患者比较了干扰疗法和假对照组，缓解未见显著组间差异[104]。因此，确需进一步研究来证实干扰疗法对CIPN的有效性。

对大麻素治疗CIPN的兴趣持续增高[105]。但这些药物的有效性仍有待确定。还有其他辅助疗法，如基于运动的康复和草药/植物化学物质用于治疗CIPN。有证据表明，基于运动的康复方法对于CIPN治疗有益，能更好地应对症状和改善生活质量[106, 107]。关于草药/植物化学物质在治疗CIPN症状方面的有效性，证据有限[108]。

总结

尚无广泛推荐用于CIPN症状及其严重程度的评估方法。目前，度洛西汀和运动疗法的支持证据最多，缺乏有效预防CIPN发生或治疗CIPN症状的措施。看来若要成功预防CIPN，需要靶向多个通道的联合用药方案。此外，临床试验结果表明，预防策略需要在化疗之前、期间和之后实施，疗法才会有效。同样，控制CIPN的症状可能需要多学科治疗，联合物理/心理疗法来提高生活质量，以及靶向不同受体的药物。治疗应针对患者个体以及患者接受的化疗药物来斟酌。因此，继续研究 CIPN 潜在的多种损伤机制也很重要。

参考文献

[1] Banach M, Juranek JK, Zygulska AL. Chemotherapy-induced neuropathies-a growing problem for patients and health care providers. Brain Behav. 2017;7(1):e00558.
[2] Fallon MT. Neuropathic pain in cancer. Br J Anaesth. 2013;111(1):105–11.
[3] Seretny M, et al. Incidence, prevalence, and predictors of chemotherapy-induced peripheral neuropathy: a systematic review and meta-analysis. Pain. 2014;155(12):2461–70.
[4] Verstappen CC, et al. Neurotoxic complications of chemotherapy in patients with cancer: clinical signs and optimal management. Drugs. 2003;63(15):1549–63.
[5] Hershman DL, et al. Association between patient reported outcomes and quantitative sensory tests for measuring long-term neurotoxicity in breast cancer survivors treated with adjuvant paclitaxel chemotherapy. Breast Cancer Res Treat. 2011;125(3):767–74.
[6] Trivedi M, Hershman D, Crew K, Management of chemotherapy-induced peripheral neuropathy. Chemotherapy. 2015:7.
[7] Cavaletti G, Marmiroli P. Chemotherapy-induced peripheral neurotoxicity. Nat Rev Neurol. 2010;6(12):657–66.
[8] Miltenburg NC, Boogerd W. Chemotherapy-induced neuropathy: a comprehensive survey. Cancer Treat Rev. 2014;40(7):872–82.
[9] Cavaletti G. Chemotherapy-induced peripheral neurotoxicity (CIPN): what we need and what we know. J Peripher Nerv Syst. 2014;19(2):66–76.
[10] Markman M. Chemotherapy-associated neurotoxicity: an important side effect-impacting on quality, rather than quantity, of life. J Cancer Res Clin Oncol. 1996;122(9):511–2.
[11] Kidwell KM, et al. Long-term neurotoxicity effects of oxaliplatin added to fluorouracil and leucovorin as adjuvant therapy for colon cancer: results from National Surgical Adjuvant Breast and Bowel Project trials C-07 and LTS-01. Cancer. 2012;118(22):5614–22.
[12] Argyriou AA, et al. Chemotherapy-induced peripheral neurotoxicity (CIPN): an update. Crit Rev Oncol Hematol. 2012;82(1):51–77.
[13] Siau C, Bennett GJ. Dysregulation of cellular calcium homeostasis in chemotherapy-evoked painful peripheral neuropathy. Anesth Analg. 2006;102(5):1485–90.
[14] Hara T, et al. Effect of paclitaxel on transient receptor potential vanilloid 1 in rat dorsal root ganglion. Pain. 2013;154(6):882–9.
[15] Materazzi S, et al. TRPA1 and TRPV4 mediate paclitaxel-induced peripheral neuropathy in mice via a glutathione-sensitive mechanism. Pflugers Arch. 2012;463(4):561–9.
[16] Zhang H, Dougherty PM. Enhanced excitability of primary sensory neurons and altered gene expression of neuronal ion channels in dorsal root ganglion in paclitaxel-induced peripheral neuropathy. Anesthesiology. 2014;120(6):1463–75.
[17] Areti A, et al. Oxidative stress and nerve damage: role in chemotherapy induced peripheral neuropathy. Redox Biol. 2014;2:289–95.
[18] Doyle T, et al. Targeting the overproduction of peroxynitrite for the prevention and reversal of paclitaxel-induced neuropathic pain. J Neurosci. 2012;32(18):6149–60.
[19] Wozniak KM, et al. Comparison of neuropathy-inducing effects of eribulin mesylate, paclitaxel, and ixabepilone in mice. Cancer Res. 2011;71(11):3952–62.
[20] Benbow SJ, et al. Effects of paclitaxel and eribulin in mouse sciatic nerve: a microtubule-based rationale for the differential induction of chemotherapy-induced peripheral neuropathy. Neurotox Res. 2016;29(2):299–313.
[21] Benbow SJ, et al. Microtubule-targeting agents eribulin and paclitaxel differentially affect neuronal cell bodies in chemotherapy-induced peripheral neuropathy. Neurotox Res. 2017;32(1):151–62.
[22] Brozou V, Vadalouca A, Zis P. Pain in platin-induced neuropathies: a systematic review and meta-analysis. Pain Ther. 2018;7(1):105–19.
[23] Bao T, et al. Long-term chemotherapy-induced peripheral neuropathy among breast cancer survivors: prevalence, risk factors, and fall risk. Breast Cancer Res Treat. 2016;159(2):327–33.
[24] Alberti P, Cavaletti G. Management of side effects in the personalized medicine era: chemotherapy-induced peripheral neuropathy. Methods Mol Biol. 2014;1175:301–22.
[25] Graf WD, et al. Severe vincristine neuropathy in Charcot-Marie-Tooth disease type 1A. Cancer. 1996;77(7):1356–62.
[26] Nakamura T, et al. Vincristine exacerbates asymptomatic Charcot-Marie-tooth disease with a novel EGR2 mutation. Neurogenetics. 2012;13(1):77–82.
[27] Diouf B, et al. Association of an inherited genetic variant with vincristine-related peripheral neuropathy in children with acute lymphoblastic leukemia. JAMA. 2015;313(8):815–23.
[28] Badros A, et al. Neurotoxicity of bortezomib therapy in multiple myeloma: a single-center experience and review of the literature. Cancer. 2007;110(5):1042–9.
[29] Dimopoulos MA, et al. Risk factors for, and reversibility of, peripheral neuropathy associated with bortezomib-melphalan-prednisone in newly diagnosed patients with multiple myeloma: subanalysis of the phase 3 VISTA study. Eur J Haematol. 2011;86(1):23–31.
[30] Kawakami K, et al. Factors exacerbating peripheral neuropathy induced by paclitaxel plus carboplatin in non-small cell lung cancer. Oncol Res. 2012;20(4):179–85.
[31] Zajaczkowska R, et al. Mechanisms of chemotherapy-induced peripheral neuropathy. Int J Mol Sci. 2019;20(6):1451.
[32] Steinmetz MO, Prota AE. Microtubule-targeting agents: strategies to hijack the cytoskeleton. Trends Cell Biol. 2018;28(10):776–92.
[33] Fukuda Y, Li Y, Segal RA. A mechanistic understanding

of axon degeneration in chemotherapy-induced peripheral neuropathy. Front Neurosci. 2017;11:481.
[34] Starobova H, Vetter I. Pathophysiology of chemotherapy-induced peripheral neuropathy. Front Mol Neurosci. 2017;10:174.
[35] Piedra FA, et al. GDP-to-GTP exchange on the microtubule end can contribute to the frequency of catastrophe. Mol Biol Cell. 2016;27(22):3515–25.
[36] Brouhard GJ, Rice LM. Microtubule dynamics: an interplay of biochemistry and mechanics. Nat Rev Mol Cell Biol. 2018;19(7):451–63.
[37] Mukhtar E, Adhami VM, Mukhtar H. Targeting microtubules by natural agents for cancer therapy. Mol Cancer Ther. 2014;13(2):275–84.
[38] Saxton WM, et al. Tubulin dynamics in cultured mammalian cells. J Cell Biol. 1984;99(6):2175–86.
[39] Landowski LM, et al. Axonopathy in peripheral neuropathies: mechanisms and therapeutic approaches for regeneration. J Chem Neuroanat. 2016;76(Pt A):19–27.
[40] Castle BT, et al. Mechanisms of kinetic stabilization by the drugs paclitaxel and vinblastine. Mol Biol Cell. 2017;28(9):1238–57.
[41] Nogales E, et al. High-resolution model of the microtubule. Cell. 1999;96(1):79–88.
[42] Prota AE, et al. Molecular mechanism of action of microtubule-stabilizing anticancer agents. Science. 2013;339(6119):587–90.
[43] Goodin S, Kane MP, Rubin EH. Epothilones: mechanism of action and biologic activity. J Clin Oncol. 2004;22(10):2015–25.
[44] Dorff TB, Gross ME. The epothilones: new therapeutic agents for castration-resistant prostate cancer. Oncologist. 2011;16(10):1349–58.
[45] Fitzpatrick JM, de Wit R. Taxane mechanisms of action: potential implications for treatment sequencing in metastatic castration-resistant prostate cancer. Eur Urol. 2014;65(6):1198–204.
[46] Gornstein E, Schwarz TL. The paradox of paclitaxel neurotoxicity: mechanisms and unanswered questions. Neuropharmacology. 2014;76 Pt A:175–83.
[47] Cortes J, Schoffski P, Littlefield BA. Multiple modes of action of eribulin mesylate: emerging data and clinical implications. Cancer Treat Rev. 2018;70:190–8.
[48] Jordan MA, Thrower D, Wilson L. Mechanism of inhibition of cell proliferation by Vinca alkaloids. Cancer Res. 1991;51(8):2212–22.
[49] Jordan MA, Wilson L. Microtubules and actin filaments: dynamic targets for cancer chemotherapy. Curr Opin Cell Biol. 1998;10(1):123–30.
[50] Binet S, et al. Immunofluorescence study of the action of navelbine, vincristine and vinblastine on mitotic and axonal microtubules. Int J Cancer. 1990;46(2):262–6.
[51] Kruczynski A, et al. Antimitotic and tubulin-interacting properties of vinflunine, a novel fluorinated Vinca alkaloid. Biochem Pharmacol. 1998;55(5):635–48.
[52] Calhoun EA, et al. Psychometric evaluation of the functional assessment of cancer therapy/ gynecologic oncology group-neurotoxicity (Fact/GOG-Ntx) questionnaire for patients receiving systemic chemotherapy. Int J Gynecol Cancer. 2003;13(6):741–8.
[53] Postma TJ, et al. The development of an EORTC quality of life questionnaire to assess chemotherapy-induced peripheral neuropathy: the QLQ-CIPN20. Eur J Cancer. 2005;41(8):1135–9.
[54] Cavaletti G, et al. Grading of chemotherapy-induced peripheral neurotoxicity using the Total Neuropathy Scale. Neurology. 2003;61(9):1297–300.
[55] Cavaletti G, et al. Chemotherapy-induced peripheral neurotoxicity assessment: a critical revision of the currently available tools. Eur J Cancer. 2010;46(3):479–94.
[56] Cavaletti G, et al. The Total Neuropathy Score as an assessment tool for grading the course of chemotherapy-induced peripheral neurotoxicity: comparison with the National Cancer Institute-Common Toxicity Scale. J Peripher Nerv Syst. 2007;12(3):210–5.
[57] Hershman DL, et al. Prevention and management of chemotherapy-induced peripheral neuropathy in survivors of adult cancers: American Society of Clinical Oncology clinical practice guideline. J Clin Oncol. 2014;32(18):1941–67.
[58] Bianchi G, et al. Symptomatic and neurophysiological responses of paclitaxel- or cisplatin-induced neuropathy to oral acetyl-L-carnitine. Eur J Cancer. 2005;41(12):1746–50.
[59] Hershman DL, et al. Randomized double-blind placebo-controlled trial of acetyl-L-carnitine for the prevention of taxane-induced neuropathy in women undergoing adjuvant breast cancer therapy. J Clin Oncol. 2013;31(20):2627–33.
[60] Leal AD, et al. North Central Cancer Treatment Group/ Alliance trial N08CA-the use of glutathione for prevention of paclitaxel/carboplatin-induced peripheral neuropathy: a phase 3 randomized, double-blind, placebo-controlled study. Cancer. 2014;120(12):1890–7.
[61] Majithia N, et al. National Cancer Institute-supported chemotherapy-induced peripheral neuropathy trials: outcomes and lessons. Support Care Cancer. 2016;24(3):1439–47.
[62] Kim E, et al. Losartan, an angiotensin II type 1 receptor antagonist, alleviates mechanical hyperalgesia in a rat model of chemotherapy-induced neuropathic pain by inhibiting inflammatory cytokines in the dorsal root ganglia. Mol Neurobiol. 2019;56:7408–19.
[63] Li Y, et al. MAPK signaling downstream to TLR4 contributes to paclitaxel-induced peripheral neuropathy. Brain Behav Immun. 2015;49:255–66.
[64] Meng J, et al. Duloxetine, a balanced serotonin-norepinephrine reuptake inhibitor, improves painful chemotherapy-induced peripheral neuropathy by inhibiting activation of p38 MAPK and NF-kappaB. Front Pharmacol. 2019;10:365.
[65] Chojnacka K, Papke RL, Horenstein NA. Synthesis and evaluation of a conditionally-silent agonist for the alpha7 nicotinic acetylcholine receptor. Bioorg Med Chem Lett. 2013;23(14):4145–9.
[66] Papke RL, et al. The analgesic-like properties of the alpha7 nAChR silent agonist NS6740 is associated with non-conducting conformations of the receptor. Neuropharmacology. 2015;91:34–42.
[67] Toma W, et al. The alpha7 nicotinic receptor silent agonist R-47 prevents and reverses paclitaxel-induced peripheral neuropathy in mice without tolerance or altering nicotine reward and withdrawal. Exp Neurol. 2019;320:113010.
[68] Mao-Ying QL, et al. The anti-diabetic drug metformin protects against chemotherapy-induced peripheral neuropathy in a mouse model. PLoS One. 2014;9(6):e100701.
[69] Aghili M, et al. Efficacy of gabapentin for the prevention

of paclitaxel induced peripheral neuropathy: a randomized placebo controlled clinical trial. Breast J. 2019; 25(2):226–31.
[70] Rao RD, et al. Efficacy of gabapentin in the management of chemotherapy-induced peripheral neuropathy: a phase 3 randomized, double-blind, placebo-controlled, crossover trial (N00C3). Cancer. 2007;110(9):2110–8.
[71] Hammack JE, et al. Phase III evaluation of nortriptyline for alleviation of symptoms of cis-platinum- induced peripheral neuropathy. Pain. 2002;98(1–2):195–203.
[72] Kautio AL, et al. Amitriptyline in the treatment of chemotherapy-induced neuropathic symptoms. J Pain Symptom Manage. 2008;35(1):31–9.
[73] Rao RD, et al. Efficacy of lamotrigine in the management of chemotherapy-induced peripheral neuropathy: a phase 3 randomized, double-blind, placebo-controlled trial, N01C3. Cancer. 2008;112(12):2802–8.
[74] Durand JP, et al. Efficacy of venlafaxine for the prevention and relief of oxaliplatin-induced acute neurotoxicity: results of EFFOX, a randomized, double-blind, placebo-controlled phase III trial. Ann Oncol. 2012;23(1):200–5.
[75] Smith EM, et al. Effect of duloxetine on pain, function, and quality of life among patients with chemotherapy-induced painful peripheral neuropathy: a randomized clinical trial. JAMA. 2013;309(13):1359–67.
[76] Barton DL, et al. A double-blind, placebo-controlled trial of a topical treatment for chemotherapy-induced peripheral neuropathy: NCCTG trial N06CA. Support Care Cancer. 2011;19(6):833–41.
[77] Gewandter JS, et al. A phase III randomized, placebo-controlled study of topical amitriptyline and ketamine for chemotherapy-induced peripheral neuropathy (CIPN): a University of Rochester CCOP study of 462 cancer survivors. Support Care Cancer. 2014;22(7):1807–14.
[78] Schafers M, et al. Cyclooxygenase inhibition in nerve-injury- and TNF-induced hyperalgesia in the rat. Exp Neurol. 2004;185(1):160–8.
[79] Kroigard T, et al. Protective effect of ibuprofen in a rat model of chronic oxaliplatin-induced peripheral neuropathy. Exp Brain Res. 2019;237(10):2645–51.
[80] Galie E, et al. Tapentadol in neuropathic pain cancer patients: a prospective open label study. Neurol Sci. 2017;38(10):1747–52.
[81] Kim PY, Johnson CE. Chemotherapy-induced peripheral neuropathy: a review of recent findings. Curr Opin Anaesthesiol. 2017;30(5):570–6.
[82] Majithia N, Loprinzi CL, Smith TJ. New practical approaches to chemotherapy-induced neuropathic pain: prevention, assessment, and treatment. Oncology (Williston Park). 2016;30(11):1020–9.
[83] Loprinzi CL, et al. Phase III randomized, placebo-controlled, double-blind study of intravenous calcium and magnesium to prevent oxaliplatin-induced sensory neurotoxicity (N08CB/Alliance). J Clin Oncol. 2014;32(10):997–1005.
[84] Anand P, et al. Rational treatment of chemotherapy-induced peripheral neuropathy with capsaicin 8% patch: from pain relief towards disease modification. J Pain Res. 2019;12:2039–52.
[85] Baviera AF, et al. Acupuncture in adults with chemotherapy-induced peripheral neuropathy: a systematic review. Rev Lat Am Enfermagem. 2019;27:e3126.
[86] Li K, Giustini D, Seely D. A systematic review of acupuncture for chemotherapy-induced peripheral neuropathy. Curr Oncol. 2019;26(2):e147–54.
[87] D'Alessandro EG, et al. Acupuncture for chemotherapy-induced peripheral neuropathy: a randomised controlled pilot study. BMJ Support Palliat Care. 2019.
[88] Greeshma N, Prasanth KG, Balaji B. Tetrahydrocurcumin exerts protective effect on vincristine induced neuropathy: behavioral, biochemical, neurophysiological and histological evidence. Chem Biol Interact. 2015;238:118–28.
[89] Kim HK, et al. Pentoxifylline ameliorates mechanical hyperalgesia in a rat model of chemotherapy-induced neuropathic pain. Pain Physician. 2016;19(4):E589–600.
[90] Lu W, et al. Acupuncture for chemotherapy-induced peripheral neuropathy in breast cancer survivors: a randomized controlled pilot trial. Oncologist. 2020;25(4):310–8.
[91] Gewandter JS, et al. Wireless transcutaneous electrical nerve stimulation device for chemotherapy-induced peripheral neuropathy: an open-label feasibility study. Support Care Cancer. 2019;27(5):1765–74.
[92] Tonezzer T, et al. Effects of transcutaneous electrical nerve stimulation on chemotherapy-induced peripheral neuropathy symptoms (CIPN): a preliminary case-control study. J Phys Ther Sci. 2017;29(4):685–92.
[93] Smith TJ, et al. A pilot randomized sham-controlled trial of MC5–a scrambler therapy in the treatment of chronic chemotherapy-induced peripheral neuropathy (CIPN). J Palliat Care. 2020;35(1):53–8.
[94] Loprinzi C, et al. Scrambler therapy for chemotherapy neuropathy: a randomized phase II pilot trial. Support Care Cancer. 2020;28(3):1183–97.
[95] Tomasello C, et al. Scrambler therapy efficacy and safety for neuropathic pain correlated with chemotherapy-induced peripheral neuropathy in adolescents: a preliminary study. Pediatr Blood Cancer. 2018;65(7):e27064.
[96] Andersen Hammond E, Pitz M, Shay B. Neuropathic pain in taxane-induced peripheral neuropathy: evidence for exercise in treatment. Neurorehabil Neural Repair. 2019;33(10):792–9.
[97] Bland KA, et al. Effect of exercise on taxane chemotherapy-induced peripheral neuropathy in women with breast cancer: a randomized controlled trial. Clin Breast Cancer. 2019;19(6):411–22.
[98] Kleckner IR, et al. Effects of exercise during chemotherapy on chemotherapy-induced peripheral neuropathy: a multicenter, randomized controlled trial. Support Care Cancer. 2018;26(4):1019–28.
[99] Majithia N, et al. Scrambler therapy for the management of chronic pain. Support Care Cancer. 2016;24(6):2807–14.
[100] Pachman DR, et al. Pilot evaluation of scrambler therapy for the treatment of chemotherapy-induced peripheral neuropathy. Support Care Cancer. 2015;23(4):943–51.
[101] Smith TJ, et al. Pilot trial of a patient-specific cutaneous electrostimulation device (MC5–A Calmare(R)) for chemotherapy-induced peripheral neuropathy. J Pain Symptom Manage. 2010;40(6):883–91.
[102] Campbell TC, et al. A randomized, double-blind study of "Scrambler" therapy versus sham for painful chemotherapy-induced peripheral neuropathy (CIPN). J Clin Oncol. 2013;31(15_suppl):9635.
[103] Loprinzi C, et al. Scrambler therapy for chemotherapy neuropathy: a randomized phase II pilot trial. Support Care Cancer. 2019.

[104] Smith TJ, et al. A pilot randomized sham-controlled trial of MC5–A scrambler therapy in the treatment of chronic chemotherapy-induced peripheral neuropathy (CIPN). J Palliat Care. 2019:825859719827589.
[105] Blanton HL, et al. Cannabinoids: current and future options to treat chronic and chemotherapy-induced neuropathic pain. Drugs. 2019;79(9):969–95.
[106] McCrary JM, et al. Exercise-based rehabilitation for cancer survivors with chemotherapy-induced peripheral neuropathy. Support Care Cancer. 2019.
[107] Dhawan S, et al. A randomized controlled trial to assess the effectiveness of muscle strengthening and balancing exercises on chemotherapy-induced peripheral neuropathic pain and quality of life among cancer patients. Cancer Nurs. 2020;43:269–80.
[108] Oveissi V, et al. Medicinal plants and their isolated phytochemicals for the management of chemotherapy-induced neuropathy: therapeutic targets and clinical perspective. Daru. 2019;27(1):389–406.

第 8 章 糖尿病性周围神经病变
Diabetic Peripheral Neuropathy

Hai Tran　Daryl I. Smith　著
边文玉　译　　范颖晖　陆燕芳　校

糖尿病性周围神经病变（diabetic peripheral neuropathy，DPN）仍是急慢性疼痛管理最大的挑战之一，我们对这种复杂疾病状态分子起源和发病机制的了解还不够充分。本节将讨论一些较为确证的 DPN 相关文献。DPN 起源于多个方面，不能作为单体讨论，但我们可以找出一条终极共同通路。

在常见熟知疾病的自然病史以及急慢性疼痛综合征的治疗中，周围神经的血供常被忽略（图 8-1）。当发生慢性周围神经病理性疼痛，结局可以是毁灭性的。患者的生活质量、日常活动功能显著下降，生产力显著下降。我们将研究一些 DPN 已知的病理起源，讨论由其所致血流动力学改变的效应，以确定这些变化与高血糖对神经结构和功能的特定影响之间的任何相关性。最后，提供一些新型潜在 DPN 疗法的数据。

所有类型的周围神经病变（peripheral neuropathy，PN），是相对罕见但已被熟知的周围神经系统退行性疾病，据估算美国每年发病率为 1.6/10 万，患病率为 2.4%[1, 2]。40 岁及以上人群的患病率大约高出 5 倍（11.5%），而糖

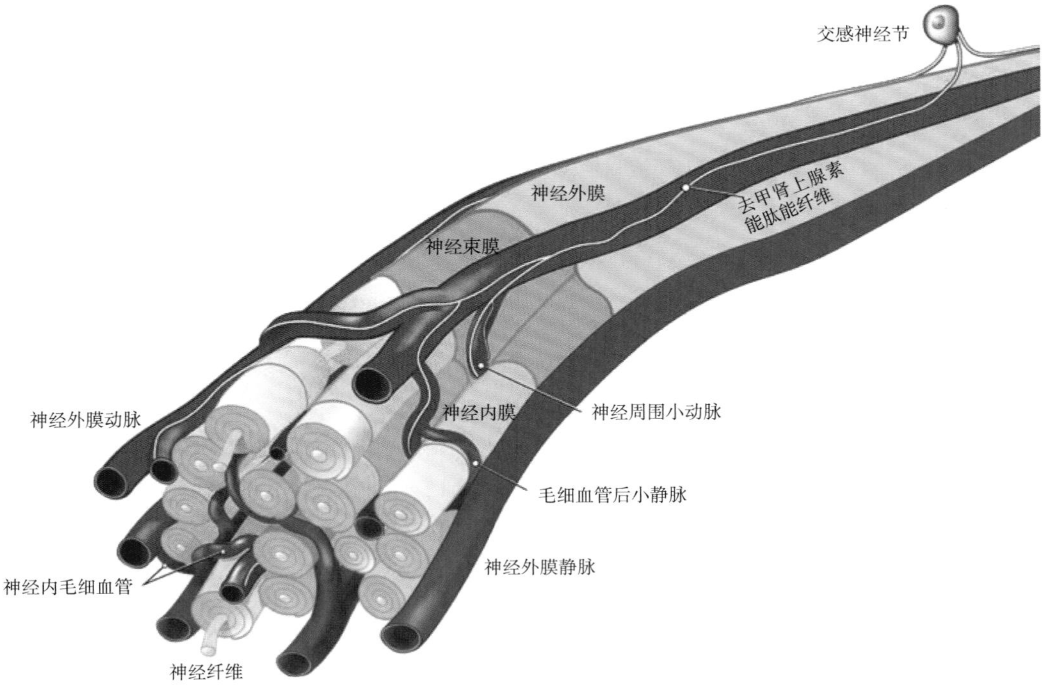

▲ 图 8-1　周围神经血供示意图

尿病患者的患病率则高出 10 倍（21.2%）[3]。导致周围神经病变的原因包括糖尿病、毒素、酗酒或副肿瘤综合征，其中糖尿病是世界范围内周围神经病变最常见的病因。周围神经系统的感觉和（或）运动成分，都会被累及。周围神经病变的症状、严重程度和持续时间取决于受累神经的类型，感觉、运动神经或两者兼有，激惹发生率或致病物，以及暴露时间。运动神经病变的特征，是肌肉乏力影响活动、协调性和呼吸功能。感觉神经病变的特征，是疼痛、麻木、烧灼感、反射与触觉缺失或减弱。

广义的 DPN，包括 1 型和 2 型糖尿病的常见神经病学表现，会累及高达 50% 的糖尿病患者，在亚临床症状的患者（如无症状 DPN）中发病率甚至更高。周围神经病变可累及运动神经和感觉神经，涉及的代谢和血管因素的复杂机制，仍未完全阐明。感觉丧失的经典描述为累及手和腿的"手套与袜套样分布"。导致这种神经病变的潜在病理，似乎既涉及大血管，也有微血管。现在我们知道，糖尿病神经病变可能不是割裂的或孤立的，而可能是高血糖状态助推之下，一系列不同机制的作用终点。

作为临床医生遇到的问题，是必须治疗罹患 DPN 的患者，尤其那些 DPN 导致疼痛衰弱的患者，但现有的治疗这种疾病的各类疗法，往往不起作用。公认的标准治疗包括三环类抗抑郁药、SNRI 或 γ- 氨基丁酸类似物加巴喷丁和普瑞巴林。这些起始药物治疗无效的患者，一般接受阿片类和外用药物治疗，如辣椒素，作为二线治疗。可惜这些疗法缺乏预期稳定的疗效，去灌输医生或患者日常获得充分镇痛的信心。

Dillon 等描述了 DPN 与局部神经血流的关系，认为神经性溃疡愈合缓慢，与缺失胆碱能神经功能有关，而胆碱能刺激会增加毛细血管的血流。他们还指出，改善该区域神经的血供，可能使受损组织全面受益[4]。1997 年，他们进一步得出结论，外周血流量与周围神经病变的程度成反比[5]。目前这些重要的神经损伤血流动力学依赖机制，似乎源于半乳糖神经病变及其氧化应激、血管紧张素转换酶介导的神经病变、甘氨胆酸和过渡金属介导的神经病变。

一、糖尿病神经病变的分子机制

（一）半乳糖性神经病变和氧化应激

早在 1984 年，半乳糖就用于小鼠糖尿病性周围神经病变的造模。用 C_{14} 碘安替比林组织灌注，作为放射性示踪剂，Myers 等发现，动物的神经血流，在摄入半乳糖 6 个月后，较对照组显著下降。在半乳糖摄入、神经内膜水肿、组织压力升高，和最终神经纤维脱髓鞘之间，存在正相关。他们还发现，施万细胞水肿的区域，明显有糖原积聚。这支持了论据——是水肿而不是山梨醇通路中的神经兴奋性过高，导致了半乳糖性神经病变的病理变化[6]。然而最近山梨醇通路，重回血糖相关神经损伤主要机制的前列。山梨醇通路是葡萄糖代谢主要细胞内通路的替代通路。多元醇通路，它依赖于醛糖还原酶（aldose reductase，AR），减少细胞内的有毒醛类，使酒精失活。在高血糖状态下，AR 释放不能以通常的方式分担血糖负荷，因此转为葡萄糖还原成山梨醇。募集山梨醇的葡萄糖还原通路，也随后将山梨醇氧化成果糖。多元醇通路的山梨醇分支，消耗辅酶 NADPH，这是重要的细胞内抗氧化剂还原型谷胱甘肽（glutathione，GSH）再生的必要辅助因子。

缺乏 GSH 已显示会诱导并加剧氧化应激。这会导致视网膜、肾脏和肌肉的毛细血管基底膜增厚。目前关于神经滋养血管糖尿病特异性微血管疾病的观点，包括高血糖引起血流异常和血管通透性增加（图 8-2）。早期关于糖尿病神经病变的讨论，强调了高血糖的危害。重点关键因素，是抵抗血管扩张剂、对血管收缩剂过度敏感以及加工通透性因子如 VEGF。这些改变共同导致了周围神经的水肿、缺血和低

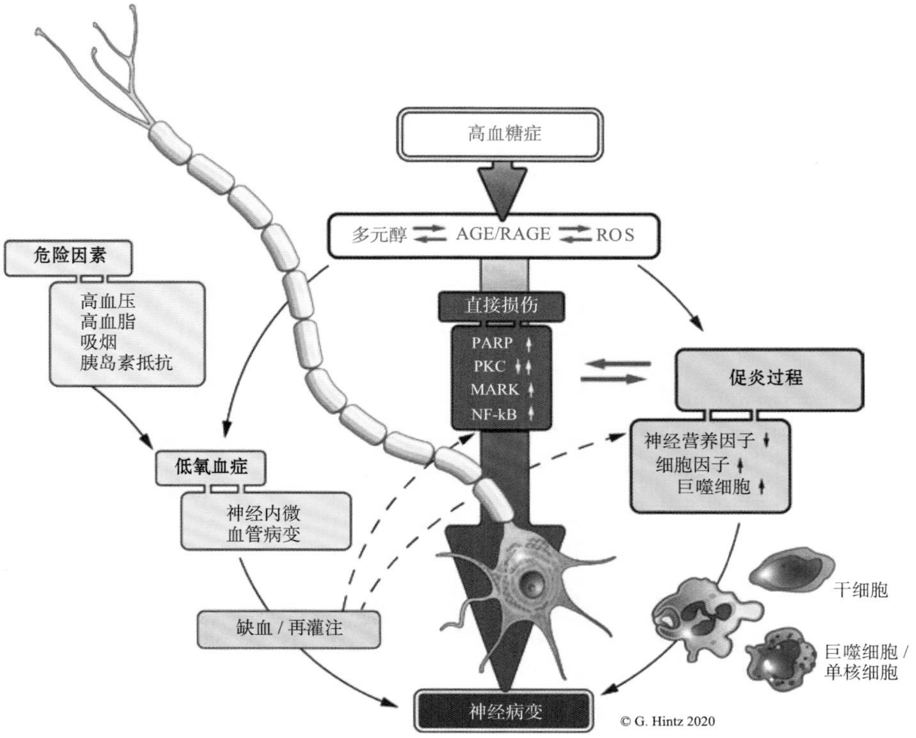

▲ 图 8-2　从高血糖症到糖尿病神经病变的已知相互作用通路总结

AGE/RAGE. 晚期糖基化终产物 / 晚期糖基化终产物受体；ROS. 活性氧；PARP. 聚 ADP 核糖聚合酶；PKC. 蛋白激酶 C；MARK. 丝裂原活化蛋白激酶；NF-kB. 核因子 -κB

氧诱导的轴索变性[7]。2016 年，Ozaki 等力图研究高血压在糖尿病神经病变中的作用。他们在啮齿动物模型用四氧嘧啶诱导糖尿病大鼠，与无糖尿病大鼠比较。两组血压均维持在 140mmHg 以上。虽然两组都表现出内皮细胞肥大和管腔狭窄，但神经内膜血管内皮和外膜细胞周围的基膜严重增厚[8]。

（二）血管紧张素转换酶介导的神经病变

DPN 中（至少在小鼠动物模型中）血管弹性与 ACE 之间的可能关联，由 Wang 等在 2007 年的一项研究中提出。其中，脂肪因子、抵抗素的血清水平，与收缩压、舒张压、上皮素血清水平，呈相关性；与强效血管扩张剂，一氧化氮，呈负相关[9]。在一项较为近期的研究中发现，抵抗素在野生型小鼠表现出诱发高血压和胰岛素抵抗，认为是通过上调血管紧张素（angiotensin，Agt）TLR4 的表达起作用[10]。在 TLR4 阴性的小鼠，或接受 ACE 抑制药培哚普利治疗的小鼠，抵抗素无效。作者由此推论，抵抗素是通过 TLR4/p65-NFKB 亚单位 /Agt 通路，激活肾素 - 核因子血管紧张素系统，从而将胰岛素抵抗与高血压关联。DPN 患者血清抵抗素水平高于无周围神经病变的糖尿病患者，提示抵抗素可能在 2 型糖尿病和糖尿病性周围神经病变的发病机制中起一定作用。同时也提出了问题，继发于抵抗素的高血压，是否即该神经病变的致病因素？[10]

（三）过渡金属介导的神经病变——糖螯合物

过渡金属的作用，在 2000 年 Qian 等发表的一篇综述中有所讨论。他们展示了数据，高度糖化蛋白，已知会在糖尿病患者体内积聚，对铁和铜等过渡金属的亲和力增加。这种亲和力通过弹性蛋白和胶原蛋白在动脉壁内结合金属而积聚。结合金属会催化降解内皮衍生释放因子（一氧化氮或一氧化氮衍生物）。丧失血管扩张能力（或慢性血管收缩）会损害周围神经的血液供应，导致氧气和重要营养物质的匮乏。作者引用的初步研究推荐给予螯合剂，如去铁胺，可能预防或逆转变慢的周围神经传导和神经元血流[11]。

二、治疗

（一）糖尿病性周围神经病变引发血流动力学紊乱的基因治疗

2001 年 Schratzberger 等探索了在小鼠动物模型，逆转由两种不同技术诱导的实验性糖尿病神经病变[12]。分别采用了链脲霉素和四氧嘧啶诱导的糖尿病模型，通过激光多普勒成像或直接检测局部注射的荧光凝集素来评估神经血流。采用链脲霉素和四氧嘧啶诱导的糖尿病模型，通过激光多普勒成像或直接检测局部注射的荧光凝集素来评估神经血流量。在这两个模型中，肌肉内基因导入编码 VEGF-1 或 VEGF-2 的质粒 DNA，导致血管供应和神经血流增加，达对照组动物的水平。他们还报道，这两种转基因的结构性过度表达，通过测量运动和感觉神经传导速度发现，促成大和小纤维周围神经功能的修复。据报道在 Lapine 模型也有类似的发现。因此，越来越多的证据表明，基因疗法可能在治疗糖尿病引起的周围神经病变中占一席之地。与观察到的这种基因治疗在化疗诱导的神经病变中的疗效不同，诱导相关血管生成的因素不会成为决定采用质粒 DNA 治疗的因素；然而，对可能的视网膜血管生成的担忧以及引发或加重糖尿病视网膜病变的疑问，可能成为顾虑。因此需要进一步的研究，首先去评估这种疗法在动物的相关血管生成能力，其次确定这种实际上的基因血流动力学疗法的某些益处，是否可以外推到人类模型[12]。

（二）内皮依赖性和内皮非依赖性微血管扩张疗法

Kilo 教授等在 2000 年研究了内皮依赖性和内皮非依赖性微血管扩张在 Ⅰ 型和 Ⅱ 型糖尿病患者中的作用，及其与神经微循环控制的关系[13]。他们采用剂量—反应法，通过离子导入乙酰胆碱和硝普钠，来引发 C 纤维介导的血管扩张。正如预期，与对照组相比，Ⅱ 型糖尿病患者皮肤微循环的内皮依赖性血管扩张有所减弱；然而，Ⅰ 型糖尿病患者的内皮依赖性血管扩张，与对照组相比没有显著差异。两组糖尿病患者（Ⅰ 型或 Ⅱ 型）在内皮非依赖性血管扩张方面均无差异。他们还发现，C- 纤维介导的轴索反射，在 Ⅰ 型和 Ⅱ 型糖尿病患者都有损害，这与小纤维神经病变一致。该研究指向的结论，是内皮功能与一氧化氮，在 Ⅱ 型糖尿病患者周围神经病变的发病机制中起着重要作用，这一疾病过程，部分源于 C 纤维明显受损。C 纤维的功能、神经周围血流动力学的神经成分以及神经周围的化学环境，可能表明周围神经的灌注与周围神经病变发生，存在一条共同通路。

（三）血管紧张素转换酶抑制药疗法

ACE 抑制药，早在 1998 年的一项随机试验中，被考虑在人类糖尿病神经病变的治疗中发挥作用。这项研究纳入 41 名患者，血压正常、有轻度糖尿病神经病变，并被诊断为 Ⅰ 型或 Ⅱ 型糖尿病，进行随机双盲安慰剂对照试验。其中，试验组接受 ACE 抑制药的治疗。在治疗 6 个月和 12 个月时评估疗效，采用神经病变症状、缺陷评分、振动感知阈值、周围神经电生理学、心血管自主神经功能，作为研究终点；并以腓运动神经传导速度的改变为主要研究终点。研究发现腓运动神经传导速度、M 波的波幅以及腓肠神经动作电位波幅均显著增加。然而，振动觉阈值、自主神经功能、神经病变症状和功能缺陷评分，在两组均无改善。仍有疑问关于逆转神经的功能损害，能否改善症状[14]。需要进一步的临床研究再做决断。

（四）清除自由基疗法

2006 年 Nangle 等研究发现，氧化应激和促炎进程在糖尿病中导致的血管并发症包括内皮功能障碍和周围神经病变[15]。在这项研究中，该小组给链脲霉素诱导的糖尿病大鼠服用丁香酚，丁香酚具有抗氧化和抗炎作用，尤其是抑制脂质过氧化作用[16]。他们分析了糖尿病大鼠的神经内血流、胃底一氧化氮能神经介导的最大舒张下降，以及肾动脉环的内皮依赖性最大舒张下降。丁香酚显著改善或完全逆转了这些下降，而不影响糖尿病对去氧肾上腺素介导收缩的敏感性增加。尽管如此，研究证实，抗氧化 / 抗炎剂丁香酚改善了实验性糖尿病的血管和神经并发症。这进一步论证了压力 – 流量灌流依赖，在氧化应激相关周围神经病变发生中起作用。

2006 年 Li 等使用啮齿动物模型来检测抗氧化治疗在糖尿病神经病变治疗中的作用。他们观察了抗氧化剂牛磺酸，在高血糖、Zucker 糖尿病肥胖（Zucker diabetic fatty，ZDF）大鼠的感觉神经传导速度、神经血流量和感觉阈值的效应。实验组包括瘦小的非糖尿病（non-diabetic，ND）大鼠、牛磺酸治疗的 ND 大鼠、未治疗的 ZDF 糖尿病大鼠（D）、牛磺酸治疗的 D 大鼠。与对照组相比，神经传导速度（运动和感觉）、神经血流量的不足，皆可被牛磺酸逆转。他们推论，抗氧化治疗可能对实验性Ⅱ型糖尿病的治疗有效[17]。

2010 年 Negi 等在小鼠模型研究了过氧硝酸盐介导氮化应激，在糖尿病神经病变进展的作用[18]。其中包括了过氧硝酸盐分解催化剂（peroxynitrite decomposition catalyst，PDC）、FeTMPyP[15] 和 PARP 抑制药 4–ANI 的组合效应。PARP 是一种察觉到 DNA 损伤后激活的核酶。使用 PARP 抑制药的依据是，该酶的过度激活被认为在糖尿病神经病变的发展中发挥了作用[19]。他们研究了以下终点：用于评估神经功能的运动传导速度和神经血流量、用于检测氧化应激和氮化应激的丙二醛和过氧硝酸盐水平，以及坐骨神经中的烟酰胺腺嘌呤二核苷酸（NAD+）浓度，来评估 PARP 的 NAD+ 生产过剩。FeTMPyP 和 4–ANI 联合治疗，可改善神经功能，并减少氧化 – 氮化应激标志物。联合用药还减少了 PARP 的过度激活，这已被 NAD+ 水平增加和坐骨神经切片中 PARP 免疫阳性降低所证实。作者推论，在实验性糖尿病神经病变，治疗采用联合 PDC 和 PARP 抑制药，可减轻周围神经的变化。

褪黑素在抑制氧化应激相关神经损伤中的作用，在 2013 年 Manasaveena 等有所报道[20]。他们使用链脲霉素诱导糖尿病神经病变、奥沙利铂诱导感觉神经病变小鼠模型。在糖尿病诱发后的第 7 周和第 8 周期间，为糖尿病动物按 3mg/kg 和 10mg/kg 剂量使用褪黑素。他们在奥沙利铂处理的动物也每天给予同等剂量的褪黑素。在这两种模型中，与对照动物相比，使用褪黑素显著增加甩尾潜伏期，这说明疼痛过度敏感有所下降。运动神经传导和神经血流，在褪黑素处理的糖尿病动物有所改善。尤其显著而有趣的是，在两种实验模型中，褪黑素也改善了脂质过氧化。他们推测，由于氧化应激在糖尿病和化疗神经病变诱发周围神经病变中，都起主要作用，褪黑素因其抗氧化和抗炎活性而成为一种可能的治疗选择。早在 2002 年 Srinivasan 的综述就强调了氧化应激在神经退行性疾病进展及其他综合征中的作用[21]，着重于清除羟基碳酸酯和多种有机自由基、过氧硝酸盐、其他反应氮簇，以及褪黑素介导的对超氧化物歧化酶、谷胱甘肽过氧化物酶和谷胱甘肽还原酶的刺激作用。这些研究强烈表明，氧化应激对神经微血管功能的影响，值得深入研究，尤其着重于抗氧化疗法。

2013 年 Pop-Busui 等另外论述了抗氧化

疗法的临床应用。该研究的重心在于评估心血管自主神经病变（cardiovascular autonomic neuropathy，CAN）和心肌血流，是一项随机平行、安慰剂对照试验[22]。通过心血管自主神经反射试验、正电子发射断层扫描（positron emission tomography，PET）和腺苷激发试验，来评估受试者。氧化应激标志物，包括24h尿F2-异前列腺素。糖尿病性周围神经病变通过症状、体征、电生理和硬膜内神经纤维密度进行评估。该研究的受试者接受了24个月的干预，分别采用抗氧化剂别嘌呤醇、硫辛酸、烟酰胺或安慰剂。他们发现，在轻度至中度心血管自主神经病变的1型糖尿病队列中，联合抗氧化治疗方案，并不能阻止疾病的进展；对心肌灌注或糖尿病性周围神经病变没有益处。

非常有必要对抗氧化剂疗法进行更深入的临床研究，尤其是DPN及其他周围神经病变亚型中，靶向脂质过氧化的研究[22]。2014年，Zhang等评估了丹酚酸对糖尿病性周围神经病变的作用[23]。他们分析了外周电生理学、外周微循环中的血流动力学、坐骨神经超微结构观察以及生化指标。他们发现，脂质过氧化的终末产物丙二醛、晚期糖基化终末产物、总胆固醇、血浆甘油三酯有所下调，糖化蛋白质果糖胺也呈下降趋势，它用于监测血糖控制情况。此外，他们还发现神经型一氧化氮合酶（neural nitric oxide synthase，nNOS）、BDNF（通常血糖水平升高时会减少）[24]，以及GDNF（已被证明可以逆转Akt介导的生存信号减少所导致的神经元丢失）有所上调[25]。他们推论，丹酚酸可通过减轻氧化应激损伤、改善外周微循环中的血管功能，来改善2型糖尿病大鼠的周围神经功能，并且该药可以促进神经营养因子的表达。

近期研究了大麻素利莫那班，在糖尿病小鼠模型周围神经病变的抗动脉粥样硬化和抗炎作用。该研究用链脲霉素制作大鼠糖尿病模型，给予利莫那班10mg/(kg·d)或安慰剂处理24周。随后，定量分析表皮内神经纤维密度和皮肤总毛细血管长度。他们还测量了电流阈值、在跑步机奔跑后的皮肤血流以及脊髓组织或血浆中的TNF-α水平。他们发现，与对照组相比，利莫那班治疗显著改善了糖尿病大鼠表皮内神经纤维密度，并减轻了电流感知阈值的升高。他们认为这些反应与减轻皮肤毛细血管缺失、增加皮肤血流和降低组织TNF-α水平有关。他们推论，该研究表明利莫那班在治疗实验性糖尿病性周围神经病变可能有效，缘于其微血管和大血管保护效应[26]。

结论

显然需要在人类离体和在体试验，评估压力—血流之间的关系，从而探索促进周围神经疾病治疗和进展控制的可能方法。证实在神经滋养血管水平上，微血管反应性受损的最终共同通路，至关重要，从而探索新的疗法，去限制这一毁灭性神经病变的影响。

参考文献

[1] Azhary H, Farooq MU, Bhanushali M, Majid A, Kassab MY. Peripheral neuropathy: differential diagnosis and management. Am Fam Physician. 2010;81(7):887–92. PubMed PMID: 20353146.

[2] Laughlin RS, Dyck PJ, Melton LJ 3rd, Leibson C, Ransom J, Dyck PJ. Incidence and prevalence of CIDP and the association of diabetes mellitus. Neurology. 2009;73(1):39–45. PubMed PMID: 19564582. Pubmed Central PMCID: 2707109.

[3] Cheng YJ, Gregg EW, Kahn HS, Williams DE, De Rekeneire N, Narayan KM. Peripheral insensate neuropathy--a tall problem for US adults? Am J Epidemiol. 2006;164(9):873–80. PubMed PMID: 16905646.

[4] Dillon RS. Role of cholinergic nervous system in healing neuropathic lesions: preliminary studies and prospective, double-blinded, placebo-controlled studies. Angiology. 1991;42(10):767–78. PubMed PMID: 1952266. Epub 1991/10/01. eng.

[5] Dillon RS. Patient assessment and examples of a method of treatment. Use of the circulator boot in peripheral vascular disease. Angiology. 1997;48(5 Pt 2):S35–58. PubMed PMID: 9158380. Epub 1997/05/01. eng.
[6] Myers RR, Powell HC. Galactose neuropathy: impact of chronic endoneurial edema on nerve blood flow. Ann Neurol. 1984;16(5):587–94. PubMed PMID: 6095731. Epub 1984/11/01. eng.
[7] Brownlee M. Biochemistry and molecular cell biology of diabetic complications. Nature. 2001;414(6865):813–20. PubMed PMID: 11742414.
[8] Ozaki K, Hamano H, Matsuura T, Narama I. Effect of deoxycorticosterone acetate-salt-induced hypertension on diabetic peripheral neuropathy in alloxan-induced diabetic WBN/ Kob rats. J Toxicol Pathol. 2016;29(1):1–6.
[9] Wang XH, Wang DQ, Chen SH, Zhang L, Ni YH. The relationship between resistin and the peripheral neuropathy in type 2 diabetes. Nat Med J China. 2007;87(25):1755–7.
[10] Jiang Y, Lu L, Hu Y, Li Q, An C, Yu X, Shu L, Chen A, Niu C, Zhou L, Yang Z. Resistin induces hypertension and insulin resistance in mice via a TLR4–dependent pathway. Sci Rep. 2016;6:22193. PubMed PMID: 26917360. Pubmed Central PMCID: 4768137.
[11] Qian M, Eaton JW. Glycochelates and the etiology of diabetic peripheral neuropathy. Free Radic Biol Med. 2000;28(4):652–6.
[12] Schratzberger P, Walter DH, Rittig K, Bahlmann FH, Pola R, Curry C, Silver M, Krainin JG, Weinberg DH, Ropper AH, Isner JM. Reversal of experimental diabetic neuropathy by VEGF gene transfer. J Clin Invest. 2001;107(9):1083–92. PubMed PMID: 11342572. Pubmed Central PMCID: PMC209283. Epub 2001/05/09. eng.
[13] Kilo S, Berghoff M, Hilz M, Freeman R. Neural and endothelial control of the microcirculation in diabetic peripheral neuropathy. Neurology. 2000;54(6):1246–52.
[14] Malik RA, Williamson S, Abbott C, Carrington AL, Iqbal J, Schady W, Boulton AJ. Effect of angiotensin-converting-enzyme (ACE) inhibitor trandolapril on human diabetic neuropathy: randomised double-blind controlled trial. Lancet (London, England). 1998;352(9145):1978–81. PubMed PMID: 9872248. Epub 1999/01/01. eng.
[15] Nangle MR, Gibson TM, Cotter MA, Cameron NE. Effects of eugenol on nerve and vascular dysfunction in streptozotocin-diabetic rats. Planta Med. 2006;72(6):494–500. PubMed PMID: 16773532. Epub 2006/06/15. eng.
[16] Gulcin I. Antioxidant activity of eugenol: a structure-activity relationship study. J Med Food. 2011;14(9):975–85. PubMed PMID: 21554120.
[17] Li F, Abatan OI, Kim H, Burnett D, Larkin D, Obrosova IG, Stevens MJ. Taurine reverses neurological and neurovascular deficits in Zucker diabetic fatty rats. Neurobiol Dis. 2006;22(3):669–76. PubMed PMID: 16624563. Epub 2006/04/21. eng.
[18] Negi G, Kumar A, Sharma SS. Concurrent targeting of nitrosative stress-PARP pathway corrects functional, behavioral and biochemical deficits in experimental diabetic neuropathy. Biochem Biophys Res Commun. 2010;391(1):102–6. PubMed PMID: 19900402. Epub 2009/11/11. eng.
[19] Pacher P, Szabo C. Role of poly(ADP-ribose) polymerase-1 activation in the pathogenesis of diabetic complications: endothelial dysfunction, as a common underlying theme. Antioxid Redox Signal. 2005;7(11–12):1568–80. PubMed PMID: 16356120. Pubmed Central PMCID: 2228261.
[20] Manasaveena A, Veera Ganesh Y, Reddemma S, Manish Kumar J, Naidu VGM, Kumar A. Evaluation of neuroprotective effect of melatonin in animal models of peripheral neuropathy induced by streptozotocin and oxaliplatin. Indian J Pharm. 2013;45:S238–S9.
[21] Srinivasan V. Melatonin oxidative stress and neurodegenerative diseases. Indian J Exp Biol. 2002;40(6):668–79. PubMed PMID: 12587715.
[22] Pop-Busui R, Stevens MJ, Raffel DM, White EA, Mehta M, Plunkett CD, Brown MB, Feldman EL. Effects of triple antioxidant therapy on measures of cardiovascular autonomic neuropathy and on myocardial blood flow in type 1 diabetes: a randomised controlled trial. Diabetologia. 2013;56(8):1835–44. PubMed PMID: 23740194. Pubmed Central PMCID: PMC3730828. Epub 2013/06/07. eng.
[23] Zhang L, Yu X, Yang X, Huang Z, Du G. Effect of salvianolic acid a on diabetic peripheral neuropathy in type 2 diabetic rats. Basic Clin Pharmacol Toxicol. 2014;115:114.
[24] Krabbe KS, Nielsen AR, Krogh-Madsen R, Plomgaard P, Rasmussen P, Erikstrup C, Fischer CP, Lindegaard B, Petersen AM, Taudorf S, Secher NH, Pilegaard H, Bruunsgaard H, Pedersen BK. Brain-derived neurotrophic factor (BDNF) and type 2 diabetes. Diabetologia. 2007;50(2):431–8. PubMed PMID: 17151862.
[25] Anitha M, Gondha C, Sutliff R, Parsadanian A, Mwangi S, Sitaraman SV, Srinivasan S. GDNF rescues hyperglycemia-induced diabetic enteric neuropathy through activation of the PI3K/ Akt pathway. J Clin Invest. 2006;116(2):344–56. PubMed PMID: 16453021. Pubmed Central PMCID: 1359053.
[26] Liu WJ, Jin HY, Park JH, Baek HS, Park TS. Effect of rimonabant, the cannabinoid CB1 receptor antagonist, on peripheral nerve in streptozotocin-induced diabetic rat. Eur J Pharmacol. 2010;637(1–3):70–6. PubMed PMID: 20406631. Epub 2010/04/22. eng.

第9章　酒精中毒性神经病变
Alcoholic Neuropathy

Adaora Chima　Daryl I. Smith　著
蒋长青　译　　范颖晖　陆燕芳　校

酒精中毒性神经病变出现于25%～66%的慢性酗酒者中，一生中饮酒的持续时间和总量有关。重度和连续饮酒者比偶尔饮酒者的患病率更高，女性的发病率比男性高[1]。这与体外研究一致，其在小鼠模型验证神经元酒精毒性反应潜在性别差异的分子基础。卵巢切除术后，酒精摄入未能引起雌性大鼠痛觉过敏；而雌激素替代治疗在同组中恢复了酒精中毒性神经病变。性别差异的其他证据，见于酒精中毒性神经病变与CRPS的比较。两种神经病变的相似之处包括神经源性炎症、中枢和自主神经系统失调和外周痛觉过敏。它们的不同之处在于卵巢切除不会减轻小鼠CRPS模型中产生的机械性痛觉过敏。然而，卵巢切除术倾向于防止酒精中毒性神经病变，这表明雌激素对酒精性神经病变具有促伤害感受效应[2]。有趣的是，PKC-ε介导的酒精致痛觉过敏，被PKC-ε抑制药显著减弱，其程度在女性显著大于男性。这种性别差异的潜在机制尚不清楚[3, 4]。

酒精中毒性神经病变最严重的病例临床体征表现为运动缺陷对称分布。在不太重的病例中，表现为感觉障碍，但也呈对称分布。运动缺陷包括萎缩和衰弱，而感觉障碍包括振动觉的早期减弱。实验室检查发现神经传导速度下降[5]。虽然酒精可影响脊髓以上部分的中枢神经系统，但慢性酒精滥用的症状，暂时次于周围神经系统症状，是血脑屏障使其延迟暴露于毒素[6]。这并不意味着中枢神经系统免受慢性酒精的影响。酒精嵌入细胞膜，这增加了膜的流动性[7, 8]，但这可能不是神经病变的关键。而参与信号传导的特定蛋白，可能是酒精更重要的靶点，包括离子通道、第二信使、神经递质及其受体、G蛋白和基因表达调节因子。下一节简要讨论急性和慢性酒精暴露，对脊髓上中枢神经系统的影响。

一、急性和慢性酒精暴露对脊髓的影响

（一）γ-氨基丁酸受体

中毒浓度的酒精通过GABA受体门控氯通道，使氯离子流出增加。众所周知，酒精还会引起钙通道的变化，这可能是酒精戒断的原因之一。苯二氮平类部分反向激动剂RO15–4513，可防止酒精的中毒作用以及抗焦虑、抗惊厥作用。该药物还可抑制GABA受体激动剂刺激的氯流动增强。出于相对明确的原因，基于GABA是重要的抑制性神经递质及其功能下降，可以想见会加剧神经病变，这种反向激动剂未曾也不必作为酒精性神经病变的一个潜在治疗药物进行试验。一项可能更有价值的研究将是临床应用富马西尼（最常用的苯二氮草类抑制药）是否会加重酒精中毒性神经病变的症状。

（二）钙离子通道

钙通道暴露于酒精数天，会导致去极化刺

激的氯化钙 Ca45 摄取增加[9, 10]。尽管去除了酒精的暴露，钙流动的增加仍持续数小时，并与二氢吡啶钙通道抑制药结合位点的增加有关。这进而促进神经递质的释放（图 9–1）。钙通道抑制药减少酒精依赖小鼠模型中震颤、惊厥和死亡的发生率[9, 11]。

（三）兴奋性氨基酸

酒精抑制 NMDAR 依赖的神经递质释放，cGMP 的产生，从疼痛慢性化的角度，兴奋性突触后电位的产生；长期的突触强化对学习和记忆有重要作用[12, 13]。因此，虽然酒精对神经元功能的影响通常是有害的，但就兴奋氨基酸而言，酒精的抑制作用可能是有益的，因为它确实提供了一些镇痛作用。的确，激进的治疗达到彻底戒酒以完全防止酒精影响 NMDA 的程度，也可能导致神经病理性疼痛的恶化。

（四）多巴胺与镇静

酒精诱导多巴胺释放，增强 5– 羟色胺受体的激活。这些受体控制多巴胺的释放，而这种释放被 $5\text{–}HT_3$ 抑制药阻断。多巴胺在奖赏、强化和渴求中扮演着重要的角色。有趣的是，在小鼠模型中，$5\text{–}HT_3$ 受体抑制药也会减少酒精的摄入，并削弱区分水与酒精的能力[14]。

（五）腺苷

腺苷是一种核苷酸，是 RNA 的重要组成部分。它是神经系统中的一种抑制性神经调制剂。它调节 Ca^{2+} 通道，调节神经递质释放。酒精影响腺苷轴，这包括不仅核苷酸本身，还有腺苷酸转运蛋白和 A_2 受体。关系概括见图 9–2。

急性酒精暴露降低核苷转运蛋白对腺苷的摄取，导致细胞外腺苷积聚。这种暴露也会激活腺苷 A_2 受体，导致环腺苷酸的增加。这导致对腺苷环化酶产物的适应性脱敏。此时，需

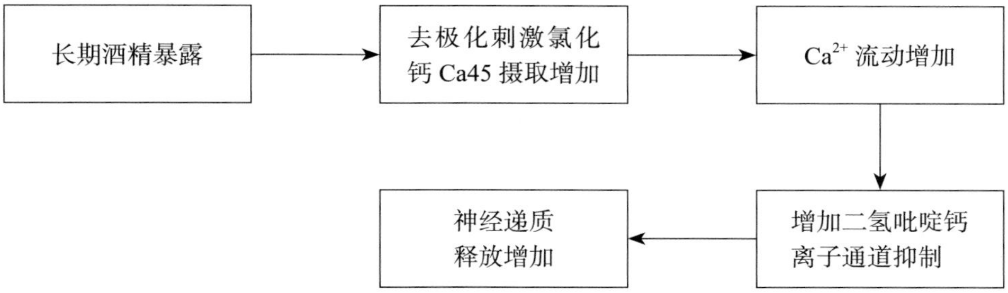

▲ 图 9–1 在小鼠模型中，长期（数天）酒精暴露对钙通道功能影响的总结[9, 10]

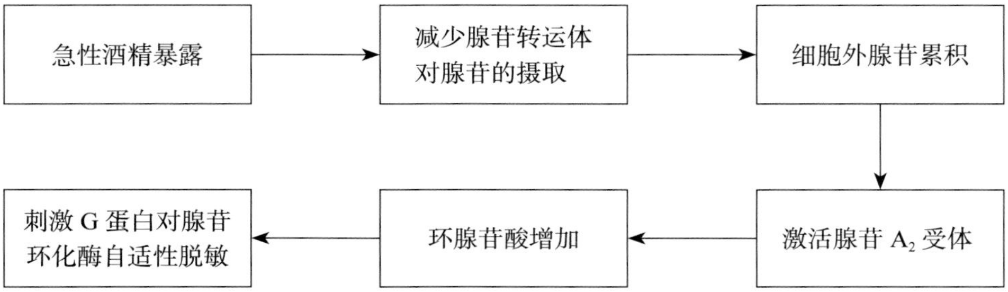

▲ 图 9–2 急慢性酒精暴露对腺苷轴的影响总结[15–20]

要酒精暴露以维持环AMP正常水平，这是细胞层面的躯体依赖[21]。这种脱敏作用似乎主要缘于鸟苷酸三磷酸结合 G_s、$G\alpha_s$ 组分的mRNA减少[15-20]。这使 $G\alpha_s$ 减少，导致腺苷转运蛋白失去对酒精抑制的敏感性。考虑是由于环AMP依赖性蛋白激酶的活性降低。在初始细胞，腺苷摄取会被急性酒精暴露所抑制。随着时间的推移和慢性酒精暴露，这种摄取对酒精抑制变得不敏感，这是细胞对酒精慢性耐受的一个例子。临床上这意义重大，因为它表明在活跃的饮酒者发生的核苷转运体功能改变，可能受益于由此产生的腺苷受体抑制。这种抑制作用能防止酒精对环AMP信号转导的许多急性和慢性作用，从而预防急性中毒和躯体依赖。

二、酒精性周围神经病变

自主神经功能障碍也是酒精中毒性周围神经病变的一个组分[22-25]。经心血管反射试验确认，16%～73%的慢性酒精滥用者患有这种综合征。范围之广使患者确切人数难以确定。心血管反射试验包括瓦氏测试（Valsalva）的心率反应性、站立的血压反应、持续握拳时的血压反应、交感皮肤反应、针对虹膜神经支配的甲基胆碱试验、站立和深呼吸的心率反应[26]。存在自主神经功能障碍，也可以通过检查交感皮肤反应，它被定义为皮肤电势的瞬间变化，由一些内部或外部的兴奋刺激所引起。该试验简便易行，但不能指望将其作为诊断工具[27]。如果高度怀疑酒精中毒性神经病变或糖尿病神经病变，可采用阳性试验去证实存在自主神经功能障碍的临床猜测。在2002年的一项研究中，Oishi等检查了14名糖尿病多发性神经病变患者和10名酒精性神经病变患者的电流感知阈值和交感皮肤反应。他们发现，电流感知阈值与交感皮肤反应幅度呈负相关。电流感知阈值为5Hz，交感神经皮肤反应（sympathetic skin response，SSR）与c纤维相关，他们推测这两个过程在这些多发神经病变综合征中均受损[28]。在另一项研究中，试图将SSR与酒精中毒性神经病变的出汗模式、神经病变的可能部位、周围神经的病理类型联系起来，并评估潜伏期测量是否可以作为一个可靠的参数。他们研究了患有酒精中毒性神经病变和其他周围神经病变的男性。他们确定酒精中毒性神经病变中SSR的缺失，是由传出通路的损伤引起的，并推测这种缺失可能是脱髓鞘和轴索病理引起的[29]。

急性和慢性酒精滥用毒性作用的本质已被很好地描述，并作为一种具体的疾病已被讨论了近一个世纪。"酒精性麻痹"一词本身是在近2个世纪前创造出来的，其特征是运动和精神功能障碍[6, 22]。酒精中毒性神经病变的发病机制曾被错误地归因于硫胺素缺乏（脚气病），这是该病很多患者总体不良营养习惯的次生效应。然而，酒精中毒性神经病变和硫胺素缺乏症之间有明显的区别，这些将稍后在本节进行描述。

早在1982年，人们就研究了饮酒导致特征性多神经病变的酒精消耗量，对156例持续多发性神经病变患者和106例压迫性麻痹患者的饮酒习惯进行回顾性分析。30%的多发性神经病变患者和30%的压力性神经病变患者，在急性醉酒时出现症状。酒精中毒性神经病变组以性别（男性）和年龄（年长）为主；大量饮酒的其他并发症（如肝病、惊厥和小脑体征）见于54%的多发性神经病变患者和6%的压迫性麻痹患者。此外，过量饮酒还延长了因压力导致的残疾期，并恶化了两种神经病变的预后[30]。Bosch等在1979年进行了另一项研究，定量乙醇摄入量，并描述了由此产生的神经紊乱。该研究虽显然过时了，但它确实试图尝试提供酒精直接毒性作用的具体证据。研究中通过测量轴突运输乙酰胆碱酯酶，强调酒精剂量与神经病变的相关性[31]。虽然这项研究似乎显示了这种关系，但很难将数据推及临床。这是因为研究组在16～18周内每天给大鼠按每千克体重注射11～12g的酒精。这相当于一个100kg的人每天喝90杯含45%酒精的酒。

2017年Ahmed等对酒精中毒性神经病变关于人口统计学数据的临床特征进行了分析。研究小组概述了研究对象的典型年龄、性别和社会经济状况，并将这些与症状学和实验室发现联系起来。虽然研究受到样本量太小（n=9）的严重限制，但他们确实测量了营养指标，如体重指数（body mass index，BMI）、维生素B_{12}水平和血清白蛋白水平。该队列中这些指标都正常。他们的病例系列表明，中年、富裕并伴有痛性神经病变的患者，应怀疑酒精性神经病变，特别是未发现其他病因时。该研究小组表示，习惯性地在晚餐时喝葡萄酒或啤酒，持续数年后会引发神经病变。也许更重要的是，他们断言酒精中毒性神经病变可能继发于酒精的直接毒性作用，而非营养不良[32]。

酒精中毒性神经病变导致轴索变性，可减少与神经突起形成和随后轴索芽生有关的小和大纤维的密度。酒精还引起细胞骨架功能障碍，抑制轴索流动；并激活初级传入伤害性感受器中的PKC-ε信号，由此对这些伤害性感受器的敏化至关重要，而且随后的兴奋性中毒作用影响神经性疼痛的形成[33]。

三、分子机制

这里讨论了目前提出的发生酒精中毒性神经病变的分子机制，提示了某些信号治疗的可能（表9-1）。读者毫无疑问会注意到，讨论的一些机制可以追溯到20多年前。但实际上我们对分子、基因和技术的理解以及能力，在那些报道之后，又迅猛发展，针对酒精性和其他类型的神经病变，如今有了一些治疗新靶点，更有望实现临床转化。

表9-1 酒精性神经病变的机制总结

- 脊髓小胶质细胞的激活
- 脊髓中mGlu5受体的激活
- 氧化应激导致自由基损伤神经
- 与蛋白激酶激活相关的促炎细胞因子的释放

早期混淆酒精中毒性神经病变与硫胺素缺乏，是由于所见现象的重叠。首先是酒精性神经病变的患者经常出现必需营养素摄入减少，并与这些营养素的胃肠道吸收障碍相关。这被认为是酒精直接作用的次要因素，而且这种发生的具体机制仍然未知。其次是胃肠道和肝脏因素，其中包括肠道内酒精对硫胺素的影响，肝脏储存的硫胺素减少和抑制活化的硫胺素磷酸化形成硫胺素二磷酸[34]。

最早关于酒精中毒性神经病变机制的讨论之一，提示脂质微栓子可能引起血管血栓形成，导致神经梗死。在该综合征的患者中，脂肪栓子应来自于脂肪肝，是血脂物理状态改变的结果，或者是通过脂质作用于血栓级联而引起的局部纤维蛋白或血小板沉积的启动子。这些作者建议对急性酒精中毒患者的周围神经进行活检，以寻找脂质引起的血管内梗阻，并利用这一发现指导后续的血脂水平控制，从而防止神经病变的扩展[35]。虽然从目前的治疗理解来看，这种方法可能显得过时，但它确实表明了一些潜在的分子通路。

探寻酒精中毒性神经病变“直接效应”的来源，是基于临床观察和轶事证据。可以想见，如果在人类模型进行真实的随机盲法对照试验去研究酒精的神经毒性，会发严重、理由充分的伦理问题。然而，这些轶事报道引发了后续的研究方向。例如，Singh等描述了一名中年男性在狂饮后下肢肌肉肿胀无力的案例。患者有急性肌红蛋白血症，并发展为急性肾衰竭，需要透析。肌病在这种情况下的发病机制尚不清楚，但该报道指出需要进行适当的研究来揭示细胞相互作用[36]。

2005年的一项人类研究调查了酒精依赖者大、小纤维神经病变的发生情况。为了间接确定神经病变与酒精滥用模式的关系，他们对98名持续酒精依赖受试者进行了抽样调查。采用神经病变症状评分和神经功能障碍评分，对多发性神经病变进行分级。此外，他们还检测了神经传导速度和定量感觉测试。神经病变与受试者年龄、酒精滥用时间、肝功能障碍、巨噬细胞增多和入院时血糖水平显著相关。该小组得出一个较为宽泛的结论，即酒精对周围神经纤维的直接毒性作用，是酒精性多神经病变的主要病因。有趣的是，他们还认为高血糖和维生素 B_{12} 利用受损，是酒精中毒性神经病变发生的潜在致病因素[37]。

Chopra 和 Tiwari 在2012年综述了酒精中毒性神经病变发生的一般分子机制。他们复述了一些研究对该综合征的阐释，提出了一些机制，认为是酒精中毒性神经病变的相关因素，包括激活脊髓小胶质细胞氧化应激，导致自由基损伤神经；炎性细胞因子介导 PKC 激活[38]；激活脊髓 mGlu5 受体和交感肾上腺、下丘脑－垂体－肾上腺轴，以及酒精的直接毒性作用[4]；参与 ERK 或经典 MAP 激酶。还有推测认为，过量饮酒可能会累及内源性阿片系统[39-41]，以及下丘脑－垂体－肾上腺系统[42-44]。

酒精中毒性神经病变中发现的脱髓鞘，被认为是轴索流动减少的结果。酒精及其毒性代谢物影响细胞核、过氧化物酶体、内质网和溶酶体的代谢通路[4]。严重有害的酒精代谢物是乙醛。一定比例的乙醛逃离正常途径的代谢，不可逆地结合正常蛋白，以产生细胞毒性蛋白，干扰神经元的正常功能[4]。基于体重的确切酒精致病摄入量尚不清楚，但它已表明酒精中毒性神经病变的不同严重程度，与饮酒的时程和摄入量直接相关。由于血脑屏障的存在，酒精相关的周围神经系统功能障碍，暂时超过酒精相关的中枢神经系统损害。这一系统显著推迟了代谢性和毒性对大脑功能的影响。

（一）酒精或其代谢物的直接毒性效应

如前所述，乙醛被认为是酒精代谢中最具化学破坏性的代谢物。乙醛的肝毒性，是通过乙醛－蛋白加合物形成、谷胱甘肽耗竭、微管损伤、抑制 DNA 修复共同作用，以及损伤线粒体电子传送链、刺激免疫反应。在皮质神经元培养中，乙醛衍生的晚期糖基化终末产物（acetaldehyde derived advanced glycation end-product，AA-AGE），促发剂量依赖性的增加神经元细胞死亡，但 AA-AGE 的神经毒性，被抗 AA-AGE 特异性抗体所减弱[45]。

（二）氧化应激与酒精中毒性神经病变

关于酒精中毒性神经病变的机制，最具说服力的一个论断，可能见于氧化应激产物积聚和自由基清除剂下降，两者均源于酒精过量摄入。2007年，Lee 等发现，在基础水平上，活性氧簇在辣椒素诱发疼痛的产生和维持中起关键作用，使小鼠模型背角神经元发生了中枢敏化[46]。Padi 等为该机制进一步提出了证据，他们在单核神经病变大鼠使用米诺环素，预防性地抑制促炎细胞因子释放、氧化与氮化应激。这一处理防止了神经病变的进展，但有趣的是，对急性疼痛没有影响[47]。这项研究强调了活性氧簇和 RNS 在神经病变中的作用，并为尝试将酒精摄入与氧化－氮化应激、和神经性病理疼痛联系起来奠定了基础。对氧化应激控制器的研究强化了这一概念。在有神经病变的糖尿病大鼠中，其坐骨神经超氧化物歧化酶、过氧化氢酶等抗氧化酶表达下调，脂质过氧化升高[48]。在这些研究和其他研究的基础上，我们着力于研究乙醇在 ROS、RNS 和其他自由基失调过程中的关系。乙醇转化为乙醛是细胞色素 P_{450} 依赖性的，结果部分作用于增加活性氧簇，伴氧化 / 还原平衡的改变[49]。

脂质过氧化产物，如丙二醛，已发现在饲料含乙醇的大鼠，其坐骨神经中的含量显著增加[50]。Chopra 等随后发现，给大鼠喂养含酒精饮食后，其坐骨神经中脂质过氧化物浓度显著增加，而自由基清除剂、还原性谷胱甘肽、超氧化物歧化酶和过氧化氢酶的活性显著降低，伴有痛觉过敏和痛觉超敏[4]。

（三）神经炎症

酒精被认为能引起神经炎症。在发育中的中枢神经系统，酒精诱导促炎细胞因子和趋化因子的表达增加，包括 IL-1β、TNF-α 和趋化因子 9 CCL2。在成年中枢神经系统，转录因子 NF-κB 的表达增加，该因子在激活多种编码促炎分子的基因中发挥重要作用，如细胞因子和趋化因子。酒精也以类似于病原体诱导反应的方式，触发神经胶质细胞中的 TLR4 信号[51]。因此，酒精也会激活下游转录因子的表达，如 AP-1 和 NF-κB，随后影响促炎细胞因子、趋化因子、COX-2 和 iNOS[52]。

虽然这些反应确实在中枢神经系统中也有所注意，但仅关于周围神经系统的研究显示，表达了类似的神经炎症启动子和产物。在外周环境的具体机制还没有被很好地描述，但从抗氧化疗法的有效性来看，至少在有限的动物模型中，似乎神经炎症过程在周围神经病理性疼痛的发展中起着重要作用。

（四）蛋白激酶

蛋白激酶在酒精中毒性神经病变中的作用很有意思，考虑到这些激酶与其受体的相互作用，以及由此产生的受体构象变化。PKC 参与受体的致敏和脱敏，调节膜结构对于适应伤害性刺激继发的重复神经元活动、静默免疫反应、调节转录、调节细胞生长、学习和记忆，都至关重要[4]。关于神经病理性疼痛方面的描述最丰富。在本书其他章节（第 2 章）有所论述，但考虑到关于酒精性神经病变的研究，我们关注了 Dina 等的研究。2000 年，他们使用了一种小鼠模型，其中喂食了富含酒精的食物。他们发现机械性痛觉过敏、热痛觉过敏和机械性痛觉过敏，以及 c 纤维机械阈值下降。当他们给予非选择性 PKC 或选择性 PKC-ε 抑制药皮下注射，观察到痛觉过敏减轻，这证实了蛋白激酶在该过程中的作用[53]。

蛋白激酶 A 和蛋白激酶 C 级联反应似乎受到酒精的影响。然而，这并没有在机械感觉上直接表现出来。相反，在给 PKC 抑制药的小鼠模型中，酒精性神经病变痛觉过敏的减弱，表明这些激酶在综合征中发挥了重要作用[38]。

Miyoshi 等发现，慢性酒精摄入显著降低了小鼠模型的机械性疼痛阈值。在该研究中，注射选择性 PKC 抑制药（5）-2，6- 二氨基 -*n*-{［1-（氧十三烷基）-2 哌啶基］甲基}己酰胺二盐酸盐（NPC15437），可减轻痛感。研究小组还发现，慢性酒精摄入后，脊髓中磷酸化的 PKC 显著增加[54]。

抑制 ERK 和 MAPK 可使酒精诱导的痛觉过敏有所减弱。这些激酶在酒精诱导神经病变的发生过程中起着重要作用，而特异性机制干预的途径也被拓宽了一些[4, 55]。

（五）胶质细胞

众所周知，脊髓胶质细胞、星形胶质细胞和小胶质细胞，可被神经病理性疼痛或外周炎症激活。此外，星形胶质细胞和小胶质细胞都被一些伤害感受级联的成员分子所激活。这包括 P 物质、CGRP、ATP 和来自初级传入终端的兴奋性氨基酸。星形胶质细胞和小胶质细胞也可被病毒和细菌激活[56, 57]。在小鼠模型中，经过 5 周富含酒精的辅助饮食后，发现酒精可激活脊髓小胶质细胞。这种激活伴随着机械阈值同时降低[39]。尚未表明但至少超出推测的是，EAAT 系统是否受乙醇干预的影响。

半胱氨酸 – 天冬氨酸蛋白酶或半胱天冬氨酸蛋白酶在细胞凋亡、坏死和信息传递中起重要作用。蛋白水解酶系统中半胱天冬酶的激活，由 NF-κB 转位到细胞核所触发[58]。Jung 等在小鼠模型中证明，慢性摄入酒精可加剧氧化应激损伤、NF-κB 转运以及 PKC 和 NF-κB 活化，从而导致DNA断裂，最终加剧神经元死亡[59]。同年，Izumi等证实，在出生后第7天摄入酒精24h，可导致整个前脑的神经元凋亡损伤。作者推测，慢性酒精消耗可能通过激活半胱天冬酶级联反应，启动神经病理性细胞改变[60]。

慢性酒精摄入影响的另一神经病理性疼痛机制，涉及mGluR。这些受体在脊髓背角和初级传入神经中大量存在。在小鼠模型乙醇暴露后5周内，机械性伤害感受阈值降低[61]。脊髓切片的膜组分免疫染色显示，酒精暴露后，膜结合mGluR5的数量显著增加。摄入富含酒精的食物后，膜结合mGluR5受体的数量增加，被认为会导致背角PKC的持续激活，进而诱导神经病理性疼痛行为[4, 61]。酒精摄入也会使富含酒精饮食喂养大鼠的脊髓NMDA受体p-Ser1303–NR2B亚基增加[39]。酒精也许在μ-阿片受体的失稳中发挥作用，这可能由PKC介导[39, 62]。PKC介导神经元膜上阿片受体复合物的磷酸化，导致神经元膜上μ受体的拆卸和更换失衡，μ受体浓度净减，对吗啡诱导抗伤害感受作用的敏感性下降。

饮酒后，糖皮质激素和儿茶酚胺的释放也会增加[42–44]。事实上，肾上腺髓质切除术已被证明可以预防并逆转酒精摄入的促伤害感受作用[63]。在此关头应记住，儿茶酚胺和糖皮质激素在感觉神经元上都有受体。胶质细胞的作用也将在本章节的治疗部分再次被提及，因为操控这些细胞，对于酒精中毒性或其他病因的神经病变，可能被证明是有效的治疗干预手段。

（六）细胞骨架的影响

酒精损害轴索运输和细胞骨架属性。在2006年Koike等的综述中包括酒精对神经元结构和营养输送系统的影响。他们总结，酒精暴露会导致神经纤维相关磷酸酶活性的降低，从而导致神经纤维蛋白中磷酸盐含量的增加。酒精暴露会改变微管相关蛋白的磷酸化，并损害轴索运输[63–66]。

四、临床表现

酒精中毒性神经病变的表现并不一致（表9–2和表9–3）。文献中有一些病例的酒精性神经病变类似夏科关节炎，它常与糖尿病[67]和（或）吉兰–巴雷（Guillain-Barre）综合征有关，其中酒精性神经病变不同于以往的缓慢进展多神经病变模式，而切换成在几天内演变的超级快速进展模式[67–70]。

表9–2　典型酒精性神经病变相关症状

症　状	描　述
疼痛	伴或不伴灼烧感
乏力	下肢远端
感觉和运动功能障碍的进展	手臂和腿的近端伸展

表9–3　典型酒精性神经病变相关病理表现

降低神经纤维密度
- 小有髓纤维>大有髓纤维
- 无髓纤维>大有髓纤维

连续郎飞结增宽
- 节段性脱髓鞘和髓鞘再生

酒精性神经病变的其他表现已有阐述。例如，一名55岁慢性酒精中毒男性患者出现第8对颅神经受累，表现为听力丧失、平衡障碍和面部无力。也有周围多神经病变的症状，但主要症状集中在前庭耳蜗神经。患者为改善症状接受了经迷路入路第8对颅神经切断术治疗。组织病理学检查显示，在耳蜗和前庭区，有髓和无髓纤维均存在广泛变性，与实验诱导的沃勒变性一致[71]。

在一些早期文献中对酒精性神经病变与维生素B_1或硫胺素缺乏（维生素B_1缺乏症）的相似性有所描述，这使两种均由营养障碍引起的综合征有部分混淆。1982年一例47岁女性酗酒者表现为手套和袜套型分布的感觉运动障碍。对其腓肠神经纤维活检进行组织学分析显示，36%的纤维呈轴索变性，12%的纤维呈节段性脱髓鞘。纤维密度检查显示大的有髓纤维密度下降，小的有髓纤维和无髓纤维密度正常。纤维密度检查显示大有髓纤维密度下降，小有髓和无髓鞘纤维密度正常。这些临床和病理发现均与脚气病相一致，但该患者的饮食分析显示并未遭遇此类短缺[72]。

2001年，Koike等的一项研究强调了酒精性神经病变和维生素缺乏之间的显著差异。在这项研究中，纳入18例痛性酒精性多发性神经病变而硫胺素正常的患者，评估其临床病理表征。研究小组发现，在酒精性多神经病变中，小的有髓纤维和无髓鞘纤维的密度，比大的有髓纤维的密度下降更严重，存在长期神经病变症状和明显轴索芽生的患者除外[73]。这与Shiraishi在1982年报道的病理结果形成了直接对比[72]。

Koike在2003年的一项随访研究中重申，酒精中毒性神经病变主要是小纤维轴索缺失，而硫胺素缺乏性神经病变以大纤维轴突缺失为主。该小组基于临床区分这两种过程，断言酒精性神经病症状以感觉为主，缓慢进展，主要损害浅表感觉特别是痛觉。另外，证实硫胺素缺乏性神经病变以运动为主，急性进展模式，伴有浅表和深层感觉损害。他们将这种差异归因于酒精或其代谢物的直接毒性作用[74]，并在2008年的一项研究[25]中进一步将酒精性神经病变与其他神经病变区分开来。

酒精性神经病变的生理紊乱同时包括胃肠道。早在1968年，研究人员就发现在一些慢性酒精中毒患者中出现了食管蠕动的选择性衰退。该研究采用腔内测压法，10例酒精性神经病患者与6例没有周围神经病变迹象的慢性酒精性神经病患者进行了比较。没有患者报告吞咽困难或任何其他食管症状。食管蠕动的选择性衰退，与出现症状性周围神经病变有关[75]。后来的一项研究拓展了这种关系。慢性酗酒者消化不良增加，胃排空和口盲传输时间延迟，但胆囊排空更快，结肠运输略有加速。他们还出现交感神经功能障碍，可用离子透入法给予胆碱能激动或用体温调节汗液试验，刺激局部出汗，发现出汗功能受损来证实[76]。酗酒者的胃肠道功能障碍始终与神经病变相关。禁酒1年也无法扭转这种紊乱。不知道这是不是1974年Novak描述的吞咽困难、声音嘶哑和虚弱进程的延续[77]。

五、诊断

明确无创地诊断酒精中毒性神经病变，而没有实验室检查，是极其困难的，由于许多神经病变的症状相互重叠。因此，必须密切关注患者的药物滥用史、症状史的时间进程、查体发现的类型和质量。这些概述见表9–2。除此之外，还有一些无创实验室检查可以用来区分这种综合征。

H反射（又称霍夫曼反射）指电刺激感觉纤维之后，肌肉的反应。它类似于脊柱伸展反射。H反射与脊柱拉伸反射的不同在于其不通过肌梭。这对于评估脊髓单突触反射活动的调节是有价值的。它可以用来评估不同条件下的神经系统反应[78]。据报道，在酒精性神经病变中，H反射是测量神经传导速度最敏感的试验[79]。关于传统的神经传导研究，Alexandrov等比较了残余潜伏期（或测量的感觉神经远端潜伏期、与预期潜伏期之间的计算时间差），用远端运动潜伏期（或用刺激点与标记点之间的距离、除以反应潜伏期，得到终端潜伏期的商数）。研究小组发现，在糖尿病神经病变和酒精性神经病变的早期阶段，远端运动潜伏期和残余潜伏期有所延长，而非神经病变患者的潜伏期正常（图9–3）。

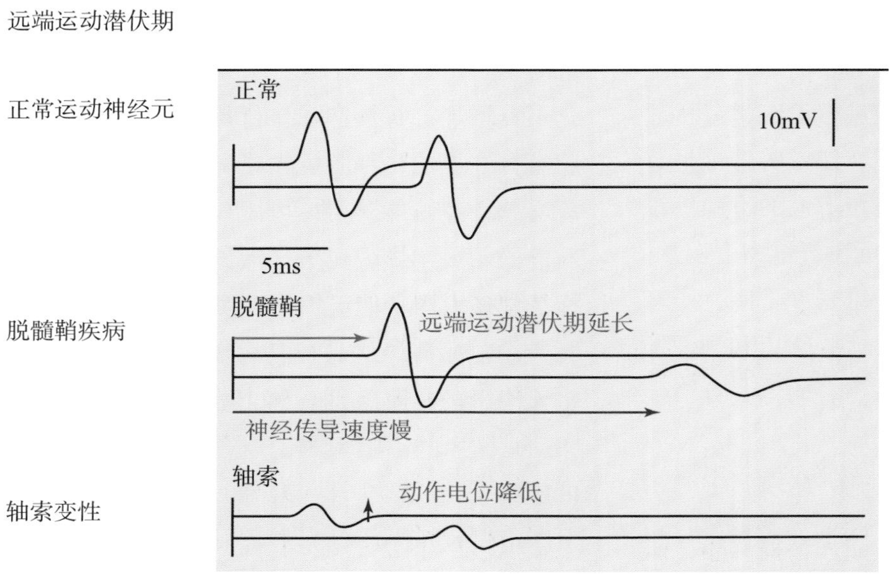

◀ 图 9-3　正常情况下糖尿病神经病变和酒精性神经病变的运动潜伏期曲线图

注意，非神经性疾病患者的潜伏期是正常的

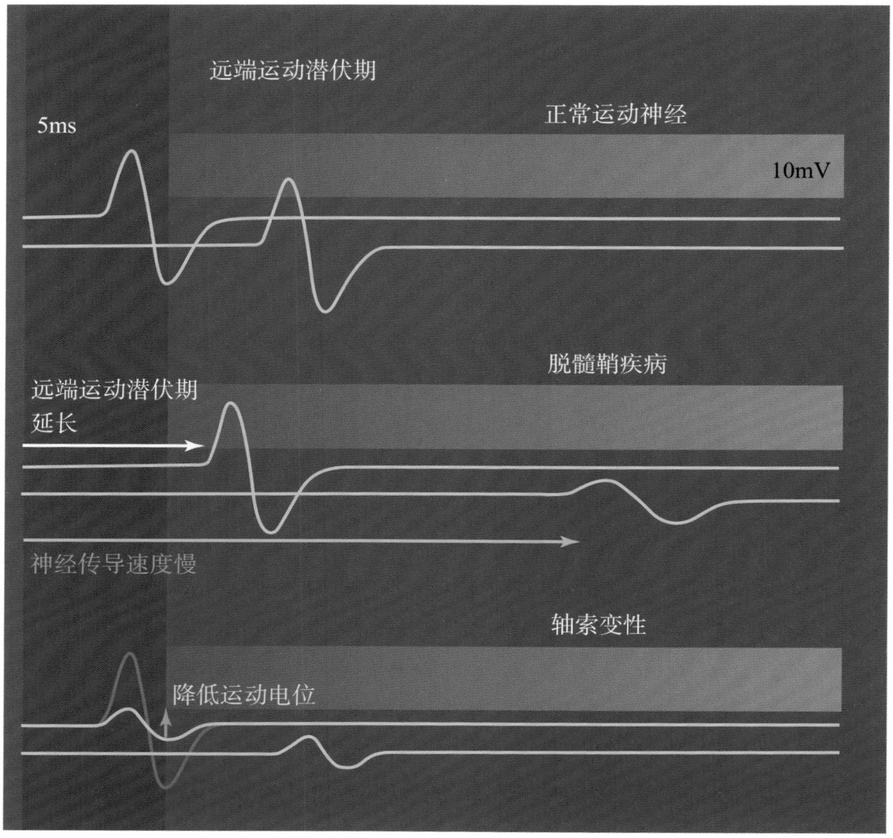

六、外科治疗

酒精性神经病变的治疗是独特的，在于该神经病变过程中，确切的致病物质是已知的，理论上可以在实验环境中添加或删除。也可以检测短期或长期的暴露效应、特定的给药剂量，例如间歇给药、累积给药或两者兼而有之。此外，酒精性神经病变也是一种综合征，其中几个特定的机制的影响部位已有论述。因此，我们可以假设在哪里以及如何引入某些特定的干预措施，可能改变疾病进展或彻底阻止它。但这些相同特点形成明显的伦理困境，每当涉及酒精剂量和特定治疗的任何真实随机对照试验时，就会面临这些伦理困境。出于这个原因，我们只能在非人体模型检测，并据此进行外推。确实可以考虑在体外展开分子机制研究，随后外推至人类。本节将探讨一些当前的干预措施，其中有几个只是传闻，因此尚未广泛应用。

（一）肝脏移植

可以直接认为肝移植联合戒酒，至少可改善导致酒精性神经病变的部分紊乱。然而，这并不能说明酒精对其他器官系统的直接和长期影响。

Gane 在 2004 年的一项研究表明，10%～20% 的肝移植手术是为了治疗晚期酒精性肝病。然而，由于酗酒导致严重的系列肝外终末器官紊乱，妨碍个体接受肝移植，其中包括神经病变。该研究组报道了 1 例患者，尽管有失代偿性酒精性肝病和中重度周围神经病变，仍能接受肝移植。成功移植后 12 个月，患者表现出肌无力有所逆转，相关的感觉和运动神经传导速度有所恢复。他们的结论是，酒精性肝硬化患者的周围神经病变可能在肝移植后得到解决，不应成为移植的禁忌证[80]。

（二）钠离子通道阻断

阻断钠通道随后阻断神经元传导，作为控制现有伤害感受传入中枢神经系统的一个手段，或使肢体或身体区域对潜在有害刺激失去知觉的一种外科禁忌，已被很好地阐述。典型的，局部麻醉药已用于此，且也已用于尝试控制酒精中毒性神经病理性性疼痛。文献中使用静脉注射利多卡因的研究很少。1999 年，Babacan 等报道了 1 例酗酒患者由于叶酸缺乏导致多神经病变，在不成功的叶酸替代治疗之后，通过利多卡因输注得到了有效治疗[81]。

另一种钠通道阻滞药美西律，早在 10 年前 Beroniade 等的小型研究中就已开始使用，并取得了良好的效果[82]以及 Nishiyama 等[83]。在他的报道中，5 名痛性酒精性周围神经病变的患者，以每天最低 300mg 的剂量口服美西律，疼痛得到有效缓解，特别是他们描述为“刺痛感”的神经病变部分[83]。

必须指出的是，局部麻醉药，特别是利多卡因，在酒精和其他神经病变的治疗中，似乎并不局限于钠通道的阻断。2012 年，Werdehausen 等里程碑式的研究表明，利多卡因的代谢物去乙基利多卡因，通过中枢抑制性机制，缓解神经病理性疼痛[84]。具体来说，存在星形胶质细胞相关的甘氨酸转运体（glycine transporter，GlyT1）系统，部分介导了抑制性神经递质的可用性，甘氨酸在三联突触的间隙之中。利多卡因治疗神经病理性疼痛的效应，不能用它对电压门控钠通道的作用来解释。这些效应包括抗炎[85]和持续抗伤害感受属性[86–88]。作者直接比较了 GlyT1 抑制药（如肌氨酸）的化学结构，并指出了尤其利多卡因代谢物 N- 乙基甘氨酸（N-ethylglycine，EG）和 MEGX 的重要相似性。他们能够证明这些代谢物的存在，可减少初级星形胶质细胞的甘氨酸摄取。这使问题延续，即为了减轻神经病理性疼痛给予利多卡因，在停药后很久仍有疼痛缓解作用，这是否由于存在类似的抗伤害感受机制在起作用[85, 86, 89]。

（三）脊髓电刺激

脊髓电刺激（spinal cord stimulation，SCS）通常只用于其他相对微创的治疗方法都已用尽之时。虽然对神经调控的深入讨论超出了本节的范围，但对其原则的简要回顾，与神经病理性疼痛特别是酒精性神经病变的治疗非常相关。脊髓电刺激在这种综合征的治疗中很少被描述，甚至只是个案。将刺激电极通过无菌经皮技术放置在脊髓背柱上。在这个位置激活电极会刺激周围神经的大直径、非伤害性、有髓鞘纤维（A-β 纤维），从而抑制脊髓背角小的伤害感受投射 Aδ 和 C 纤维的活动[90, 91]。此外，脊髓电刺激激活 GABA-B 和腺苷 A-1 受体，也可以调节疼痛[90–93]。目前公认的使用脊髓电刺激的适应证，是伴有神经根痛的背部手术失败综合征、复杂区域疼痛综合征、周围神经病变、幻肢痛、心绞痛、缺血性肢体疼痛[94, 95]。然而，在2010年，Yakovlev等报道了1名46岁女性酒精中毒性神经病变患者，在标准治疗失败后，使用脊髓电刺激进行了有效的镇痛。虽然毫无疑问，这些数据纯属轶闻，但它确实提出了一个问题，即是否可以纳入酒精中毒性神经病变为脊髓电刺激的适应证。显然，这需要更多的临床研究来验证[96]。

七、药物治疗

目前酒精中毒性神经病变的治疗方法，主要是阻止周围神经的持续损伤，同时恢复正常的神经元功能。如果这些目标不能通过简单的禁酒和去除营养不良因素来实现，那么，通常下一个也是最后一步治疗，就是运用神经病理性疼痛治疗中的“常见病因”。这些药物用于治疗酒精中毒性神经病引起的急性麻木和疼痛。常用的药物是加巴喷丁（加巴喷丁和普瑞巴林）；阿米替林，或其他三环抗抑郁药；以及对乙酰氨基酚和阿司匹林等非处方药。根据地区差异和供应情况，目前也在使用其他药物。

（一）苯磷硫胺

苯磷硫胺是一种亲脂性硫胺素前体药物，动物研究显示，它可以预防氧化应激引起的视网膜和肾脏改变（图9–4）[97]。它是硫胺素的5–酰基衍生物。在营养维生素成分缺乏的小鼠模型中，长期饮酒已被证实会直接导致活性辅酶形式硫胺素（二磷酸硫胺素–TDP）的减少。与盐酸硫胺素相比，饲粮中添加苯磷硫胺显著提高了TDP和总硫胺素的浓度[98]。

1998年，Woelk等进行了一项随机对照试验，专门比较了84名酒精患者单独服用苯磷硫胺与苯磷硫胺–B族维生素复合物或安慰剂的效果。研究小组发现，在运动功能、麻痹和整体神经病变评分方面，苯磷硫胺在统计学上优于苯磷硫胺复合物和安慰剂[99]。

（二）硫辛酸

硫辛酸是自由基清除剂，是人体合成的天然微量营养素（图9–5）。它有助于修复氧化应激损伤，可再生内源性抗氧化剂，如谷胱甘肽、维生素C和维生素E。它还能螯合金属，促进谷胱甘肽的合成。硫辛酸从小肠被吸收，并通过门静脉系统和体循环分布到肝脏。它存在于细胞内、线粒体内和细胞外的某些身体组织中[100]。

在欧洲，这种药物已被用于治疗神经病理性疼痛数十年。在链霉素诱导的糖尿病小鼠模型中，发现硫辛酸可增加神经细胞对葡萄糖的摄取[101]。此外，该药物还能增加神经肌醇浓度，使细胞内NAD：NADH比值恢复正常，并增加神经元血流[102]。

（三）乙酰左旋肉碱

乙酰左旋肉碱尚未专门用于治疗酒精中毒

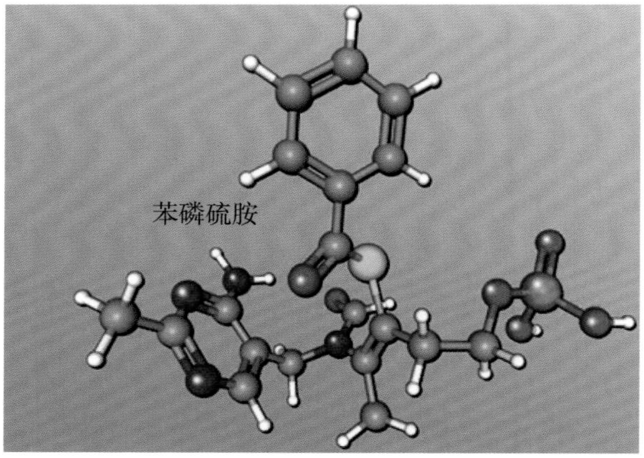

▲ 图9–4　苯磷硫胺分子结构图

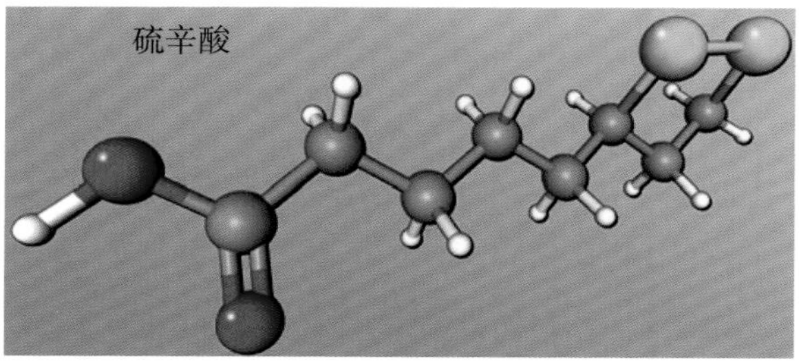

▲ 图9–5　硫辛酸分子结构图

性神经病变。近期一项文献系统综述确认，该药物作用全面，显著减轻疼痛、改善神经传导参数，且在临床可接受的安全范围内[103]。

（四）其他药物

其实验室模型或其他神经病变中显示出一定疗效的药物，还包括 α- 生育酚和生育三烯醇[104]，但在酒精中毒性神经病变本身尚未选用。在我们看来，对酒精中毒性神经病变更特异的病理基因靶向治疗，是甲基钴胺，它针对中枢神经系统的低甲基化。低甲基化是 s- 腺苷甲硫氨酸（s-adnosylmethionine，SAM）与 s- 腺苷同型半胱氨酸比值下降的结果[105]。这造成 SAM 不足，阻碍髓鞘中的关键甲基化反应。Sun 等的文献系统综述限于糖尿病神经病变，但仍显示有效。后续合理的研究，应在酒精中毒性神经病变进行类似严格的试验。

八、信号治疗

（一）肌醇

许多干预措施与其他神经疾病的治疗有共同之处。这表明，这些干预措施可能不需要像以前认为的那样，基于病因的特异性治疗。然而，需要基于机制寻求更特异的干预，这一事实并没有改变。例如，构成神经细胞膜磷脂的重要成分肌醇，已被证明在糖尿病神经病变中存在缺乏（图 9–6）。在一项人体研究中，对有神经病变的 1 型糖尿病患者、无神经病变的 1 型糖尿病患者和糖耐量正常的受试者进行了比较，发现高肌醇浓度与神经再生有关。腓肠神经活检显示神经纤维密度增加，证实了这种再生[106]。补充肌醇对运动神经传导的益处也已被证实。在链脲霉素 – 糖尿病小鼠模型中，肌醇能部分阻止运动传导速度的下降。此外，肌醇的类似物 d- 肌醇 –1，2，6– 三磷酸完全阻止了神经传导速度的降低[107]。

（二）N- 乙酰半胱氨酸

同样，机制的相似性表明，它对酒精性神经病变的治疗可能有效（图 9–7）。氨基酸 N- 乙酰半胱氨酸是一种有效的抗氧化剂，有助于提高谷胱甘肽水平。在链脲霉素诱导的糖尿病神经病变的小鼠模型中，N- 乙酰半胱氨酸可纠正神经传导速度和神经内膜血流的下降[108]。随后，Park 等利用化疗诱导的周围神经病变小鼠模型发现，将细胞与 N- 乙酰半胱氨酸预孵育，可完全阻断顺铂引起的神经元凋亡[109]。在这两种实验环境中，氧化应激在神经病变中的作用相似，这表明在治疗酒精性神经病变方面具有潜在的疗效。

（三）辅酶 Q10

辅酶 Q10 是一种天然存在的物质，在人体的心脏、肝脏、肾脏和胰腺中含量很高。已经进行了几项研究，试图确定这种辅酶是否在缓解酒精性神经病变症状中发挥作用。2013 年，

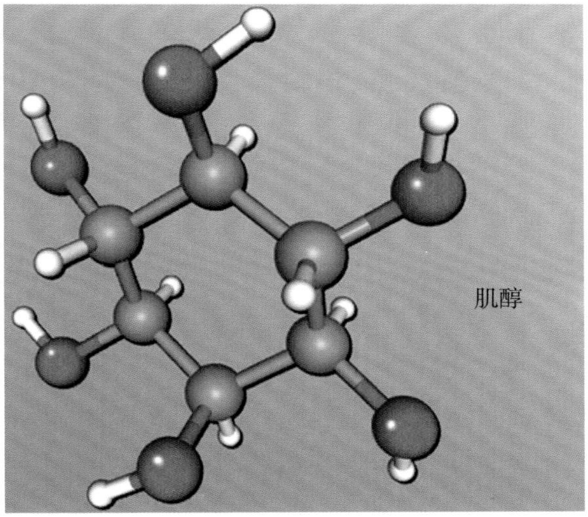

▲ 图 9–6　肌醇分子结构图

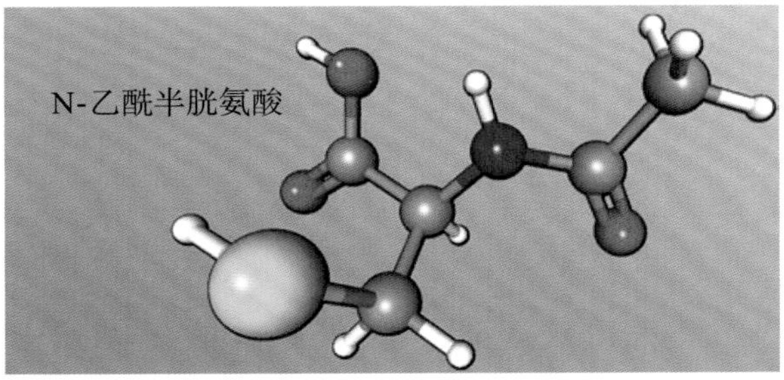

▲ 图 9–7　N- 乙酰半胱氨酸分子结构图

Kandhare 等利用小鼠模型研究了维生素 E 和辅酶 Q10 联合治疗酒精诱发的慢性神经病理性疼痛。结果显示，内源性钙、氧化 – 氮化应激标志物、TNF-α、IL-1β 和 IL-4 水平显著降低。此外，他们还表明，单独辅酶 Q10 也可以表现出对行为、生化和酒精的影响。这是通过抑制氧化和氮化应激完成的；抑制促炎细胞因子的释放和保护聚合酶 –γ。辅酶 Q10 对聚合酶 –γ 的保护尤其重要，因为聚合酶在线粒体 DNA 的维持中发挥作用，而线粒体 DNA 又对线粒体氧化磷酸化进程至关重要，从而防止器官功能障碍[110]，以及特别的轴索感觉运动性神经病变[111, 112]。当联合应用辅酶 Q10 和 α- 生育酚，神经保护效应进一步改善[113]。

（四）姜黄素

姜黄素是在香料姜黄中发现的多酚（图 9–8）。它已被证明在治疗氧化应激与炎症状态、代谢综合征、关节炎、焦虑和高脂血症中有一定价值。健康方面益处的大部分，归因于其抗氧化和抗炎作用[114]。因此，探索这种分子对酒精中毒性神经病变的影响，是合乎逻辑的。

2012 年，Kandhare 等研究了姜黄素和 α-生育酚联合给药 10 周的酒精性神经病变小鼠模型。结果表明，该处理显著改善了神经功能、分子和生化参数，以及坐骨神经的 DNA 损伤，这些都是剂量依赖性的。他们还认为姜黄素治疗酒精性神经病变的主要作用机制，是通过抑制促炎症介质，如 TNF-α 和 IL-1β。

姜黄素与选择性磷酸二酯酶 5 抑制药西地那非，联合或单独用于酒精中毒性神经病变治疗的研究都有报道。这些药物单独应用，可显著减轻酒精诱发神经病变的症状。用低剂量和高剂量都有效果。姜黄素与西地那非联合使用，较单独用药显著改善神经功能、生化和组织病理学参数。基于这些发现以及这些药物的相对安全性和普遍性，考虑在人类研究使用姜黄素 / 西地那非治疗酒精诱发神经病理性疼痛是合理的[115]。

（五）咯利普兰

另一种磷酸二酯酶抑制药、咯利普兰也有研究（图 9–9）。咯利普兰抑制磷酸二酯酶 4（phosphodiesterase 4，PDE4），不同于西地那非（一种 PDE5 抑制药），它水解环磷酸腺苷的磷酸二酯键，而西地那非水解环磷酸鸟苷的同一个键。Han 等在小鼠模型给予咯利普兰，检测酒精诱发神经病变的电生理学和行为学。他们发现，在经腹腔注射咯利普兰处理的动物中，机械性痛觉过敏有所减轻。该小组得出结论，咯利普兰可能对人类有临床意义，并建议应展开临床试验[116]。

（六）槲皮素

槲皮素是一种已被证实的抗氧化剂，对其他神经病变也有一定疗效（图 9–10）[117]。因此，考虑将其用于酒精诱发神经病变合乎逻辑。关于酒精中毒性神经病变最确定的研究中，Raygude 等采用了酒精诱发神经病变的小鼠模

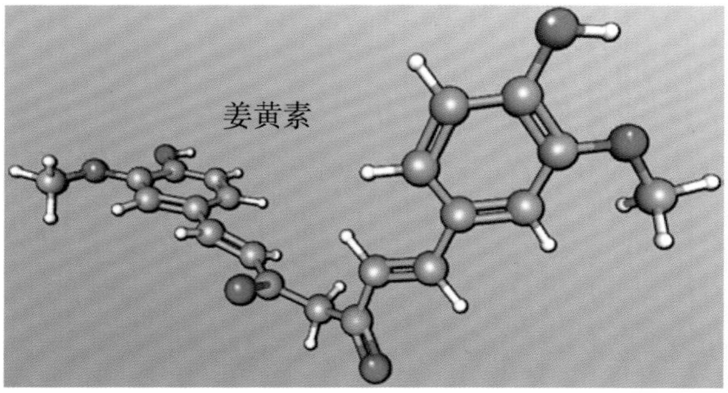

▲ 图 9–8　姜黄素分子结构图

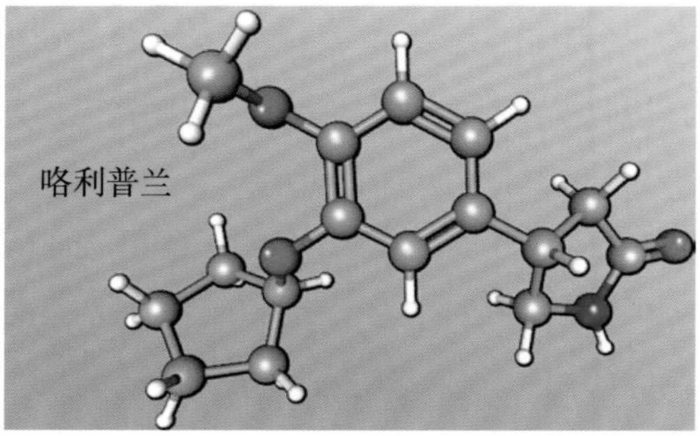

▲ 图 9–9　咯利普兰分子结构图

型。他们发现长期使用槲皮素治疗可以减轻痛觉超敏、痛觉过敏和神经传导速度受损。他们还发现膜结合型的钠－钾依赖的 ATP 酶水平下降，该酶可放大活性氧生成，进而导致氧化应激[118]。槲皮素还能降低丙二醛（一种髓过氧化物酶的标志物）[119]、一氧化氮［氧化和（或）氮化应激的标志物[120]］的水平。他们得出结论，槲皮素在阻断氧化应激和氮化应激（酒精性神经病变的部分原因）中起重要作用，可当作神经保护剂[121]。

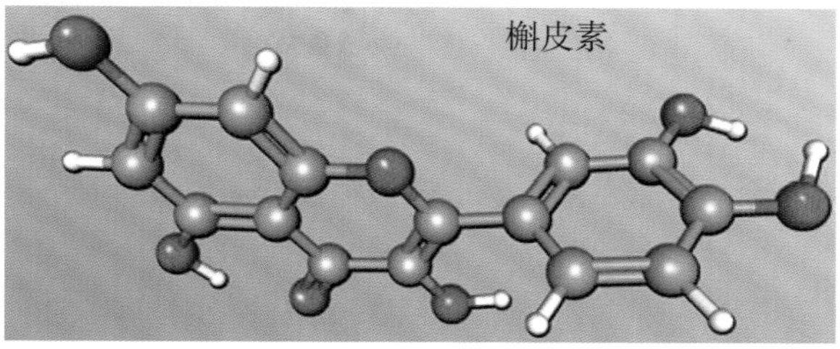

▲ 图 9–10 槲皮素分子结构图

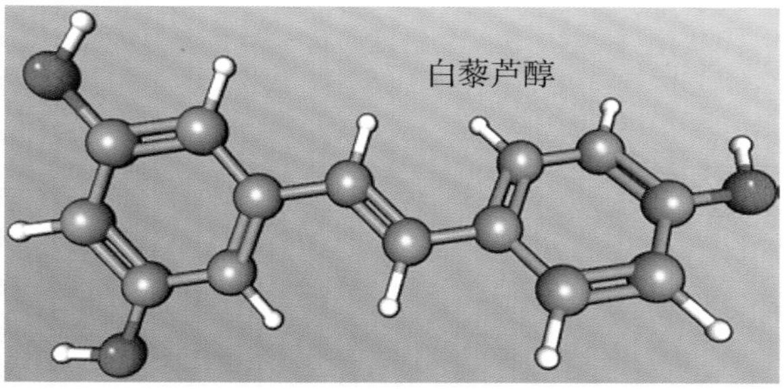

▲ 图 9–11 白藜芦醇分子结构图

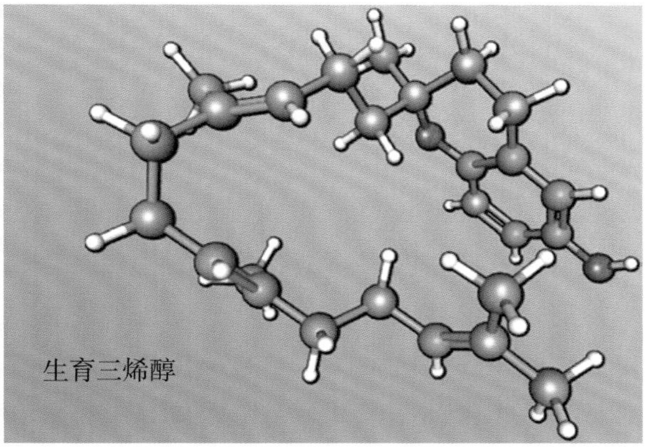

▲ 图 9–12 生育三烯醇分子结构图

（七）白藜芦醇

白藜芦醇是一种多酚，属于二苯乙烯类(图 9–11)，已被证明具有很高的抗氧化潜力。它也是一种植物抗毒素，即具有抗菌和抗真菌作用的植物合成物质[122]。基于小鼠模型的研究，白藜芦醇通过抑制氧化应激和氮化应激介质（TNF-α、IL-1β 和 TGF-β_1）的产生，来抑制炎性信号，因此可被看作神经保护剂。如同其他有望用于酒精性神经病变治疗的药物，白藜芦醇尚未在人类得到验证。

（八）生育三烯醇

生育三烯醇是指维生素 E 的一种不饱和异构体（图 9–12）。它不同于饱和异构体或生育酚的独特之处在于，能抑制炎症性转录因子 NF-κB。生育三烯醇还通过诱导抗氧化酶如超氧化物歧化酶[123]、奎宁氧化还原酶[124]和谷胱甘肽过氧化物酶等，来抑制自由基。生育三烯醇其他效应中可能认为有效的，是其通过抑制丝裂原激活蛋白激酶，发挥抗增殖作用[125, 126]。

2009 年，Tiwari 等证实缓解了酒精诱发神经病变小鼠模型的氧化应激，在 2012 年，他报道能证实谷胱甘肽和超歧化酶在上述模型中有所增加[125–128]。

（九）表没食子儿茶素 –3– 没食子酸酯

表没食子儿茶素 –3– 没食子酸酯(epigallocatechin-3-gallate, EGCG）是一种黄烷 –3–3’, 4’, 5, 5’, 7– 己醇和儿茶素（图 9–13）。它可作为抗氧化剂，是一种植物代谢物，一种食物成分。它存在于杏仁、蚕豆、绿茶和红茶中[129]。在小鼠模型中，EGCG 还显示出限制氧化应激和氮化应激产生的能力，并减少下游的痛觉超敏和痛觉过敏效应[130]。与其他治疗酒精性神经病变的药物干预措施一样，必须进行人类临床研究。

（十）基因操作

有研究涉及饮酒人群的基因变异，试图找出那些最易受酒精滥用综合征及其后遗症影

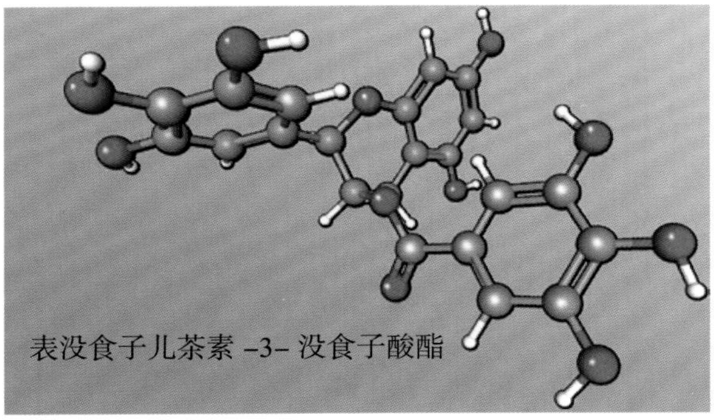

▲ 图 9–13　表没食子儿茶素 –3– 没食子酸酯

响的基因。高同型半胱氨酸血症，在酒精依赖者中经常出现。这在那些遭受严重戒断症状的人尤其明显。亚甲基四氢叶酸还原酶基因（methylenetetrahydrofolate reductase gene，MTHR）编码了同型半胱氨酸向蛋氨酸再甲基化过程中的一个重要步骤。据报道，一个常见多态性是在常规 C-C 等位基因的 677 位点，由胸腺嘧啶取代胞嘧啶。这种取代（C677T）与 5，10– 亚甲基四氢叶酸还原酶的热稳定性增加有关，从而降低了酶活性[131]。在 2008 年的一项研究中，Saffroy 等注意到 T-T 等位基因位于 677 位点的酒精依赖受试者，其肝功能化验结果更好，复发率更低，使用 Lesch 类型系统评估没有明显的戒断症状[132]。他们得出结论，T-T 等位基因可能防止酒精依赖，特别是肝毒性和神经毒性戒断反应[133]。当然，正是神经毒性作用引起了我们讨论的注意。在此合乎逻辑的后续工作，将是为那些遭受酒精滥用的人们，考虑利用病毒载体基因转导，提供这种 T-T 等位基因相关的保护[134]。然后可以进行研究，去检测这种操作对酒精性神经病变的任何效应。

（十一）其他

双硫仑毒性

具有讽刺意味的是，一种被用来有效治疗酒精中毒的药物，本身也有引起周围神经病变的不良反应。双硫仑自 20 世纪初以来一直被用于橡胶的硫化。研究人员观察到，接触这种分子的工人表现出对酒精的不耐受，几乎立即出现头痛、困倦、口干、头晕、疲劳和其他典型宿醉的症状。这一观察结果使得早在 1951 年就将双硫仑（Antabuse®）应用于制止慢性酒精中毒[135, 136]。接受治疗的慢性酒精中毒患者中，每 15 000 人中大约有 1 人发生双硫仑中毒[137, 138]。其发病迅速[136, 138–140]，特点多样，神经病变急性进展，伴有脚底和膝下腿部的灼烧麻痛感、麻木和疼痛[138, 141]，其特征还包括跟腱反射消失，以及袜套样分布的针刺触觉和振动觉障碍[138]。2000 年，在小鼠模型中，双硫仑毒性发展的罪魁祸首被认为是其毒性代谢物，二硫化碳（carbon disulfide，CS_2）神经毒性。他们发现暴露于 CS_2 小鼠的红细胞谱有异常交联。他们提出，在大鼠模型中，神经炎性蛋白也以时间和剂量依赖的方式，发生了类似的交联事件，这种相互作用导致轴索肿胀[142]。此类肿胀被认为是由交联神经丝蛋白持续聚集，不能通过狭窄的郎飞结而造成的。结果是轴索流动严重受阻或完全停止，无法传输重要的营养物质，继而神经元缺血、炎症和细胞死亡[143]。病理检查提示，轴索退化，类似酒精诱发的神经病变，因此通过双硫仑给药、与饮酒 / 戒酒之间的时间关系来更好地明确诊断。治疗双硫仑神经病变，可尝试使用通常靶向神经病变的药物，如加巴喷丁[136]，但一般来说，最好和最符合逻辑的治疗是停用双硫仑。在随后的数天至数周内可见症状有所改善[136, 139, 140, 143]但并不总能完全康复，可能缘于双硫仑神经病变诊断不足[141]。

总结

本章描述了酒精中毒性神经病变的患病率、危险因素、分子病理学和治疗。酒精摄入的量、时程和持续性，是已知该神经病变发生率和严重程度的决定因素，这还包括性别和年龄等人口学因素。这种神经病变同时影响脊髓上（中枢）神经系统和周围神经系统，但临床表现更多源于周围神经病变，由于血脑屏障延迟了脊髓上效应。

在脊髓上水平，酒精参与了信号转导和细胞膜直接损伤。周围神经病变包括自主神经功能障碍。研究检测了电流感知阈值，交感皮肤反应，出汗模式，指出损害位于传出通路。症状呈对称分布，但感觉和运动障碍取决于严重程度。

乙醇的作用是通过 GABA 介导的氯离子通道、钙通道、NMDA 受体依赖的神经递质，以及其他兴奋性氨基酸所介导。这些机制导致兴奋性通路的钝化、长期突触强化、潜在疼痛慢性化，并被怀疑在乙醇戒断中发挥作用。

通过诱导多巴胺积累，乙醇引起对腺苷环化酶的下游脱敏，这会导致躯体依赖。了解这些机制，提出有趣的药理学靶点，还有针对酒精中毒及其并发症的临床重要管理策略，本章节关于急性和慢性酒精摄入，与神经紊乱之间的关系，也做了调查。历史上，硫胺素缺乏被错误地认作酒精性神经病变的病因机制，而这是由于酗酒患者常出现营养缺乏(包括硫胺素)。

尽管开展严格临床研究的能力，受限于伦理学顾虑，但酒精性神经病变的几种机制已被提出。这些都是基于临床观察、个例报道和实验室研究。这些机制包括脊髓小胶质细胞的激活，促炎细胞因子介导蛋白激酶激活，脊髓中 mGlu5 受体的激活，交感肾上腺和下丘脑 – 垂体 – 肾上腺轴的激活，以及直接毒性作用。

乙醛是乙醇的最具毒性的代谢物，涉及破坏多种重要的肝功能。活性氧似乎参与了辣椒素诱发疼痛的中枢敏化。

许多神经病变在症状学上有所重叠。诊断具有挑战性，取决于患者的用药史和体检结果。

使用钠通道阻滞剂治疗酒精性神经病变，已在病例报道和病例系列中描述。局部麻醉药已显示出确切的效果，尽管这些归因于抗炎和抗伤害属性。

治疗药物如苯磷硫胺（硫胺素前体药）和自由基清除剂，已被用于对抗那些提出的病理机制。

尽管关于酒精性神经病变的发病机制仍有未解的问题，现有的分子基础理论和潜在的信号疗法提供了一些希望。这些信号疗法不必靶向病因机制，而是参照与酒精性神经病变有共同之处的神经病变，通过其治疗机制发挥作用，有潜力证实有效。这些值得进一步研究。

参考文献

[1] Monforte R, Estruch R, Valls-Sole J, et al. Autonomic and peripheral neuropathies in patients with chronic alcoholism. A dose-related toxic effect of alcohol. Arch Neurol. 1995;52(1):45–51.

[2] Edwards S, Yeh AY, Molina PE, et al. Animal model of combined alcoholic neuropathy and complex regional pain syndrome: additive effects on hyperalgesia in female rats. Alcohol Clin Exp Res. 2018;42:33A.

[3] Dina OA, Gear RW, Messing RO, et al. Severity of alcohol-induced painful peripheral neuropathy in female rats: role of estrogen and protein kinase (A and Cepsilon). Neuroscience. 2007;145(1):350–6.

[4] Chopra K, Tiwari V. Alcoholic neuropathy: possible mechanisms and future treatment possibilities. Br J Clin Pharmacol. 2012;73(3):348–62.

[5] Neundorfer B. Alcoholic polyneuropathy. Aktuel Neurol. 1974;1(3):169–74.

[6] Kucera P, Balaz M, Varsik P, et al. Pathogenesis of alcoholic neuropathy. Bratisl Lek Listy. 2002;103(1):26–9.

[7] Rottenberg H. Membrane solubility of ethanol in chronic alcoholism. The effect of ethanol feeding and its withdrawal on the protection by alcohol of rat red blood cells from hypotonic hemolysis. Biochim Biophys Acta. 1986;855(2):211–22.

[8] Goldstein DB, Chin JH. Interaction of ethanol with biological membranes. Fed Proc. 1981;40(7):2073–6.

[9] Bone GH, Majchrowicz E, Martin PR, et al. A comparison of calcium antagonists and diazepam in reducing ethanol withdrawal tremors. Psychopharmacology. 1989;99(3):386–8.

[10] Messing RO, Carpenter CL, Diamond I, et al. Ethanol regulates calcium channels in clonal neural cells. Proc Natl Acad Sci U S A. 1986;83(16):6213–5.

[11] Little HJ, Dolin SJ, Halsey MJ. Calcium channel antagonists decrease the ethanol withdrawal syndrome. Life Sci. 1986;39(22):2059–65.

[12] Hoffman PL, Moses F, Luthin GR, et al. Acute and chronic effects of ethanol on receptor-mediated phosphatidylinositol

4,5-bisphosphate breakdown in mouse brain. Mol Pharmacol. 1986;30(1):13–8.
[13] Nicoll RA. The coupling of neurotransmitter receptors to ion channels in the brain. Science. 1988;241(4865):545–51.
[14] Diamond I, Messing RO. Neurologic effects of alcoholism. West J Med. 1994;161(3):279–87.
[15] Diamond I, Wrubel B, Estrin W, et al. Basal and adenosine receptor-stimulated levels of cAMP are reduced in lymphocytes from alcoholic patients. Proc Natl Acad Sci U S A. 1987;84(5):1413–6.
[16] Gordon AS, Nagy L, Mochly-Rosen D, et al. Chronic ethanol-induced heterologous desensitization is mediated by changes in adenosine transport. Biochem Soc Symp. 1990;56:117–36.
[17] Krauss SW, Ghirnikar RB, Diamond I, et al. Inhibition of adenosine uptake by ethanol is specific for one class of nucleoside transporters. Mol Pharmacol. 1993;44(5):1021–6.
[18] Nagy LE, Diamond I, Casso DJ, et al. Ethanol increases extracellular adenosine by inhibiting adenosine uptake via the nucleoside transporter. J Biol Chem. 1990;265(4):1946–51.
[19] Nagy LE, Diamond I, Gordon A. Cultured lymphocytes from alcoholic subjects have altered cAMP signal transduction. Proc Natl Acad Sci U S A. 1988;85(18):6973–6.
[20] Gordon AS, Collier K, Diamond I. Ethanol regulation of adenosine receptor-stimulated cAMP levels in a clonal neural cell line: an in vitro model of cellular tolerance to ethanol. Proc Natl Acad Sci U S A. 1986;83(7):2105–8.
[21] Mochly-Rosen D, Chang FH, Cheever L, et al. Chronic ethanol causes heterologous desensitization of receptors by reducing alpha s messenger RNA. Nature. 1988;333(6176):848–50.
[22] Mellion M, Gilchrist JM, de la Monte S. Alcohol-related peripheral neuropathy: nutritional, toxic, or both? Muscle Nerve. 2011;43(3):309–16.
[23] Chida K, Takasu T, Kawamura H. Changes in sympathetic and parasympathetic function in alcoholic neuropathy. Jpn J Alcohol Stud Drug Depend. 1998;33(1):44–55.
[24] Chida K, Takasu T, Mori N, et al. Sympathetic dysfunction mediating cardiovascular regulation in alcoholic neuropathy. Funct Neurol. 1994;9(2):65–73.
[25] Hattori N, Koike H, Sobue G. Metabolic and nutritional neuropathy. Clin Neurol. 2008;48(11):1026–7.
[26] Rolim LC, de Souza JS, Dib SA. Tests for early diagnosis of cardiovascular autonomic neuropathy: critical analysis and relevance. Front Endocrinol (Lausanne). 2013;4:173.
[27] Vetrugno R, Liguori R, Cortelli P, et al. Sympathetic skin response: basic mechanisms and clinical applications. Clin Auton Res. 2003;13(4):256–70.
[28] Oishi M, Mochizuki Y, Suzuki Y, et al. Current perception threshold and sympathetic skin response in diabetic and alcoholic polyneuropathies. Intern Med (Tokyo, Japan). 2002;41(10):819–22.
[29] Haridas VT, Taly AB, Pratima M, et al. Sympathetic skin response [SSR] – inferences from alcoholic neuropathy. J Neurol Sci. 2009;285:S321.
[30] Kemppainen R, Juntunen J, Hillbom M. Drinking habits and peripheral alcoholic neuropathy. Acta Neurol Scand. 1982;65(1):11–8.
[31] Bosch EP, Pelham RW, Rasool CG. Animal models of alcoholic neuropathy: morphologic, electrophysiologic, and biochemical findings. Muscle Nerve. 1979;2(2):133–44.
[32] Ahmed M, Titoff I, Titoff V, et al. Alcoholic neuropathy: clinical characteristics based on a case series. Muscle Nerve. 2017;56(3):557.
[33] Maiya RP, Messing RO. Peripheral systems: neuropathy. Handb Clin Neurol. 2014;125:513–25.
[34] Singleton CK, Martin PR. Molecular mechanisms of thiamine utilization. Curr Mol Med. 2001;1(2):197–207.
[35] Fessel WJ. Pathogenesis of diabetic and alcoholic neuropathy. N Engl J Med. 1971;284(13):729.
[36] Singh S, Sharma A, Sharma S, et al. Acute alcoholic myopathy, rhabdomyolysis and acute renal failure: a case report. Neurol India. 2000;48(1):84–5.
[37] Zambelis T, Karandreas N, Tzavellas E, et al. Large and small fiber neuropathy in chronic alcohol-dependent subjects. J Peripher Nerv Syst. 2005;10(4):375–81.
[38] Dina OA, Barletta J, Chen X, et al. Key role for the epsilon isoform of protein kinase C in painful alcoholic neuropathy in the rat. J Neurosci. 2000;20(22):8614–9.
[39] Narita M, Miyoshi K, Narita M, et al. Involvement of microglia in the ethanol-induced neuropathic pain-like state in the rat. Neurosci Lett. 2007;414(1):21–5.
[40] Ferrari LF, Levine E, Levine JD. Independent contributions of alcohol and stress axis hormones to painful peripheral neuropathy. Neuroscience. 2013;228:409–17.
[41] Levine JD, Dina OA, Messing RO. Alcohol-induced stress in painful alcoholic neuropathy. Alcohol. 2011;45(3):286.
[42] Gianoulakis C, Dai X, Brown T. Effect of chronic alcohol consumption on the activity of the hypothalamic-pituitary-adrenal axis and pituitary beta-endorphin as a function of alcohol intake, age, and gender. Alcohol Clin Exp Res. 2003;27(3):410–23.
[43] Thayer JF, Hall M, Sollers JJ 3rd, et al. Alcohol use, urinary cortisol, and heart rate variability in apparently healthy men: evidence for impaired inhibitory control of the HPA axis in heavy drinkers. Int J Psychophysiol. 2006;59(3):244–50.
[44] Walter M, Gerhard U, Gerlach M, et al. Cortisol concentrations, stress-coping styles after withdrawal and long-term abstinence in alcohol dependence. Addict Biol. 2006;11(2): 157–62.
[45] Takeuchi M, Saito T. Cytotoxicity of acetaldehyde-derived advanced glycation end-products (AA-AGE) in alcoholic-induced neuronal degeneration. Alcohol Clin Exp Res. 2005;29(12 Suppl):220S–4S.
[46] Lee I, Kim HK, Kim JH, et al. The role of reactive oxygen species in capsaicin-induced mechanical hyperalgesia and in the activities of dorsal horn neurons. Pain. 2007;133(1–3):9–17.
[47] Padi SS, Kulkarni SK. Minocycline prevents the development of neuropathic pain, but not acute pain: possible anti-inflammatory and antioxidant mechanisms. Eur J Pharmacol. 2008;601(1–3):79–87.
[48] Sharma SS, Sayyed SG. Effects of trolox on nerve dysfunction, thermal hyperalgesia and oxidative stress in experimental diabetic neuropathy. Clin Exp Pharmacol Physiol. 2006;33(11):1022–8.
[49] Mantle D, Preedy VR. Free radicals as mediators of alcohol toxicity. Adverse Drug React Toxicol Rev. 1999;18(4):235–52.
[50] Bosch-Morell F, Martinez-Soriano F, Colell A, et al. Chronic ethanol feeding induces cellular antioxidants decrease and oxidative stress in rat peripheral nerves. Effect of S-adenosyl-L-methionine and N-acetyl-L-cysteine. Free Radic Biol Med. 1998;25(3):365–8.

[51] Vetreno RP, Qin L, Crews FT. Increased receptor for advanced glycation end product expression in the human alcoholic prefrontal cortex is linked to adolescent drinking. Neurobiol Dis. 2013;59:52–62.
[52] Kane CJ, Drew PD. Inflammatory responses to alcohol in the CNS: nuclear receptors as potential therapeutics for alcohol-induced neuropathologies. J Leukoc Biol. 2016;100(5):951–9.
[53] Dina OA, Barletta J, Chen X, et al. Key role for the epsilon isoform of protein kinase C in painful alcoholic neuropathy in the rat. J Neurosci. 2000;20(22):8614–9.
[54] Miyoshi K, Narita M, Takatsu M, et al. mGlu5 receptor and protein kinase C implicated in the development and induction of neuropathic pain following chronic ethanol consumption. Eur J Pharmacol. 2007;562(3):208–11.
[55] Raghavendra V, Tanga F, DeLeo JA. Inhibition of microglial activation attenuates the development but not existing hypersensitivity in a rat model of neuropathy. J Pharmacol Exp Ther. 2003;306(2):624–30.
[56] Norenberg MD. Astrocyte responses to CNS injury. J Neuropathol Exp Neurol. 1994;53(3):213–20.
[57] Julius D, Basbaum AI. Molecular mechanisms of nociception. Nature. 2001;413(6852): 203–10.
[58] Robbins MA, Maksumova L, Pocock E, et al. Nuclear factor-kappaB translocation mediates double-stranded ribonucleic acid-induced NIT-1 beta-cell apoptosis and up-regulates caspase-12 and tumor necrosis factor receptor-associated ligand (TRAIL). Endocrinology. 2003;144(10):4616–25.
[59] Jung ME, Gatch MB, Simpkins JW. Estrogen neuroprotection against the neurotoxic effects of ethanol withdrawal: potential mechanisms. Exp Biol Med (Maywood). 2005;230(1): 8–22.
[60] Izumi Y, Kitabayashi R, Funatsu M, et al. A single day of ethanol exposure during development has persistent effects on bi-directional plasticity, N-methyl-D-aspartate receptor function and ethanol sensitivity. Neuroscience. 2005;136(1):269–79.
[61] Miyoshi K, Narita M, Narita M, et al. Involvement of mGluR5 in the ethanol-induced neuropathic pain-like state in the rat. Neurosci Lett. 2006;410(2):105–9.
[62] Narita M, Miyoshi K, Narita M, et al. Changes in function of NMDA receptor NR2B subunit in spinal cord of rats with neuropathy following chronic ethanol consumption. Life Sci. 2007;80(9):852–9.
[63] Dina OA, Khasar SG, AlessandriHaber N, et al. Neurotoxic catecholamine metabolite in nociceptors contributes to painful peripheral neuropathy. Eur J Neurosci. 2008;28(6):1180–90.
[64] Hellweg R, Baethge C, Hartung HD, et al. NGF level in the rat sciatic nerve is decreased after long-term consumption of ethanol. Neuroreport. 1996;7(3):777–80.
[65] Malatova Z, Cizkova D. Effect of ethanol on axonal transport of cholinergic enzymes in rat sciatic nerve. Alcohol. 2002;26(2):115–20.
[66] McLane JA. Decreased axonal transport in rat nerve following acute and chronic ethanol exposure. Alcohol. 1987;4(5):385–9.
[67] Shibuya N, La Fontaine J, Frania SJ. Alcohol-induced Neuroarthropathy in the foot: a case series and review of literature. J Foot Ankle Surg. 2008;47(2):118–24.
[68] Pal S, Ghosal A, Biswas NM. Acute axonal polyneuropathy in a chronic alcoholic patient: a rare presentation. Toxicol Int. 2015;22(2):119–22.
[69] Tabaraud F, Vallat JM, Hugon J, et al. Acute or subacute alcoholic neuropathy mimicking Guillain-Barre syndrome. J Neurol Sci. 1990;97(2–3):195–205.
[70] Vandenbulcke M, Janssens J. Acute axonal polyneuropathy in chronic alcoholism and malnutrition. Acta Neurol Belg. 1999;99(3):198–201.
[71] Ylikoski JS, House JW, Hernandez I. Eighth nerve alcoholic neuropathy: a case report with light and electron microscopic findings. J Laryngol Otol. 1981;95(6):631–42.
[72] Shiraishi S, Inoue N, Murai Y, et al. Alcoholic neuropathy. Morphometric and ultrastructural study of sural nerve. J UOEH. 1982;4(4):495–504.
[73] Koike H, Mori K, Misu K, et al. Painful alcoholic polyneuropathy with predominant small-fiber loss and normal thiamine status. Neurology. 2001;56(12):1727–32.
[74] Koike H, Iijima M, Sugiura M, et al. Alcoholic neuropathy is clinicopathologically distinct from thiamine-deficiency neuropathy. Ann Neurol. 2003;54(1):19–29.
[75] Winship DH, Caflisch CR, Zboralske FF, et al. Deterioration of esophageal peristalsis in patients with alcoholic neuropathy. Gastroenterology (New York, N.Y.1943). 1968;55(2):173–8.
[76] Illigens BM, Gibbons CH. Sweat testing to evaluate autonomic function. Clin Auton Res. 2009;19(2):79–87.
[77] Novak DJ, Victor M. The vagus and sympathetic nerves in alcoholic polyneuropathy. Arch Neurol. 1974;30(4):273–84.
[78] Fisher MA. AAEM Minimonograph #13: H reflexes and F waves: physiology and clinical indications. Muscle Nerve. 1992;15(11):1223–33.
[79] Schott K, Schafer G, Gunthner A, et al. T-wave response: a sensitive test for latent alcoholic polyneuropathy. Addict Biol. 2002;7(3):315–9.
[80] Gane E, Bergman R, Hutchinson D. Resolution of alcoholic neuropathy following liver transplantation. Liver Transpl. 2004;10(12):1545–8.
[81] Babacan A, Akcali DT, Kocer B, et al. Intravenous lidocaine for the treatment of alcoholic neuropathy: report of a case. Gazi Med J. 1999;10(3):135–8.
[82] Beroniade S, Armbrecht U, Stockbrugger RW. The treatment of diabetic and alcoholic neuropathy with mexiletine. Therapiewoche. 1990;40(18):1328–30.
[83] Nishiyama K, Sakuta M. Mexiletine for painful alcoholic neuropathy. Intern Med. 1995;34(6):577–9.
[84] Werdehausen R, Kremer D, Brandenburger T, et al. Lidocaine metabolites inhibit glycine transporter 1: a novel mechanism for the analgesic action of systemic lidocaine? Anesthesiology. 2012;116(1):147–58.
[85] Hollmann MW, Durieux ME. Local anesthetics and the inflammatory response: a new therapeutic indication? Anesthesiology. 2000;93(3):858–75.
[86] Challapalli V, Tremont-Lukats IW, McNicol ED, et al. Systemic administration of local anesthetic agents to relieve neuropathic pain. Cochrane Database Syst Rev. 2005;4: CD003345.
[87] Hollmann MW, Durieux ME. Prolonged actions of short-acting drugs: local anesthetics and chronic pain. Reg Anesth Pain Med. 2000;25(4):337–9.
[88] Mao J, Chen LL. Systemic lidocaine for neuropathic pain relief. Pain. 2000;87(1):7–17.
[89] Muth-Selbach U, Hermanns H, Stegmann JU, et al.

Antinociceptive effects of systemic lidocaine: involvement of the spinal glycinergic system. Eur J Pharmacol. 2009;613(1–3):68–73.
[90] Jeon YH. Spinal cord stimulation in pain management: a review. Kor J Pain. 2012;25(3):143–50.
[91] Melzack R, Wall PD. Pain mechanisms: a new theory. Science. 1965;150(3699):971–9.
[92] Cui JG, Meyerson BA, Sollevi A, et al. Effect of spinal cord stimulation on tactile hypersensitivity in mononeuropathic rats is potentiated by simultaneous GABA(B) and adenosine receptor activation. Neurosci Lett. 1998;247(2–3):183–6.
[93] Dubuisson D. Effect of dorsal-column stimulation on gelatinosa and marginal neurons of cat spinal cord. J Neurosurg. 1989;70(2):257–65.
[94] Barolat G. Spinal cord stimulation for chronic pain management. Arch Med Res. 2000;31(3):258–62.
[95] Barolat G, Sharan AD. Future trends in spinal cord stimulation. Neurol Res. 2000;22(3): 279–84.
[96] Yakovlev A, Karasev S, Yakovleva V. Spinal cord stimulation for treatment of alcoholic neuropathy; a case report. Eur J Pain Suppl. 2010;4(1):123.
[97] Schmid U, Stopper H, Heidland A, et al. Benfotiamine exhibits direct antioxidative capacity and prevents induction of DNA damage in vitro. Diabetes Metab Res Rev. 2008;24(5):371–7.
[98] Netzel M, Ziems M, Jung KH, et al. Effect of high-dosed thiamine hydrochloride and S-benzoyl-thiamine-O-monophosphate on thiamine-status after chronic ethanol administration. Biofactors. 2000;11(1–2):111–3.
[99] Woelk H, Lehrl S, Bitsch R, et al. Benfotiamine in treatment of alcoholic polyneuropathy: an 8–week randomized controlled study (BAP I study). Alcohol Alcohol. 1998;33(6):631–8.
[100] Database, N.C.f.B.I.P. Alpha lipoic acid (Thioctic Acid),CID=864. 2010, PubChem Database.
[101] Kishi Y, Schmelzer JD, Yao JK, et al. Alpha-lipoic acid: effect on glucose uptake, sorbitol pathway, and energy metabolism in experimental diabetic neuropathy. Diabetes. 1999;48(10):2045–51.
[102] Stevens MJ, Obrosova I, Cao X, et al. Effects of DL-alpha-lipoic acid on peripheral nerve conduction, blood flow, energy metabolism, and oxidative stress in experimental diabetic neuropathy. Diabetes. 2000;49(6):1006–15.
[103] Di Stefano G, Di Lionardo A, Galosi E, et al. Acetyl-L-carnitine in painful peripheral neuropathy: a systematic review. J Pain Res. 2019;12:1341–51.
[104] Tiwari V, Kuhad A, Chopra K. Tocotrienol ameliorates behavioral and biochemical alterations in the rat model of alcoholic neuropathy. Pain. 2009;145(1–2):129–35.
[105] Weir DG, Scott JM. The biochemical basis of the neuropathy in cobalamin deficiency. Baillieres Clin Haematol. 1995;8(3):479–97.
[106] Sundkvist G, Dahlin LB, Nilsson H, et al. Sorbitol and myo-inositol levels and morphology of sural nerve in relation to peripheral nerve function and clinical neuropathy in men with diabetic, impaired, and normal glucose tolerance. Diabet Med. 2000;17(4):259–68.
[107] Carrington AL, Calcutt NA, Ettlinger CB, et al. Effects of treatment with myo-inositol or its 1,2,6–trisphosphate (PP56) on nerve conduction in streptozotocin-diabetes. Eur J Pharmacol. 1993;237(2–3):257–63.
[108] Love A, Cotter MA, Cameron NE. Effects of the sulphydryl donor N-acetyl-L-cysteine on nerve conduction, perfusion, maturation and regeneration following freeze damage in diabetic rats. Eur J Clin Investig. 1996;26(8):698–706.
[109] Park SA, Choi KS, Bang JH, et al. Cisplatin-induced apoptotic cell death in mouse hybrid neurons is blocked by antioxidants through suppression of cisplatin-mediated accumulation of p53 but not of Fas/Fas ligand. J Neurochem. 2000;75(3):946–53.
[110] Hudson G, Chinnery PF. Mitochondrial DNA polymerase-gamma and human disease. Hum Mol Genet. 2006;15 Spec No 2:R244–52.
[111] Davidzon G, Greene P, Mancuso M, et al. Early-onset familial parkinsonism due to POLG mutations. Ann Neurol. 2006;59(5):859–62.
[112] Horvath R, Hudson G, Ferrari G, et al. Phenotypic spectrum associated with mutations of the mitochondrial polymerase gamma gene. Brain. 2006;129(Pt 7):1674–84.
[113] Kandhare AD, Ghosh P, Ghule AE, et al. Elucidation of molecular mechanism involved in neuroprotective effect of coenzyme Q10 in alcohol-induced neuropathic pain. Fundam Clin Pharmacol. 2013;27(6):603–22.
[114] Hewlings SJ, Kalman DS. Curcumin: a review of its' effects on human health. Foods. 2017;6(10):OctPMC5664031.
[115] Panchal S, Melkani I, Kaur M, et al. Co-administration of curcumin and sildenafil ameliorates behavioral and biochemical alterations in the rat model of alcoholic neuropathy. Asian J Pharm Clin Res. 2018;11(3):36.
[116] Han KH, Kim SH, Jeong IC, et al. Electrophysiological and behavioral changes by phosphodiesterase 4 inhibitor in a rat model of alcoholic neuropathy. J Kor Neurosurg Soc. 2012;52(1):32–6.
[117] Quintans JSS, Antoniolli AR, Almeida JRGS, et al. Natural products evaluated in neuropathic pain models – a systematic review. Basic Clin Pharmacol Toxicol. 2014;114(6):442–50.
[118] Yan Y, Shapiro JI. The physiological and clinical importance of sodium potassium ATPase in cardiovascular diseases. Curr Opin Pharmacol. 2016;27:43–9.
[119] Cherian DA, Peter T, Narayanan A, et al. Malondialdehyde as a marker of oxidative stress in periodontitis patients. J Pharm Bioallied Sci. 2019;11(Suppl 2):S297–300.
[120] Khan AA, Alsahli MA, Rahmani AH. Myeloperoxidase as an active disease biomarker: recent biochemical and pathological perspectives. Med Sci (Basel). 2018;6(2):33.
[121] Raygude KS, Kandhare AD, Ghosh P, et al. Evaluation of ameliorative effect of quercetin in experimental model of alcoholic neuropathy in rats. Inflammopharmacology. 2012;20(6):331–41.
[122] Salehi B, Mishra AP, Nigam M, et al. Resveratrol: A double-edged sword in health benefits. Biomedicine. 2018;6(3):91.
[123] Newaz MA, Nawal NN. Effect of gamma-tocotrienol on blood pressure, lipid peroxidation and total antioxidant status in spontaneously hypertensive rats (SHR). Clin Exp Hypertens. 1999;21(8):1297–313.
[124] Hsieh TC, Wu JM. Suppression of cell proliferation and gene expression by combinatorial synergy of EGCG, resveratrol and gamma-tocotrienol in estrogen receptor-positive MCF-7 breast cancer cells. Int J Oncol. 2008;33(4):851–9.
[125] Park GB, Kim YS, Lee HK, et al. Endoplasmic reticulum

stress-mediated apoptosis of EBV-transformed B cells by cross-linking of CD70 is dependent upon generation of reactive oxygen species and activation of p38 MAPK and JNK pathway. J Immunol. 2010;185(12):7274–84.
[126] Sun W, Wang Q, Chen B, et al. Gamma-tocotrienol-induced apoptosis in human gastric cancer SGC-7901 cells is associated with a suppression in mitogen-activated protein kinase signalling. Br J Nutr. 2008;99(6):1247–54.
[127] Tiwari V, Kuhad A, Chopra K. Tocotrienol ameliorates behavioral and biochemical alterations in the rat model of alcoholic neuropathy. Pain. 2009;145(1–2):129–35.
[128] Tiwari V, Kuhad A, Chopra K. Neuroprotective effect of vitamin e isoforms against chronic alcohol-induced peripheral neurotoxicity: possible involvement of oxidative-nitrodative stress. Phytother Res. 2012;26(11):1738–45.
[129] Information, N.C.f.B., Epigallocatechin,CID=72277, in PubChem Database. 2020.
[130] Tiwari V, Kuhad A, Chopra K. Downregulation of oxido-inflammatory cascade in alcoholic neuropathic pain by epigallocatechin-3–gallate. J Neurol. 2010;257:S66.
[131] Cortese C, Motti C. MTHFR gene polymorphism, homocysteine and cardiovascular disease. Public Health Nutr. 2001;4(2B):493–7.
[132] Schlaff G, Walter H, Lesch OM. The Lesch alcoholism typology – psychiatric and psychosocial treatment approaches. Ann Gastroenterol. 2011;24(2):89–97.
[133] Saffroy R, Benyamina A, Pham P, et al. Protective effect against alcohol dependence of the thermolabile variant of MTHFR. Drug Alcohol Depend. 2008;96(1–2):30–6.
[134] Tomanin R, Scarpa M. Why do we need new gene therapy viral vectors? Characteristics, limitations and future perspectives of viral vector transduction. Curr Gene Ther. 2004;4(4):357–72.
[135] Kragh H. From disulfiram to antabuse:the invention of a drug. Bull Hist Chem. 2008;33(2):82–8.
[136] Layek AK, Ghosh S, Mukhopadhyay S, et al. A rare case of disulfiram-induced peripheral neuropathy. Indian J Psychiatry. 2014;56:S65.
[137] Behan C, Lane A, Clarke M. Disulfiram induced peripheral neuropathy: between the devil and the deep blue sea. Ir J Psychol Med. 2007;24(3):115–6.
[138] Vujisić S, Radulović L, Knežević-Apostolski S, et al. Disulfiram-induced polyneurophaty. Vojnosanit Pregl. 2012;69(5):453–75.
[139] De Seze J, Caparros-Lefebvre D, Nkenjuo JB, et al. Myoclonic encephalopathy, extrapyramidal syndrome, acute reversible neuropathy due to chronic disulfiram intake. Rev Neurol. 1995;151(11):667–9.
[140] Tran AT, Rison RA, Beydoun SR. Disulfiram neuropathy: two case reports. J Med Case Rep. 2016;10(1):314–6.
[141] Bevilacqua JA, Díaz M, Díaz V, et al. Disulfiram neuropathy. Report of 3 cases. Rev Med Chil. 2002;130(9):1037–42.
[142] Valentine WM, Amarnath V, Graham DG, et al. CS2–mediated cross-linking of erythrocyte spectrin and neurofilament protein: dose response and temporal relationship to the formation of axonal swellings. Toxicol Appl Pharmacol. 1997;142(1):95–105.
[143] Sills RC, Valentine WM, Moser V, et al. Characterization of carbon disulfide neurotoxicity in C57BL6 mice: behavioral, morphologic, and molecular effects. Toxicol Pathol. 2000;28(1):142–8.

第 10 章　尿毒症性神经病变
Uremic Neuropathy

Anil Arekapudi　Daryl I. Smith　著
蒋长青　译　　范颖晖　陆燕芳　校

尿毒症可发生于肾小管和内分泌功能紊乱相关的严重肾小球功能障碍。这种功能障碍导致毒性物质的积累，从而改变体液的体积和组分，并导致多种激素水平异常[1]。1977 年 Massry/Koch 的假设进一步确定了尿毒症毒素的判定标准。这些标准包括毒素的化学鉴定和特性描述；能在生物体液内定量毒素；尿毒症相关毒素在生物体液中的水平；体液毒素水平、与尿毒症一种或多种临床表现之间的关系；体液毒素水平降低，使尿毒症临床症状改善；在其他正常哺乳动物模型中，注射毒素达尿毒症水平时，复制出尿毒症的临床表现[2]。这些毒素在分子和细胞水平上，具有多种理化和病理生物学效应与功能。有报道认为毒素会抑制能量生成所必需的神经纤维酶，因而导致能量损耗[3]。研究表明，大神经纤维主要受到轴索和髓鞘结构损伤，以及轴索脱髓鞘的影响[4-7]。郎飞结对轴索内能量剥夺很敏感，因为它们需要更多的能量来进行脉冲传导和轴突运输[8]。它们可分类为小水溶性化合物、小蛋白质结合复合物和中等分子。1980 年，一项早期对慢性肾衰竭相关多神经病的论述由 Bolton 提出。他描述了远端运动和感觉多神经病变，包含节段性脱髓鞘、轴索变性和节段性再髓鞘化。当时，尿毒症毒素的性质和损伤机制尚属未知。Bolton 也继续提出，膜功能障碍的发生，尤其累及神经束膜和神经内膜，会使间质液和神经或血液和神经之间，原本活性正常的屏障，默许尿毒症毒素进入神经内膜空间，导致直接的神经损伤[9]。

一、风险因素

关于尿毒症神经病变进展的特定风险因素，尚未见文献报道。潜在隐性的神经元损伤可能会使风险倍增，当这样的患者遭遇尿毒症的脱髓鞘效应，就会出现症状，但此类研究尚未开展。Abu-Hegazy 等在 2010 年进行了一项研究，调查这种风险。该研究采用多变量分析，来确定年轻肾移植受体发生尿毒症性神经病变的风险因素。急性排斥反应、移植物功能障碍、类固醇剂量蓄积和贫血，是发生神经病变的重要风险因素[10]。Wittman 等反复强调，晚期糖基化终末产物伴随氧化应激，是尿毒症的触发因素，但未见特异性风险数据[11]。

二、诊断

据报道，在尿毒症患者中，尿毒症多神经病变的患病率在 60%～100%[12]。为了给亚临床和新发疾病明确治疗方向和指示严重程度，需要开发特定的诊断试验。一项研究使用皮肤静息期（cutaneous silent period，CSP）来确定 A 纤维的功能，CSP 是指在皮肤神经受到强烈电刺激后，自发性收缩中断。CSP 由脊髓对运动皮层的调节所介导，被认为是一种保护性反射[13]。

当 Stosovic 等试图将特定参数关联个体死亡率，以一种新颖的方式进行了神经电生理学研究。他们检测了运动神经传导速度（motor nerve conduction velocity，MCV）、腓神经的末端潜伏期（terminal latency，TL）和 F 波潜伏期，并研究了 75 例非糖尿病患者的腓肠神经感觉神经传导速度（sensory nerve conduction velocity，SCV）。他们还评估了血液透析方式（碳酸氢盐透析 / 生物相容性膜）和 Kt/V［测量尿素透析器清除率浓度的变化，乘以“时间”（*t*）除以尿素的分布体积］。它们也作为因素计入是否存在缺血性心脏病和（或）充血性心力衰竭。MCV 被发现是一个显著的死亡风险预测因子，而仅 SCV 与生物相容性膜的使用和多发性神经病变的严重程度相关[14]。

在一项旨在评估 A 纤维（大直径，有髓鞘）功能的研究中，随机选择，分为每周 3 次血液透析患者组与对照组进行测试；患者与健康志愿者组间年龄匹配。用 CSP 法测定 A-δ 神经纤维功能。透析组平均 CSP 发作潜伏期明显大于正常组（$P<0.0001$）；CSP 末端潜伏期也有类似延长[12]。Kayacan 等在 2009 年进行的一项早期研究中，对 20 名血液透析患者和 20 名健康志愿者，比较了 CSP 与标准电诊断研究（standard electrodiagnostic study，SES）。SES 未能揭示透析组与对照组之间的任何显著差异。然而，CSP 研究确实显示了与对照组的差异[15]。Densilic 等也发现了这一点，他们用 CSP 评估了 38 名血液透析患者和 38 名健康对照组的小神经纤维。在这项研究中，他们发现 CSP，也是评估尿毒症患者小神经纤维功能障碍的有效方法[16]。该研究阐明了一项可能的改进，即在尿毒症用电生理评估神经表现时，关注小纤维行为；以往研究仅使用神经传导参数时，曾认为小纤维行为与尿毒症无关[17]。因此，CSP 似乎是检测 A-δ 纤维神经和小纤维损伤的可靠方法，可能是确定尿毒症性神经病变存在及其严重程度的客观手段。

（一）机制和发病机制

神经环境会支持尿毒症神经病变的发生。肾与脑之间存在交联，通过解剖、血管调节系统、体液和非体液双向通路，相互影响。细胞因子诱导损伤的放大、白细胞外渗、氧化应激、钠、钾、水通道失调，均可在肾细胞损伤之后出现，并产生脑肾相互作用用[18]。

在这些情况下，肾脏与其他重要系统及神经病变的相互作用，也可能导致毁灭性的后果，可出现中枢自主神经网络功能障碍。liu 等在 2014 年的一项研究，试图在尿毒症患者和正常健康受试者，确定哪些大脑皮层区域与中枢自主神经网络内的顶叶心脏自主神经控制相关联。他们发现，在深呼吸状态，心率的频域变异率不同。他们推论，顶叶皮层与外周心脏自主神经系统之间的功能连接，在伴有自主神经功能障碍的尿毒症患者，与正常健康受试者有所不同[19]。他们的工作没有提出这种差异的细胞模型，仍有待完成。然而它确实引发了猜测，是什么具体分子机制，导致了这些差异？

肾功能不全对神经系统的影响，会有一些表现。在中枢神经系统，这些紊乱包括尿毒症性脑病、惊厥、卒中、运动障碍和睡眠障碍。在周围可出现多神经病变、单根神经病变、继发性肌病[20]。脱髓鞘看来是尿毒症毒素自身积聚、氧化应激物生成、轴索兴奋性毒性事件的结果，并且外周广泛受累[9, 21]。常见途径似乎是尿毒症性化合物积聚，当神经紊乱症状出现时，尿毒症性化合物通常可以直接检测出来。

慢性肾脏病神经功能障碍的影响因素多种多样，包括代谢和血流动力学紊乱、氧化应激、炎症、血脑屏障损伤以及尿毒症毒素积聚。有趣的是，以往文献将尿毒症毒素积聚剥离出来，认为是导致这些紊乱发生的原因之一；我们检测了毒素，认为毒素本身即便不是全部，也至少是部分的成因。

（二）胍基化合物

胍基化合物是具有精氨酸侧链的强有机碱。已发现在尿毒症患者的血清、尿液、脑脊液和脑组织中，有4种胍基化合物的含量增加。这些化合物包括肌酐、胍、胍丁二酸和甲基胍[22]。其他代谢性相关胍基化合物，在尿毒症患者仅中度升高或降低。提出的机制认为胍基化合物导致激活NMDAR、抑制GABA-A型受体[23]。一项研究在动物模型中注射胍丁二酸或甲基胍，以评估惊厥中的神经兴奋功能。这项研究中，胍丁二酸注射，导致NMDAR激活，而甲基胍无影响[24]。

一项早期的研究描述了在实验室合成4种二芳胍衍生物的类似受体结合模式。Keana等采用了小鼠模型，发现这些化合物在脑膜预处理苯环利定受体，取代了氚标记的1-［–（2–噻吩基）环已基］哌啶和（+）–[3H] MK-801。在电生理实验中，二芳胍阻断了NMDA激活的通道。他们还保护小鼠海马神经元免受谷氨酸诱导的细胞死亡。该小组进一步的受体结合研究证实，某些二乙烯胍是NMDAR介导反应的非竞争性激动剂，并表现出通常与NMDR门控阳离子（Mg^{2+}）通道相关的神经保护属性。这些二芳基胍在结构上与其他已知的NMDA通道抑制药无关。该小组声称，这些化合物可能对脑卒中、中枢神经系统创伤、低血糖和心脏病发作所致潜在脑缺血的患者具有潜在的临床价值[25]。

另一项研究关于尿毒症毒素的中枢神经系统影响，De Deyn等检测了胍、甲基胍（methylguanidine，MG）、肌酐和胍丁二酸（guanidinosuccinic acid，GSA）。他们将这些胍类化合物应用于小鼠脊髓神经元预处理，并使用细胞内微电极记录技术，评估GABA和甘氨酸的突触后反应。胍、甲基胍、肌酸、GSA可逆地抑制GABA和甘氨酸，且呈剂量依赖性。这两种物质在介导伤害感受中，都发挥必不可少的重要作用。在研究的胍基化合物中，GSA是最有效的氨基酸反应抑制药。按效力依次降低排序是GSA、MAGA、胍和肌酐。只有GSA被发现在生理（和病理）相关浓度下，抑制GABA和甘氨酸。其他三种化合物只有在浓度超过终末期肾脏疾病的范围时，才显示出这些效应。作者推测这些化合物影响GABA和甘氨酸，是通过氯通道阻滞[26]。

1992年D'Hooge等用小鼠（瑞士小鼠）模型，评估化合物致癫痫发生，来检测GSA的神经元刺激性。腹腔注射增加剂量的GSA，观察到强烈的阵挛或强直阵挛惊厥发作。他们后来发现，这些惊厥被NMDAR抑制药（例如氯胺酮）以剂量依赖性的方式阻断，而抗癫痫药物，如卡马西平、地西泮、苯巴比妥或丙戊酸钠，仅能消除癫痫活动的强直性伸展。他们确定NMDAR参与了GSA诱导的惊厥[27, 28]。这引出一种合乎逻辑的推测，胍类化合物通过类似的机制，在与神经病理性疼痛相关的神经元敏化中，可能发挥类似的作用。

（三）肌酸

肌酸主要在肝脏、胰腺和肾脏中产生，小部分在脑中来源于精氨酸和由精氨酸通过甘氨酸氨基转移酶、胍乙酸酯甲基转移酶生成的甘氨酸。肌酸转运蛋白，将肌酸输送到脑和肌肉。肌酸激酶利用脑和肌肉中的肌酸，产生能量所需的磷酸盐。肌酸被非酶代谢为肌酸酐，并随尿液排出。

据报道肌酸是无毒的。事实上，已有一些报道指出，这种分子本身可能具有神经保护的特性。例如，Brewer和Walliman在2000年用不同浓度的肌酸补充神经元培养基。他们注意到，在无血清培养中，谷氨酸（0.5～1mmol）对胚胎海马神经元有毒性。然而，在富含血清的培养中，浓度大于0.1mmol的肌酸，大大降低了谷氨酸的毒性。与神经元保护相关的是磷酸肌酸与腺苷三磷酸（phosphocreatine-to-adenosine triphosphate，PCr/ATP）比值的增加，而 PCr 水平保持不变。形态学检查显示，肌酸保护了谷氨酸诱导的树突激活。48h 暴露于淀粉样蛋白，相关的毒性可部分被肌酸阻止。该研究按逻辑推论，强化能量储备（ATP 产生），能够保护神经元免受强大的内源性细胞毒性因子的伤害[29]。凭借肌酸激酶对肌酸的作用，肌酸逆转生物能量功能障碍和线粒体损伤，后两者可见于许多神经退行性疾病的发病机制。这种形式的磷酸肌酸，通过一个可逆的转磷酸根事件，来增强细胞能量池、细胞内的能量缓冲和整体的分子生物能量学。外源性肌酸补充，预期对亨廷顿病和帕金森病有重要的治疗作用。然而，目前的文献未能显示肌酸单独治疗肌萎缩性侧索硬化症或阿尔茨海默病的疗效[30]。在一些设计优秀的随机对照试验中，研究了口服肌酸补充治疗几种神经退行性疾病。发现高剂量肌酸对预先证实亨廷顿病突变基因携带者，可减缓萎缩，然而，要证实肌酸治疗在这些患者中，当疾病进展到症状呈现的阶段时，将产生有益的临床疗效，这样的证据尚未出现。因此，使用肌酸补充剂，有一些症状性神经退行性变的临床研究，证实疗效不确切[31]。有人提出，肌酸的代谢物，尤其肌醇和甲基胍，可能有毒。

（四）5- 羟肌酸酐

5- 羟肌酸酐（creatol，CTL）是肌酸与羟基自由基（H_2O_2）反应的产物（图 10-1）。它被认为是一种氧化剂，是另一种尿毒症毒素甲基胍的前体[32]。它被看作羟基自由基。CTL 本身的存在，据说就是慢性肾衰竭的征象，因为至少在一个研究中，正常受试者没有检测到血清 CTL，而所有慢性肾衰竭（定义为血清肌酸 2.0mg/dl 以上）患者的血清可检测出 CTL。作者认为，CTL 可能证实对慢性肾衰竭患者有诊断价值。

后续研究检测了维持性血液透析患者的血清 CTL 水平[33]，随后一项研究观察了肾移植患者的血清 CTL 水平[32]。在第一个研究中，在单

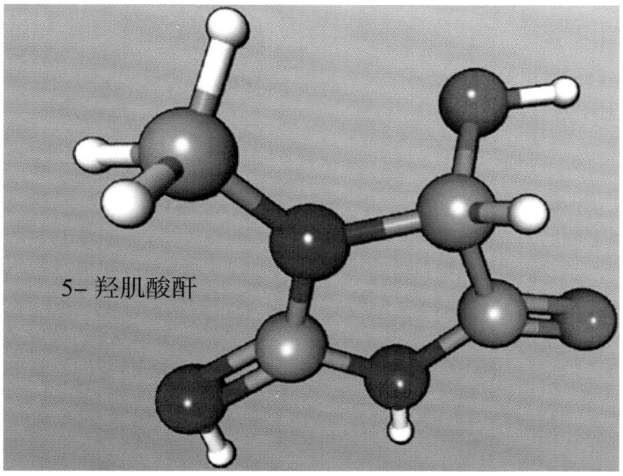

▲ 图 10-1 5- 羟肌酸酐分子结构图

次血透之前和之后立即测量肌酸、CTL 和甲基胍的水平。透析后测量显示肌酸、CTL 和甲基胍的降低率分别为 62.6%、（71.0 ± 10.3）% 和（51.9 ± 11.6）%。发现 CTL 水平与透析前活性氧水平有关的因素之间，存在相关性[32]。第二项研究观察了肾移植患者氧化应激（使用 CTL 评估）的变化，与肾功能［使用肌酐（creatinine，Cr）评估］变化之间的关系。以血清 CTL 与血清 CTL 与肌酐比值（CTL/Cr）显示密切相关；在移植之后，两者都缓慢改善。值得注意的是，氧化应激降低的过程，是用肾损伤指数证明的，因为它与移植后的肾功能和氧化应激相关，用血清 CTL 水平来判定[34]。这些研究似乎确定了 CTL 是一种具有潜在毒性的反应氧簇，但还不好确定它直接神经损伤的推断。过量活性氧簇使机体氧化还原失衡，可导致线粒体功能障碍、DNA、脂质和蛋白质损伤，最终导致坏死和凋亡细胞死亡[35]。这些观察导向逻辑推断，即肾移植之前或维持性血透过程中，进行靶向抗氧化治疗，可能证实有益于治疗疑似尿毒症性神经病变。

（五）甲基乙二醛

甲基乙二醛代表了糖尿病神经病变与尿毒症性神经病变之间的一种常见化学联系（图 10-2）。它作为一些代谢通路的副产物合成，但主要来自糖酵解中的磷酸丙糖或脂质过氧化。

在尿毒症性神经病变，形成小的高级糖基

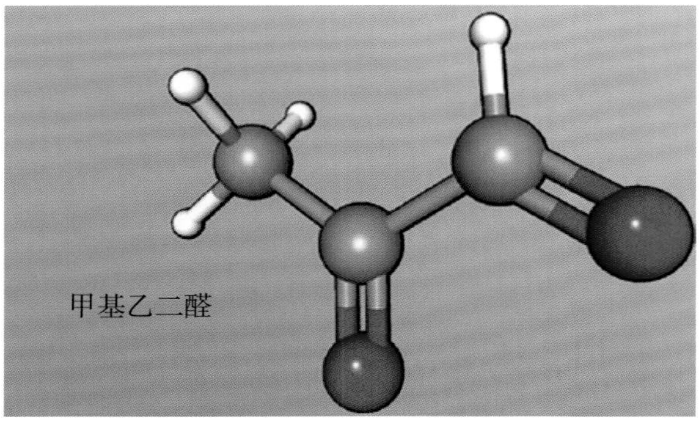

▲ 图 10-2　甲基乙二醛分子结构图

化终产物（advance glycation end product，AGE）和高级脂氧化终产物（advanced lipoxidation end product，ALE）的反应性羰基前体。这些羰基前体不仅包括甲基乙二醛，还包括乙二醛、3- 脱氧葡萄糖、脱氢抗坏血酸盐和丙二醛[36]。甲基乙二醛已被证明有能力通过修饰 TRPA1 受体通道胞内部分的 N 端赖氨酸和半胱氨酸残基，来激活背根神经节神经元。2012 年，Eberhardt 等基于人类 TRPA1 N 端半胱氨酸的甲基乙二醛修饰，证实了二硫键的形成。人 TRPA1 产自转染小鼠背根神经节，用人和大鼠的 TRPA1 cDNA 以及人 TRPA1 突变体的 cDNA 培养。

细胞外应用甲基乙二醛，进入 TRPA1 的结合位点，在转染细胞和感觉神经元，激活内向电流和钙流入。研究还观察到无髓鞘周围神经纤维的传导速度减慢，刺激促炎神经肽的释放和皮肤伤害性感受器动作电位放电。这种结合介导了肽能神经释放 CGRP，通过激活 A-δ 和 C- 伤害性感受器，使背根神经节神经元敏化。这导致了离体的病理性神经元行为。有趣的是，在小鼠模型中，给予周围神经甲基乙二醛预处理，结果 C- 纤维传导减慢、A-δ 和 C- 纤维激活[37]。

（六）胍

胍（图 10-3）是一种蛋白质代谢产物，通过尿液排出。氨基羧基脒，是胍的母体化合物。胍是一碳化合物，其通式为 CH_5N_3。它是胍盐的共轭碱。作为一个功能组，胍是最具多功能的化学成分之一[38]。单独使用胍，被认为通过增强神经冲动后乙酰胆碱的释放而起作用。它也被认为减缓了肌细胞膜的去极化和复极化速率，且存在于多个组织部位[39]。在突触前神经肌肉接头，胍通过阻断钾离子通道，使神经冲动即刻作用的 Ach 量子释放量增加，从而通过神经末梢钙离子通道的易化作用，延长神经末梢的动作电位[40]。胍直接过度刺激胆碱能神经纤维，可通过突触后膜过度去极化，导致急性兴奋性中毒。钠离子、氯离子和水的内流，会导致细胞膜破裂[41]。与这一论点相一致的事实是，离体去除细胞外 Na^+ 或 Cl^-，能消除 NMDA 介导的神经退变[42]。

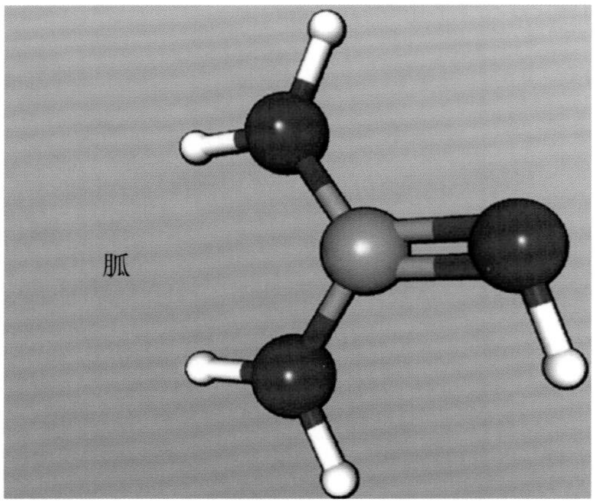

▲ 图 10-3　胍分子结构图

另一种特异性神经毒性效应和后续痛性神经病变过程，描述了关于胍基化合物（guanidine compound，GC）和胍，尤其与兴奋毒性级联导致伤害性感受器敏化的论点一致。这种级联反应可能部分由双孔钾通道类（KCNK）介导。这些通道被广泛表达，由机械刺激和热刺激、质子、脂肪酸激活；还有局部和挥发性麻醉药[43]。这可能使它们对 GC 相关酸性基团产生的低 pH 环境敏感，特别是胍丁二酸。

2015 年 Huang 等研究了星形胶质细胞在酸中毒诱导 GABA 能神经元损伤中的作用。他们比较了细胞内酸化和细胞外酸化，对 GABA 受体神经元的影响，发现与细胞内酸中毒相比，活性内在属性和突触输出，在细胞外酸中毒的损害更严重。此外，细胞外酸中毒恶化了星形胶质细胞上的谷氨酸转运电流，上调了 GABA 能神经元的兴奋性突触传递[44]。此外，星形细胞氧摄取的维持和神经元代谢从血糖缺乏的恢复，受到细胞外酸化的负面影响[45]。

最后，胍（以及其他尿毒症化合物，肌酸、胍丁二酸和甲基胍）的过度兴奋及其毒性作用，可归因于激活 NMDAR，伴随抑制 GABA 和其他去极化作用。胍已被证明可阻断在下行脊髓通路中，以 GABA 和甘氨酸为主要相关神经递质的神经元，其与脊髓的背角神经元形成突触，调节和（或）抑制伤害感受传入感觉皮层[46]。

（七）钾离子

钾已被证明是尿毒症性神经病变的一个致病因素。Arnold 等在 4 名血液透析患者进行了正中神经兴奋性研究。他们“夹住”（固定）透析中前 3h 的血清钾水平，然后用低钾透析液透析。在透析前、透析中、透析后，分别进行神经兴奋性研究和血液化学检测。他们的研究表明，尽管其他尿毒症毒素明显清除，在 3h 的钳夹期后，血清钾仍然升高，神经兴奋性仍然高度异常。在常规透析期间进行的研究证实，血清钾和神经功能，在 3h 后均显著改善。他们得出结论，血清钾升高是神经元功能障碍的原因[47]。这项研究的重要性和其设计的简练之处在于，其他尿毒症导致神经功能障碍的因素被移除，由此减小了其他尿毒症因素是钾中毒发生的必要条件这一争议。也就是说，鉴于敏化状态下神经适应不良的时间窗，可能会提出质疑，任何由兴奋—转录 / 翻译耦联引起的基因改变，可能持续会超越围透析期的时间限制。

在 2010 年的一项研究中，使用自动阈值跟踪，监测由阈下极化电流诱发的神经元兴奋性改变，作者能使用阈值电紧张电位，显示不同轴索离子通道相关的独特变化，如钠（Nav1.6）、快钾（Kv1.1）、慢钾（Kv7.2）、超极化以及 cAMP 激活通道[48]。

Nielsen 等假设尿毒症的神经毒性作用，可能缘于细胞膜兴奋性的改变，一种或多种毒素通过抑制轴索 Na^+/K^+ 泵的活性，而引起神经病变。Na^+/K^+ 泵的瘫痪，会破坏形成膜电位所必需的超极化泵电流产生，导致细胞外 K^+ 积聚，从而造成进一步的去极化（敏化）[49, 50]，这可能成为兴奋性中毒的一个触发事件。然而，后续的电生理学研究表明，终末期肾病（end stage renal disease，ESRD）中的 Na^+/K^+ 泵功能良好，正是过量的 K^+ 造成了神经元过度敏感[51]。

（八）甲状旁腺素

由尿毒症引起的继发性甲状旁腺功能亢进，触发了甲状旁腺激素（parathyroid hormone，PTH）在尿毒症性神经病变中发挥作用。细胞死亡，以剂量相关和时间相关的方式发生，确认可通过检测凋亡进程的指标有 DNA 碎片、细胞色素 c 释放、流式细胞术和用 1.0μmol PTH（1~34）处理后的乳酸脱氢酶（lactate dehydrogenase，LDH）泄漏测定。介导凋亡进程，是通过上调 ERK p38 和半胱天冬酶 –3 酶，并通过抑制药研究证实。半胱天冬酶以非活性原酶的形式存在，在细胞凋亡过程中被裂解和激活。细胞色素 c 是细胞凋亡的关键执行者，被释放到细胞质中[52, 53]。它结合凋亡蛋白酶活性因子 –1（apoptotic protease activity factor-1，Apaf-1）、dATP 和 Apaf-3/ 半胱天冬酶 –9，形成凋亡小体。半胱天冬酶 –9 在凋亡小体中首先被激活，并导致下游半胱天冬酶 –3 的激活，最终导致凋亡细胞死亡[53]。凋亡过程包括电子传递的改变、细胞氧化还原的改变、线粒体膜完整性的丧失以及线粒体跨膜电位的破坏。高浓度 PTH 可能通过细胞凋亡诱导的神经病变，引发尿毒症患者的神经毒性[54]。

三、临床和实验室表现

导致慢性肾脏病神经紊乱的因素是多方面的，包括代谢和血流动力学失调、氧化应激、炎症、血脑屏障损害以及尿毒症毒素积聚。有意思的是，文献将尿毒症毒素积聚，作为导致这些紊乱发生的因素之一，而我们检测了这些毒素，认为毒素本身即便没有导致全部病因，也至少引发了部分病因。

慢性肾脏病的中枢神经症状，是由于大脑皮层、大多数脑皮层或皮层下脑区的紊乱所致。皮层的症状，是认知功能减退、脑病、皮层肌阵挛、扑翼样震颤和癫痫发作。皮层下区域引起的症状，是缺血缺氧导致的白质病变，还有一个可能作为主要原因之一的是皮层下脑病。慢性肾脏病相关脑水肿，又称可逆性后部脑病，趋向良性病程[55]。

有些运动障碍，包括可逆性帕金森病[56]、舞蹈病和肌张力障碍，都由皮层下病变引起的反射性肌阵挛，可能起源于髓质结构。最后，睡眠障碍和不宁腿综合征，也常见于慢性肾脏病，有中枢神经系统和周围神经系统原因[55]。

一组更明确被认为是由尿毒症毒素直接引起的障碍，包括感觉神经性听力障碍（sensorineural hearing loss，SNHL）[57]、视力下降、自主神经功能障碍、可逆帕金森症[56]。

一项特别的研究，为尚无听力问题的慢性肾衰竭患者，检测了内耳和第八对颅神经的受累情况，以确定症状出现前是否存在疾病。他们将平均、绝对和峰间潜伏期，与疾病持续时间、血尿素水平和疾病严重程度相关联。研究发现听力正常的慢性肾衰竭患者中枢神经轴、听觉末梢器官受累。脑干诱发反应测听法，在早期发现中枢神经轴和听觉末梢器官受累方面，具有一定价值。最后，他们确定，随着病程的延长，下丘脑和听觉通路一般更容易发生弥漫性尿毒症性轴索神经病变[58]。一项早期研究指出，长期血透、有听力损伤的患者，在使用促红细胞生成素治疗尿毒症相关贫血后，听力测试显示有显著改善[59]。

尿毒症性神经病变，对某些临床和电生理决定因素（包括年龄、肾病病程、肾衰竭和透析治疗）的影响，已有所研究。在51例终末期肾病患者中，通过检测R-R间期和交感神经皮肤反应，发现近半数存在自主神经功能异常[60]。

（一）视力衰退

尿毒症神经毒素可引起视觉障碍，这是轴索变性所致的脱髓鞘结果。虽然尿毒症性视神经病变的发生率很小，但文献中描述了一个病例，22岁的终末期肾病男性患者遭遇了突然视力恶化，无尿毒症的其他体征或症状。患者的血清肌酸升高至6.0mg/dl，血清尿素氮升高至53.6mg/dl。眼底镜检查发现充血，双侧视神经盘水肿，双侧视神经盘边缘模糊，所见与尿毒症性视神经病变一致。血液透析和皮质类固醇治疗，可迅速改善视力、视野和视神经盘水肿[61]。

2012年一篇关于终末期肾病的视觉问题的综述，不仅描述了尿毒症状态是眼病的原因所在，还描述了血液透析的独特作用。这项研究包括发红、受刺激的眼睛可能与钙磷产物的水平升高有关。此外，钙磷产物可能引起带状角膜病变，作者还同时发现了钙磷产物可能引起包括黄斑水肿、缺血性视神经病变、眼压升高、视网膜脱离和视网膜出血[62]。

视觉诱发电位（visual field evoked potential，VEP）是一种可靠、敏感、无创的直接测量亚临床视觉通路损伤的方法。有意思的是，在血液透析（体液移位）和在肾移植（免疫抑制）之后，视力损害可能会加重，发现VEP参数异常，如P100成分的潜伏期延长和P100的波幅波动。VEP参数的改变可发生于无临床异常时[63]。

许多基质作为潜在的尿毒症神经毒素，进行了检测，包括尿素、肌酸、胍、甲基胍、胍丁二酸、尿酸、草酸、酚类、芳香羟基酸、胺类、肌醇、中间分子、β_2微球蛋白、甲状肾上腺素、氨基酸和神经递质。这些都没有实验证据被认作致病物质[51]。实验证实的尿毒症性神经病变的罪魁祸首是钾，其作用已被证明至关重要。尿毒症患者的特异性神经传导研究显示，在疾病后期，开始出现感觉振幅下降和运动振幅下降，传导速度受到的影响很小。腓肠感觉神经动作电位的降低，被认为是最敏感的尿毒症性神经病变的指标[64, 65]。这种电生理标志见于 50% 的终末期肾病患者[66]。

对于终末期肾病患者的诊断，依赖于感觉振幅变化，而排除神经传导速度，似乎存在某些问题，至少 Neucker 等的一项研究称，在尚无神经病变临床证据的患者，证实了比目鱼肌的 H 反射延长，这可能是检测早期神经病变最敏感的参数[67]。

（二）腕管综合征

腕管综合征（carpal tunnel syndrome，CTS）常见于终末期肾病患者，可表现为正中神经病变。这个诊断可能与并发的尿毒症性多神经病变相混淆。透析患者可能遭受腕管综合征、多发性神经病变或两者兼有，然而一项研究显示电生理学，特异性第二蚓状肌—骨间肌（second lumbrical-interosseous，2L-Int）潜伏期差异，能可靠地区分腕管综合征与多神经病变。事实上，与标准的神经生理学测试相比，在腕部正中神经有神经病变症状的患者中，2L-Int 显示 83.8% 的患者有腕管综合征，而标准神经传导速度的检出率为 51.4%[68]。通常，神经传导研究在区分远端神经病变进程、检测尿毒症患者的周围神经异常方面，是有用的[69]。

已证实由微球蛋白组成的淀粉样沉积物是腕管综合征单神经病变的关键成分。这是终末期肾病患者最常见的单神经病变，患病率为 6%～31%[70–73]。

（三）瘙痒

瘙痒作为尿毒症性神经病变综合征的表现之一，累及 50%～90% 的透析患者，和 25% 的慢性肾病患者[74]。其确切的起源分子机制目前尚不清楚，但尿毒症仍是该病最重要的起因。2015 年的一项研究发现，IL-2 在病程期间持续存在[74]，但未能确定因果关系。目前关于瘙痒发生机制的假说，包括继发性甲状旁腺功能减退、二价离子异常、组胺、过敏性敏化、皮肤肥大细胞增殖、缺铁性贫血、神经病变和神经学改变等[75]。至今尚未确定特异有效的治疗方法，但新型 κ- 阿片受体激动药纳呋芬（nalfurafne）已显示出一些希望，还须进行安全性和长期疗效研究[76]。其他经验性治疗包括紫外线辐射、加巴喷丁。

瘙痒目前分为四类，即神经性、心因性、神经病理性和瘙痒性[77]。值得注意的是，在细胞水平上，TRP 离子通道似乎主要参与其中。尿毒症化合物甲基乙二醛，能通过修饰 TRPA1 受体通道胞内部分的 N 端赖氨酸和半胱氨酸残基，激活背根神经节神经元[37]。这一共性，可作为逻辑点，启动更直接的基础科学研究。

在尿毒症瘙痒治疗方面，有两项研究，基于对该综合征现有的理解，提供了潜在有效的治疗方法。在第一项研究中，Forouton 等在双盲试验中，比较了普瑞巴林和多塞平对尿毒症性瘙痒的疗效。他们用视觉模拟量表、5–D 瘙痒量表和皮肤病学生活质量指数（dermatology life quality index，DLQI），在治疗的基线、1 周、2 周和 4 周时进行了评估。在降低尿毒症瘙痒的严重程度、提高生活质量方面，普瑞巴林比多塞平更有效[78]。

在另一项研究中，25 名遭受瘙痒的成人透析患者，随机分配接受加巴喷丁或安慰剂治疗，为期 4 周，在透析疗程结束时每周服用 3 次。加巴喷丁优于安慰剂，显著降低了平均瘙痒评分，且没有不良反应的报道。他们确定加巴喷丁用于治疗透析患者的尿毒症瘙痒安全有效[79]。有趣的是，鉴于加巴喷丁的肾毒性，肾损伤的风险增加，该研究未考虑尚未依赖透析的肾功能受损患者[80]。

（四）认知功能损害

认知功能损害也与尿毒症有关。这种损害的分子机制尚未明确，但在肾小球滤过与认知能力下降之间的关联，已经被提出。当Buchman等提出老年人肾功能损害是否与更快的认知功能下降有关时，验证了第一个假设。观察肾功能的二元模型，即损害［肾小球滤过率（glomerular filtration rate，GFR）≤60ml/（min·1.73m²）］或没有损害［GFR＞60ml/（min·1.73m²）］，该小组在基线和年度评估中，使用了结构化认知测试。他们进行了19项认知测试，结果显示认知功能下降的加快速率，与GFR的降低有关。他们发现，在进行了所有的人口统计校正后，认知能力下降的加快速率，与GFR下降15ml/（min·1.73m²）相关，类似较基线年长3岁的效应。还有语义记忆、情景记忆和工作记忆，也出现了相应的衰退。研究小组发现，这对视觉空间能力、知觉速度，没有影响[81, 82]。虽然这项研究简洁地显示了认知功能损害与肾功能之间的关系，但它未能证明任何真正的病因或机制。早在2002年Kiernan等就提出了这一观点，他们聚焦血清钾，作为这种损害的关键因素。他们使用人体内模型来检查多个神经兴奋性测定，并检测慢性肾衰竭的轴索膜特性。通过观察腕部正中神经的一些电生理学参数，他们发现轴索兴奋性存在异常。兴奋性参数对膜电位和异常最为敏感。血液透析之后，各项异常减轻；轴索静息电位正常的患者，其血清钾水平正常。他们的结论是，在许多慢性肾衰竭患者中，神经是去极化的，而去极化是钾引起的[83]。这一发现，与离体研究报道的钾在神经元兴奋性和潜在兴奋毒性中的作用相一致[40, 41, 43, 83]。肾脏替代疗法似乎是最有前途的治疗方法。其他药物干预已有提出，大多数药物（加巴喷丁类、三环抗抑郁药和度洛西汀）主要针对神经病理性疼痛；硫胺素衍生物苯磷硫胺已经在阿尔茨海默病的小鼠模型中显示，可以增强空间记忆。该药物也被证明可以减少转基因小鼠大脑皮层区域的淀粉样斑块数量和磷酸化tau蛋白水平[11, 84]。2015年，Wittman等重申，尿毒症和糖基化终末产物、伴发氧化应激是触发因素；治疗使用苯磷硫胺，结合加巴喷丁、普瑞巴林、三环抗抑郁药、度洛西汀等一线药物，应予考虑[11]。苯磷硫胺特异性针对氧化应激导致的炎症，这似乎是一种直接机制疗法。

四、治疗

尿毒症神经病变的治疗，主要聚焦于管理升高的血清尿毒症化合物所致的下游生理效应。尿毒症的最终治疗方法，是慢性血液透析或腹膜透析，以及成功的肾移植[85]。在没有这些疗法的情况下，无论是由于无指征还是无法获得，其他干预措施已进行检测。尿毒症神经病变较为常规的治疗方法，已在上文讨论，个体化处理尿毒症性神经病变的具体表现，如认知障碍、瘙痒等。其中，我们发现了在各种来源神经病理性疼痛的大多数治疗方案中，常用的药物：加巴喷丁类、三环抗抑郁药、度洛西汀。本部分强调了我们认为更具机制靶向性的干预措施。

（一）锌

尿毒症可导致微量元素锌的紊乱。这种紊乱及其本身会引发尿毒症的一些并发症[86]。有120多种锌依赖酶，锌缺乏的症状会刺激氨基酸、脂酸、维生素的缺乏，也会模拟慢性肾功能不全的症状。这很可能是氧化应激状态发展的结果，在这种状态下，患者的自由基形成与抗氧化能力之间的平衡，存在损害。结果可能发生一些分子错乱，包括脂质过氧化、对DNA及各种蛋白质的损坏。有防御机制，防止氧化应激的影响。这些机制的常见功能，是捕获和抑制自由基的形成，以及催化自由基反应的离子金属螯合。大量的微量元素，是涉及抗氧化机制的抗氧化酶的重要组分。锌与锰和铜一起，是超氧化物歧化酶系统的一部分，催化超氧化物阴离子的歧化酶，变成过氧化氢和氧气。抗氧化酶活性严重依赖于微量元素，如锌，而这些元素的缺乏在一些疾病进程，尤其尿毒症性神经病变，是一个关键成分[87]。

（二）瑞替加滨

瑞替加滨打开神经元电压门控钾通道，引起静息膜电位稳定、神经元阈下兴奋性控制和抗惊厥作用。两项Ⅲ期临床试验（RESTORE-1和RESTORE-2）已经证实，辅助口服瑞替加滨，对控制不佳的部分发作性癫痫，有临床疗效[88]。

Nodera 等观察到该药物的神经保护作用，他们认为该药物是一种 Kv7 通道激动剂，可有效治疗顺铂诱导的周围神经病变[89]。Krishnan 等随后将阈值跟踪应用于次级中毒性神经病变（尿毒症神经病变），并声称瑞替加滨可能有潜力被证明作为这种综合征的一种有效镇痛药[65, 90]。

（三）富马嗪

选择性钙通道阻滞剂富马嗪，在尿毒症性神经病变的治疗中显示出了希望，尽管这种疾病是由化疗药物顺铂的毒性所引起[91, 92]。它还表现出组胺 H_1 阻断活性。富马嗪对电压依赖性钙离子和钠离子通道，具有非选择性阻断作用。Golumbek 等利用膜片钳电生理学技术，研究了富马嗪对自发性突触后电流的影响。他们用小鼠模型证明，这种药物减弱了脑切片中急性自发性突触后电流的振幅。当存在细胞外高钾时，富马嗪降低突触后电流的振幅和频率[93]。

富马嗪的作用，可能与增强神经元稳定性、保护神经元免受钾诱导的兴奋性毒性有关。

Muthuraman 等研究了富马嗪在大鼠作为一种可能的治疗，对尿毒症性神经病变的作用。研究小组发现，该药物以剂量依赖性的方式，减弱了顺铂诱导的组织生化改变（总钙、超氧化物、DNA、转酮酶活性和髓过氧化物酶活性）。更准确地说，顺铂引起神经毒素的积聚，导致自由基生成、钙超载、DNA 分解以及转酮醇酶、髓过氧化物酶的活性改变。在小鼠模型中，这些事件与神经病理性疼痛有关。这种级联反应，由钙诱导的钙结合蛋白激活，以及线粒体产生自由基所引发[94]，这导致神经病理性疼痛和最重要的轴索变性。富马嗪通过关闭钙通道，具有自由基清除能力。在尿毒症性神经病变，其治疗价值可能源于抗氧化和抗炎作用[92]。

（四）硫辛酸

硫辛酸（图 10-4）是一种天然产生的微量营养素，由人体合成，但相对较少。它作为自由基清除剂，辅助修复氧化应激损害，再生内源性抗氧化剂如谷胱甘肽、维生素 C 和维生素 E。它还与金属螯合，促进谷胱甘肽合成[95]。硫辛酸从小肠吸收，经门静脉系统和体循环分布到肝脏。它见于各种机体组织、细胞内、线粒体内和细胞外[96]。

2010 年 Potic 等探讨了腹膜神经损伤，对尿毒症性神经病变患者的影响。他们对 4 个周围神经进行了肌电图检查。测试的药物包括维生素 B、抗抑郁药（舍曲林）和硫辛酸。当使用 McGill 试验和疼痛评估的数值评定量表进行检测，发现硫辛酸较优，使疼痛缓解超过了 6 个月[97]。

（五）神经节苷酯

神经节苷脂属于糖鞘脂类（glycosphingolipids，GSL），见于组织和体液，在神经系统中表达最丰富[98]。糖鞘脂类的合成一般始于内质网，在高尔基体中完成，然后转运到质膜表面，作为结构的一个组成部分[98]。除了质膜外，糖鞘脂类还存在于核膜上，被认为在调节细胞内钙稳态和随后的细胞功能中，发挥关键作用[99]。唾

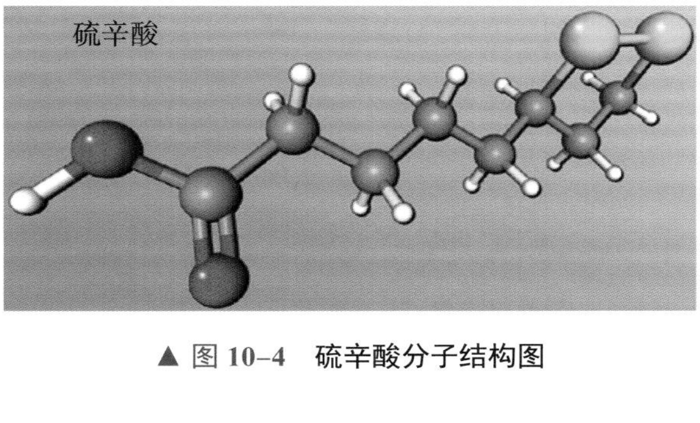

▲ 图 10-4 硫辛酸分子结构图

液酸四己糖神经节苷脂中的系列神经节苷脂（GM1、GD1a），存在于核膜和核内腔。位于核包膜（nuclear envelope，NE）内膜的 GM1，加强了 Na^{+}、Ca^{2+} 交换，因与其紧密相邻，并由此作用于细胞内钙调节。这种关系具有神经保护作用，因为复合物的缺失或失活，使细胞易受凋亡进程伤害而死亡[99]。抗神经节苷脂抗体启动针对周围神经的免疫反应，最终针对周围神经，使周围神经再生不可避免地失败。

Lindner 等研究了神经节苷脂在遭受慢性肾功能不全、依赖定期血液透析治疗、有神经系统并发症患者中的临床用途。每天肌内注射神经节苷脂（20mg），持续 60 天，进行神经系统（主观和客观）与仪器检查。与接受安慰剂治疗的对照组患者相比，接受神经节苷脂治疗的患者有显著改善[100]。但这项研究已过时，我们没能找到进一步的相关近期研究。

（六）苯磷硫胺

一个间接的检查过程，引发苯磷硫胺在活性氧形成中的思考。转酮醇酶是一种防止毒性葡萄糖代谢物（AGE）积聚的酶[101]。这种酶需要硫胺作为辅助因子。苯磷硫胺（图 10-5）是一种亲脂性硫胺素前体，在动物实验中已发现能防止视网膜和肾脏改变。更重要的是，苯磷硫胺可以防止由尿毒症毒素硫酸吲哚酚以及诱变原 -4- 硝基喹诺酮 -1- 氧化物（mutagen-4-nitroquinolone-1-oxide，NQO）、血管紧张素Ⅱ引起的氧化应激。苯磷硫胺在脱细胞预处理中，表现出直接的抗氧化作用[102]。这种前体药物对尿毒症性神经病变潜在的益处，不仅抵抗硫酸吲哚氧基，还潜在抵抗另一种毒性尿毒症化合物——甲基乙二醛，后者也会通过氧化应激造成损伤。需要研究苯磷硫胺对尿毒症性复合物诱发神经病变的效用，以判断其作为一种潜在可行治疗干预措施的疗效，并进一步明确这些复合物造成神经损伤的机制[102]。

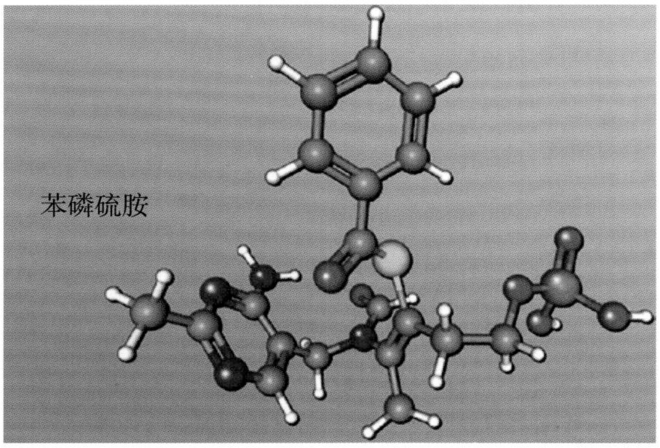

▲ 图 10-5　苯磷硫胺分子结构图

总结

肾小球功能障碍所致的尿毒症患者，有 60%～100% 出现尿毒症性神经病变的体征和症状。在肾移植后患者中，累积使用类固醇、移植肾功能不全和急性排异反应，是发生尿毒症性神经病变的常见危险因素。尿毒症会导致毒素积聚，如胍基复合物、肌酸、肌醇、甲乙二醛、胍、钾和甲状旁腺功能亢进。由于肾脏和大脑之间通过解剖、血管调节、体液和非体液双向途径的功能交互，尿毒症可能触发中枢和周围神经系统紊乱。尿毒症脑病、惊厥、卒中、运动紊乱、视力恶化、认知功能受损和睡眠障碍显现中枢病变，而多神经病变和腕管综合征常见于外周。尽管目前还没有诊断尿毒症性神经病变严重程度的绝对检测法，但皮肤静息期试验，似乎是一种可靠的客观方法。慢性血液透析、腹膜透析和肾移植，是尿毒症的根治方案选择。相对较新的疗法，如锌、瑞替加滨、富马嗪、硫辛酸、神经节苷脂和苯磷硫胺，通过多种机制有助于减轻或改善症状。这些需要在基础科学和临床研究机构进行更严密的评测。

参考文献

[1] Bergstrom J, Furst P. Uremic toxins. Kidney Int Suppl. 1978;8:S9–12.
[2] Meyer TW, Hostetter TH. Uremia. N Engl J Med. 2007;357(13):1316–25.
[3] Fraser CL, Arieff AI. Nervous system complications in uremia. Ann Intern Med. 1988;109(2):143–53.
[4] Asbury AK, Victor M, Adams RD. Uremic polyneuropathy. Arch Neurol. 1963;8:413–28.
[5] Dyck PJ, Johnson WJ, Lambert EH, et al. Segmental demyelination secondary to axonal degeneration in uremic neuropathy. Mayo Clin Proc. 1971;46(6):400–31.
[6] Thomas PK. The histopathology of peripheral neuropathy. Nord Med. 1971;86(48):1442.
[7] Said G, Slama G, Selva J. Progressive centripetal degeneration of axons in small fibre diabetic polyneuropathy. Brain. 1983;106(Pt 4):791–807.
[8] Said G. Uremic neuropathy. Handb Clin Neurol. 2013;115:607–12.
[9] Bolton CF. Peripheral neuropathies associated with chronic renal failure. Can J Neurol Sci. 1980;7(2):89–96.
[10] Abu-Hegazy M, Zaher AA, Zakareya S. Predictors of peripheral nerve dysfunction in young renal transplant recipients: a neurophysiological study. Egypt J Neurol Psychiatry Neurosurg. 2010;47(4):611–6.
[11] Wittmann I, Stirban A, Tesfaye S, et al. Neuropathy in chronic kidney disease. Diabetes, Stoffwechsel und Herz. 2015;24(4):251–5.
[12] Campara MT, Denislic M, Tupkovic E, et al. A neurophysiological study of small-diameter nerve fibers in the hands of hemodialysis patients. Eur J Neurol. 2017;24:267.
[13] Floeter MK. Cutaneous silent periods. Muscle Nerve. 2003;28(4):391–401.
[14] Stosovic M, Nikolic A, Stanojevic M, et al. Nerve conduction studies and prediction of mortality in hemodialysis patients. Ren Fail. 2008;30(7):695–9.
[15] Kayacan SM, Kayacan D. The importance of cutaneous silent period in early diagnosis of uremic polyneuropathy. Eur J Neurol. 2009;16(S3):222.
[16] Denislic M, Tiric-Campara M, Resic H, et al. A neurophysiological study of large- and small-diameter nerve fibers in the hands of hemodialysis patients. Int Urol Nephrol. 2015;47:1879–87. https://doi.org/10.1007/s11255–015– 1117– 7.
[17] Angus-Leppan H, Burke D. The function of large and small nerve fibers in renal failure. Muscle Nerve. 1992;15(3):288–94.
[18] Lu R, Kiernan MC, Murray A, et al. Kidney-brain crosstalk in the acute and chronic setting. Nat Rev Nephrol. 2015;11(12):707–19.
[19] Liou LM, Ruge D, Kuo MC, et al. Functional connectivity between parietal cortex and the cardiac autonomic system in uremics. Kaohsiung J Med Sci. 2014;30(3):125–32.
[20] Lacerda G, Krummel T, Hirsch E. Neurologic presentations of renal diseases. Neurol Clin. 2010;28(1):45–59.
[21] Raina R, Bianco C, Fedak K, et al. Subacute polyneuropathy in a patient undergoing peritoneal dialysis: clinical features and new pathophysiologic insights. Adv Perit Dial. 2011;27:125–8.
[22] De Deyn PP, D'Hooge R, Van Bogaert PP, et al. Endogenous guanidino compounds as uremic neurotoxins. Kidney Int Suppl. 2001;78:S77–83.
[23] Vanholder R, Abou-Deif O, Argiles A, et al. The role of EUTox in uremic toxin research. Semin Dial. 2009;22(4):323–8.
[24] D'Hooge R, Raes A, Lebrun P, et al. N-methyl-D-aspartate receptor activation by guanidinosuccinate but not by methylguanidine: behavioural and electrophysiological evidence. Neuropharmacology. 1996;35(4):433–40.
[25] Keana JF, McBurney RN, Scherz MW, et al. Synthesis and characterization of a series of diarylguanidines that are noncompetitive N-methyl-D-aspartate receptor antagonists with neuroprotective properties. Proc Natl Acad Sci U S A. 1989;86(14):5631–5.
[26] De Deyn PP, Macdonald RL. Guanidino compounds that are increased in cerebrospinal fluid and brain of uremic patients inhibit GABA and glycine responses on mouse neurons in cell culture. Ann Neurol. 1990;28(5):627–33.
[27] D'Hooge R, Pei YQ, Manil J, et al. The uremic guanidino compound guanidinosuccinic acid induces behavioral convulsions and concomitant epileptiform electrocorticographic discharges in mice. Brain Res. 1992;598(1–2):316–20.
[28] D'Hooge R, Pei YQ, De Deyn PP. N-methyl-D-aspartate receptors contribute to guanidinosuccinate-induced convulsions in mice. Neurosci Lett. 1993;157(2):123–6.
[29] Brewer GJ, Wallimann TW. Protective effect of the energy precursor creatine against toxicity of glutamate and beta-amyloid in rat hippocampal neurons. J Neurochem. 2000;74(5):1968–78.
[30] Adhihetty PJ, Beal MF. Creatine and its potential therapeutic value for targeting cellular energy impairment in neurodegenerative diseases. Neuromolecular Med. 2008;10(4):275–90.
[31] Bender A, Klopstock T. Creatine for neuroprotection in neurodegenerative disease: end of story? Amino Acids. 2016;48(8):1929–40.
[32] Tomida C, Aoyagi K, Nagase S, et al. Creatol, an oxidative product of creatinine in hemodialysis patients. Free Radic Res. 2000;32(1):85–92.
[33] Nakamura K, Ienaga K. Creatol (5–hydroxycreatinine), a new toxin candidate in uremic patients. Experientia. 1990;46(5):470–2.
[34] Matsumoto H, Saito K, Konoma Y, et al. Motor cortical excitability in peritoneal dialysis: a single-pulse TMS study. J Physiol Sci. 2015;65(1):113–9.
[35] Singh A, Kukreti R, Saso L, et al. Oxidative stress: a key modulator in neurodegenerative diseases. Molecules. 2019;24(8):1583.
[36] Miyata T, van Ypersele de Strihou C, Kurokawa K, et al. Alterations in nonenzymatic biochemistry in uremia: origin and significance of "carbonyl stress" in long-term uremic complications. Kidney Int. 1999;55(2):389–99.
[37] Eberhardt MJ, Filipovic MR, Leffler A, et al. Methylglyoxal activates nociceptors through transient receptor potential

channel A1 (TRPA1): a possible mechanism of metabolic neuropathies. J Biol Chem. 2012;287(34):28291–306.
[38] National Center for Biotechnology Information PubChem Database, C. Guanidine. PubChem.
[39] Wishart DS, Feunang YD, Marcu A, et al. HMDB 4.0: the human metabolome database for 2018. Nucleic Acids Res. 2018;46(D1):D608–17.
[40] Bertorini T. Neuromuscular disorders: treatment and management. 2010. Copyright . ©2010 Elsevier Inc. All rights reserved. 472.
[41] Beck J, Lenart B, Kintner DB, et al. Na-K-Cl cotransporter contributes to glutamate-mediated excitotoxicity. J Neurosci. 2003;23(12):5061–8.
[42] Chen Q, Olney JW, Lukasiewicz PD, et al. Ca^{2+}–independent excitotoxic neurodegeneration in isolated retina, an intact neural net: a role for Cl^- and inhibitory transmitters. Mol Pharmacol. 1998;53(3):564–72.
[43] Alloui A, Zimmermann K, Mamet J, et al. TREK-1, a K^+ channel involved in polymodal pain perception. EMBO J. 2006;25(11):2368–76.
[44] Huang L, Zhao S, Lu W, et al. Acidosis-induced dysfunction of cortical GABAergic neurons through astrocyte-related excitotoxicity. PLoS One. 2015;10(10):e0140324.
[45] McKenzie JR, Palubinsky AM, Brown JE, et al. Metabolic multianalyte microphysiometry reveals extracellular acidosis is an essential mediator of neuronal preconditioning. ACS Chem Nerosci. 2012;3(7):510–8.
[46] De Deyn PP, Vanholder R, Eloot S, et al. Guanidino compounds as uremic (neuro)toxins. Semin Dial. 2009;22(4):340–5.
[47] Arnold R, Pussell BA, Howells J, et al. Evidence for a causal relationship between hyperkalaemia and axonal dysfunction in end-stage kidney disease. Clin Neurophysiol. 2014;125(1):179–85.
[48] Bostock H. Threshold electrotonus and related techniques. Clin Neurophysiol. 2010;121:S7.
[49] Ritchie JM, Straub RW. The hyperpolarization which follows activity in mammalian non-medullated fibres. J Physiol. 1957;136(1):80–97.
[50] Kaji R, Sumner AJ. Ouabain reverses conduction disturbances in single demyelinated nerve fibers. Neurology. 1989;39(10):1364–8.
[51] Arnold R, Issar T, Krishnan AV, et al. Neurological complications in chronic kidney disease. JRSM Cardiovasc Dis. 2016;5:2048004016677687.
[52] Green D, Kroemer G. The central executioners of apoptosis: caspases or mitochondria? Trends Cell Biol. 1998;8(7):267–71.
[53] Green DR, Reed JC. Mitochondria and apoptosis. Science. 1998;281(5381):1309–12.
[54] An HX, Jin ZF, Ge XF, et al. Parathyroid hormone(1–34)–induced apoptosis in neuronal rat PC12 cells: implications for neurotoxicity. Pathol Res Pract. 2010;206(12):821–7.
[55] Jabbari B, Vaziri ND. The nature, consequences, and management of neurological disorders in chronic kidney disease. Hemodial Int. 2018;22(2):150–60.
[56] Park JW, Kim SU, Choi JY, et al. Reversible parkinsonism with lentiform fork sign as an initial and dominant manifestation of uremic encephalopathy. J Neurol Sci. 2015;357(1–2):343–4.
[57] Jakić M, Mihaljević D, Zibar L, et al. Sensorineural hearing loss in hemodialysis patients. Coll Antropol. 2010;34 Suppl 1:165–71.
[58] Sharma R, Gautam P, Gaur S, et al. Evaluation of central neuropathy in patients of chronic renal failure with normal hearing. Ind J Otol. 2012;18(2):76–81.
[59] Shaheen F, Mansuri N, al-Shaikh A, et al. Reversible uremic deafness: is it correlated with the degree of anemia? Ann Otol Rhinol Laryngol. 1997;106:391–3. https://doi.org/10.1177/000348949710600506.
[60] Jedras M, Zakrzewska-Pniewska B, Wardyn K, et al. Uremic neuropathy--I. Is uremic neuropathy related to patient age, duration of nephropathy and dialysis treatment? Polskie archiwum medycyny wewnetrznej. 1998;99:452–61.
[61] Seo JW, Jeon DH, Kang Y, et al. A case of end-stage renal disease initially manifested with visual loss caused by uremic optic neuropathy. Hemodial Int. 2011;15(3):395–8.
[62] Mullaem G, Rosner MH. Ocular problems in the patient with end-stage renal disease. Semin Dial. 2012;25(4):403–7.
[63] Jurys M, Sirek S, Kolonko A, et al. Visual evoked potentials in diagnostics of optic neuropathy associated with renal failure. Postepy Hig Med Dosw (Online). 2017;71:32–9.
[64] Krishnan AV, Pussell BA, Kiernan MC. Neuromuscular disease in the dialysis patient: an update for the nephrologist. Semin Dial. 2009;22(3):267–78.
[65] Krishnan AV, Kiernan MC. Uremic neuropathy: clinical features and new pathophysiological insights. Muscle Nerve. 2007;35(3):273–90.
[66] Krishnan AV, Phoon RK, Pussell BA, et al. Altered motor nerve excitability in end-stage kidney disease. Brain. 2005;128(Pt 9):2164–74.
[67] Van den Neucker K, Vanderstraeten G, Vanholder R. Peripheral motor and sensory nerve conduction studies in haemodialysis patients. A study of 54 patients. Electromyogr Clin Neurophysiol. 1998;38(8):467–74.
[68] Badry R, Ahmed ZA, Touny EA. Value of latency difference of the second lumbrical-interossei as a predictor of carpal tunnel syndrome in uremic patients. J Clin Neurophysiol. 2013;30(1):92–4.
[69] Tilki HE, Akpolat T, Coşkun M, et al. Clinical and electrophysiologic findings in dialysis patients. J Electromyogr Kinesiol. 2009;19(3):500–8.
[70] Delmez JA, Holtmann B, Sicard GA, et al. Peripheral nerve entrapment syndromes in chronic hemodialysis patients. Nephron. 1982;30(2):118–23.
[71] Benz RL, Siegfried JW, Teehan BP. Carpal tunnel syndrome in dialysis patients: comparison between continuous ambulatory peritoneal dialysis and hemodialysis populations. Am J Kidney Dis. 1988;11(6):473–6.
[72] Bicknell JM, Lim AC, Raroque HG Jr, et al. Carpal tunnel syndrome, subclinical median mononeuropathy, and peripheral polyneuropathy: common early complications of chronic peritoneal dialysis and hemodialysis. Arch Phys Med Rehabil. 1991;72(6):378–81.
[73] Gousheh J, Iranpour A. Association between carpel tunnel syndrome and arteriovenous fistula in hemodialysis patients. Plast Reconstr Surg. 2005;116(2):508–13.
[74] Attia EA, Hassan AA. Uremic pruritus pathogenesis, revisited. Arab J Nephrol Transplant. 2014;7(2):91–6.
[75] Manenti L, Tansinda P, Vaglio A. Uraemic pruritus: clinical characteristics, pathophysiology and treatment. Drugs. 2009;69(3):251–63.
[76] Narita I, Iguchi S, Omori K, et al. Uremic pruritus in chronic hemodialysis patients. J Nephrol. 2008;21(2):161–5.

[77] Yosipovitch G, Greaves MW, Schmelz M. Itch. Lancet. 2003;361(9358):690–4.
[78] Foroutan N, Etminan A, Nikvarz N, et al. Comparison of pregabalin with doxepin in the management of uremic pruritus: a randomized single blind clinical trial. Hemodial Int. International symposium on home hemodialysis. 2017;21:63–71. https://doi.org/10.1111/ hdi.12455.
[79] Gunal A, Ozalp G, Yoldas T, et al. Gabapentin therapy for pruritus in haemodialysis patients: a randomized, placebo-controlled, double-blind trial. Nephrol Dial Transplant. 2004;19:3137–9. https://doi.org/10.1093/ndt/gfh496.
[80] Zand L, McKian KP, Qian Q. Gabapentin toxicity in patients with chronic kidney disease: a preventable cause of morbidity. Am J Med. 2010;123(4):367–73.
[81] Buchman AS, Tanne D, Boyle PA, et al. Kidney function is associated with the rate of cognitive decline in the elderly. Neurology. 2009;73(12):920–7.
[82] Menkes DL. Kidney function is associated with the rate of cognitive decline in the elderly. Neurology. 2010;74(20):1656.
[83] Kiernan MC, Walters RJ, Andersen KV, et al. Nerve excitability changes in chronic renal failure indicate membrane depolarization due to hyperkalaemia. Brain. 2002;125(Pt 6):1366–78.
[84] Pan X, Gong N, Zhao J, et al. Powerful beneficial effects of benfotiamine on cognitive impairment and beta-amyloid deposition in amyloid precursor protein/presenilin-1 transgenic mice. Brain. 2010;133(Pt 5):1342–51.
[85] Ramya R, Elangovan C, Balamurugan S, et al. Study of peripheral neuropathy in chronic kidney disease stage 5 and its outcome after kidney transplantation. Ann Indian Acad Neurol. 2014;17:S177.
[86] Yonova D, Vazelov E, Tzatchev K. Zinc status in patients with chronic renal failure on conservative and peritoneal dialysis treatment. Hippokratia. 2012;16(4):356–9.
[87] Wolonciej M, Milewska E, Roszkowska-Jakimiec W. Trace elements as an activator of antioxidant enzymes. Postepy Hig Med Dosw (Online). 2016;70:1483–98.
[88] Deeks ED. Retigabine (ezogabine): in partial-onset seizures in adults with epilepsy. CNS Drugs. 2011;25(10):887–900.
[89] Nodera H, Spieker A, Sung M, et al. Neuroprotective effects of Kv7 channel agonist, retigabine, for cisplatin-induced peripheral neuropathy. Neurosci Lett. 2011;505(3):223–7.
[90] Kaji R. A potassium channel opener for neuropathy, motor neuron disease and beyond. Neurosci Lett. 2011;505(3):221–2.
[91] Muthuraman A, Singla SK, Peters A. Exploring the potential of flunarizine for cisplatin-induced painful uremic neuropathy in rats. Int Neurourol J. 2011;15(3):127–34.
[92] Muthuraman A, Sood S, Singla SK, et al. Ameliorative effect of flunarizine in cisplatin-induced acute renal failure via mitochondrial permeability transition pore inactivation in rats. Naunyn Schmiedebergs Arch Pharmacol. 2011;383(1):57–64.
[93] Golumbek PT, Rho JM, Spain WJ, et al. Effects of flunarizine on spontaneous synaptic currents in rat neocortex. Naunyn Schmiedebergs Arch Pharmacol. 2004;370(3):176–82.
[94] Takei M, Hiramatsu M, Mori A. Inhibitory effects of calcium antagonists on mitochondrial swelling induced by lipid peroxidation or arachidonic acid in the rat brain in vitro. Neurochem Res. 1994;19(9):1199–206.
[95] National Center for Biotechnology Information PubChem Database, C. Alpha lipoic acid (thioctic acid), CID=864. 2010, PubChem Database.
[96] P.f.N.S.n., PDR for Nutritional Supplements. 2nd ed. Montvale: Thomson Reuters; 2008. p. 26.
[97] Potic J, Smiljkovic T, Potic B, et al. Uremic polyneuropathy-diagnosis and therapy of pain. Eur J Pain Supplements. 2010;4(1):87.
[98] Yu RK, Nakatani Y, Yanagisawa M. The role of glycosphingolipid metabolism in the developing brain. J Lipid Res. 2009;50 Suppl:S440–5.
[99] Ledeen RW, Wu G. Nuclear sphingolipids: metabolism and signaling. J Lipid Res. 2008;49(6):1176–86.
[100] Lindner G, Terenziani S. Treatment of uraemic neuropathy with gangliosides. A controlled trial v. placebo. Clin Trials J. 1985;22:505–13.
[101] Pomero F, Molinar Min A, La Selva M, et al. Benfotiamine is similar to thiamine in correcting endothelial cell defects induced by high glucose. Acta Diabetol. 2001;38(3):135–8.
[102] Schmid U, Stopper H, Heidland A, et al. Benfotiamine exhibits direct antioxidative capacity and prevents induction of DNA damage in vitro. Diabetes Metab Res Rev. 2008;24(5):371–7.

第11章 灌注相关性神经病变
Perfussion-Related Neuropathies

Amie Hoefnagel Oscar Alam-Mendez Michael Ibrahim 著
边文玉 译 范颖晖 校

一、古巴流行性神经病变

古巴流行性神经病变较为罕见，表现为视神经和周围神经的神经病变，1990年代初期在古巴蔓延。从1991年末至1994年1月14日，古巴公共卫生部报告了超过50 863个病例[1]，其间恰逢美国经济禁运和苏联解体，导致古巴经济急剧衰退[1, 3]。

古巴神经病变的原发病因尚不清楚。当时古巴国内社会经济状况导致的营养不良和生活方式，看来在病理机制中起了关键作用。其他假说如炎症、中枢神经系统退化或病毒感染，还在争论。

其病理生理最重要的相关危险因素是抽雪茄。与不吸烟的人群相比，当每天雪茄消耗量超过4支，患病风险增加了34倍。其他危险因素包括大量饮酒、食用木薯（块茎含有不同量的氰化物）、年龄45—65岁以及较少摄入含有B族维生素的食物[1, 2]。另外，如大量摄入动物蛋白质或脂肪，复合维生素B，尤其维生素B_{12}、维生素B_2、烟酸和维生素B_6，能显著降低古巴神经病变的发病风险[2]。

古巴神经病变报道了两种不同的临床表现：视神经病变和周围神经病变。在所有病例中，52%发生了视神经病变，48%有周围神经病变[3]。视神经病变的特点，是亚急性起病、视力和颜色觉衰退、中央盲点和乳头状斑束纤维丢失[1]。周围神经病变表现背外侧脊髓神经病变，伴有感觉缺失和后索受累，包括对针刺、轻触和震动，感觉迟钝；双侧麻痹和下肢反射减弱；部分病例累及自主神经，如神经源性膀胱[1, 3]。

古巴流行性神经病变最为广泛接受的主要病因，综合了大量吸烟、饮酒和木薯摄入过量，伴以复合维生素B摄入量偏低。维生素B_{12}（氰钴胺素）和B_9（叶酸）在细胞更新、处理能量底物以及代谢毒性物质方面，发挥各自不同的重要作用。缺乏这些维生素会导致有害代谢副产物的积聚，如氰化物和富马酸盐[4]。古巴以盛产雪茄和民众大量使用烟草产品而闻名，因此易患这种神经病变。

由于20世纪90年代初的古巴危机，肉类、油、乳制品和商业朗姆酒的供应减少或实行配给。含有甲醇的家庭酿造朗姆酒的市场增加。甲醇通过甲醛代谢成富马酸。富马酸是氧化磷酸化的直接抑制药，当它升高至毒性剂量时，会导致代谢性酸中毒、视神经毒性和昏迷[5]。当有叶酸时，富马酸会代谢成二氧化碳和水。毒性水平的氰化物或富马酸，对线粒体电子传递的抑制，最终会导致细胞能量减少，损伤轴索运输，最终轴索变性。这些结果与营养、毒性或代谢起源一致，排除了炎性病因[5]，进一步佐证了上述关于古巴流行性神经病变的病因理论。

1993年第一季度，古巴公共卫生部发起了一项改善维生素缺乏的活动。政府给居民分发口服复合维生素补充剂[5, 6]。口服补剂后 1 周内症状好转[6]，活动启动后古巴流行性神经病变发病率明显降低。无死亡病例报道[3]。

二、缺血性单肢神经病变

缺血性单肢神经病变（ischemic monomelic neuropathy，IMN）顾名思义，是指出现单个肢体动脉供血不足，引发选择性神经功能障碍的疾病。它最早在 1983 年[7]由 Wilborne 等描述，是建立血液透析通路之后血流动力学改变，如上肢的动静脉瘘（arteriovenous fistula，AVF），造成的致残性并发症[8]。瘘管可引起窃血现象，仅累及远端神经，并导致多发性轴索缺失性神经病变[9, 10]，没有明显的缺血表现，如脉搏减弱 / 消失、苍白、肢体冰冷、毛细血管再充盈延迟或组织坏死。

IMN 发病率尚不明确，常被漏诊。发病率因患者并发症、病变部位或动静脉通路类型（瘘或移植物）而不同。与 IMN 相关的最重要危险因素是糖尿病，其他危险因素包括狭窄或闭塞性动脉疾病、神经病理性疾病、钙化性硬化症、动脉粥样硬化性疾病和性别为女性[9, 11]。近端瘘管的发病率较远端高[9]，具体原因不详。与动静脉瘘相比，使用动静脉移植物（arteriovenous graft，AVG）更容易快速进展为 IMN，因为移植物会引起更严重的生理性窃血现象（AVG_S 为 91%，AVF_S 为 73%）[12]。

窃血现象发生于血流随高压向低压的压力梯度而改道时。窃血现象众所周知的例子见于锁骨下动脉狭窄性病损，它导致椎动脉中血流逆行到同侧手臂（锁骨下窃血现象）；或在冠状动脉循环中，当存在冠状动脉舒张剂时，血液从狭窄处重新定向流动（冠状动脉窃血综合征）。同样的原理也适用于动静脉瘘建立后的动脉血流。血流沿着阻力较小的路径，转向进入静脉循环，造成远端动脉循环的低灌注。这种低灌注导致感觉 / 运动障碍，不伴有组织坏死[13]。

IMN 患者在患肢动静脉瘘的远端，经受剧烈疼痛、麻木和运动乏力。这一般出现于手术后不久（几分钟到几个小时）[14]，因神经滋养血管[9, 10, 14]（为神经和神经节供血的细小血管网）充盈不足所致。血流灌注的这一下降选择性地影响神经，导致无氧乳酸积聚，继而酸中毒和细胞肿胀，危及神经灌注[15]。缺氧数分钟内，线粒体氧化磷酸化终止，腺苷三磷酸（adenosine triphosphate，ATP）停止生成。能量缺乏造成 Na/K ATP 酶功能障碍，使电解质按浓度梯度沿细胞膜移动：钾离子从细胞内快速渗出、钠进入细胞，导致细胞水肿[16]。细胞外的钙离子浓度大于细胞内，钙离子稳态依赖于 ATP 生成，以防止细胞内的浓度增加。需要能量去主动将钙转出细胞，在细胞膜（通过 Na/K ATP 酶）与钠交换，并将钙隔离在内质网中[17]。缺乏 ATP 会导致钙离子大量内流，产生一些反应，进一步激活磷脂酶去降解细胞膜，并增加花生四烯酸的生成，导致水肿加重、血管痉挛和炎症[17]。

线粒体功能障碍的无氧代谢产物是乳酸。当乳酸水平超过 18～25μmol/g 时，会造成不可逆的神经组织损伤[18]。pH 降低激活了酸敏感离子通道（acid-sensing ion channel，ASIC），这是一组质子门控阳离子通道，在中枢和周围神经系统的胞体及周围伤害感受神经元的末梢表达[18]。ASIC 是周围感觉神经元表达的上皮 Na^+ 通道 / 退化蛋白（epithelial Na^+ channel/degenerin，ENaC/DEG）家族的阳离子通道[19, 20]。当被细胞外质子的酸化产物激活时，它们变得允许 Na^+ 透过，引起高阈值无髓 C 或有髓 A 纤维的动作电位传递。这些伤害感受神经元的胞体位于背根神经节，与脊髓背角的次级神经元形成突触，主要在 Ⅰ 和 Ⅴ 板层，构成从背角分别经脊髓丘脑束和脊髓网状丘脑束，到达丘脑和脑干的主要输出通路[20]。

IMN 是一种少见的并发症，诊断困难，有时治疗被延误。可根据临床做出诊断：糖尿病患者在建立血管通路后，出现急性疼痛和神经症状，无明显低灌注表现。鉴别诊断包括腋窝阻滞、患者体位和继发于手术创伤的功能缺陷[21]。虽然据报道，持续观察，症状一般有所改善，但对于确诊 IMN 的患者，应立即阻断血管通路，这样能增加康复的可能性，并可能使感觉和运动功能部分或完全恢复[22]。

三、静脉功能不全

静脉功能不全，是静脉不能充分地将血液（尤其从下肢）回流到心脏。这种情况会带来明显负面的生理、经济和心理影响：65% 的患者有剧烈疼痛，81% 经历行动能力下降，100% 工作能力受到负面影响[23]。据血管疾病基金会统计，仅美国就有超过 600 万人罹患此病，有 50 万人正在对抗静脉性溃疡[24]。

下肢静脉按与肌筋膜的关系，分为不同但相连的两组：浅静脉和深静脉系统。穿支使两个系统持续相连，浅静脉引流入深静脉。它们既储存血液，又将血液回流到心脏。为完成血液回流，静脉有单向瓣膜，使血液向前流动，并防止重力使血液逆流，尤其在直立位；肌泵，尤其小腿肌肉，起到辅助作用[25]。

当瓣膜功能障碍，会发生静脉功能不全（在浅、深或穿支静脉），血液回流受阻，随之静脉高压和血液淤积[26]。这种增加的压力因长时间站立和肌泵功能障碍而加剧[27]。正常情况下，当肌泵收缩，驱使血液向前流动、静脉压下降。浅静脉系统的瓣膜功能障碍，多普勒超声检查可见静脉迂曲扩张、沿腿部上行、伴有反流[26]，这由血管壁薄弱、直接损伤或激素变化所导致[25]。在深静脉系统，瓣膜失能会加快静脉疾病的进展速度，这常继发于深静脉血栓形成[23]。

慢性静脉功能不全的临床体征是静脉曲张、色素沉着、脂肪性硬皮病和静脉性溃疡；而症状较为隐蔽和非特异：腿部疲劳、不适感、沉重感，最重要的是由急性至慢性的钝痛[23]。患者报告与临床发现的疼痛严重程度，存在很大差异。45% 的静脉曲张患者[28]和 45% 的存在血液反流的患者，可能不出现疼痛[29]。

考虑疼痛继发于 2 个因素：血管壁扩张和缺氧 / 炎症，都是静脉压升高的后果。有趣的是，静脉伤害性感受器在很大程度上对扩张引起的机械刺激不敏感（一个相应的临床例子，是动静脉瘘形成），意味着静脉扩张，在一定程度上，不疼[30]，小静脉可能更易受伤害性刺激[29, 30]，最重要的疼痛来源应为缺氧或炎症。

支配静脉的感觉神经纤维沿血管壁分布，其胞体位于脊髓的背根神经节内。这些神经末梢是伤害性感受器，组成两条截然不同的脉络：位于静脉壁的血管内皮细胞与中膜（内皮下）平滑肌之间，以及在静脉周围结缔组织内（血管周围），与微循环密切接触[29]。这些伤害性感受器是多模式的（一个感受器可对不同刺激做出反应）[31]。当面对机械刺激、化学刺激、炎症刺激或热刺激如损伤 / 拉伸、高渗液 / 炎症、深静脉血栓形成或冷浸液时，有髓 A 纤维或无髓 C 神经纤维负责产生疼痛信号[32]。

与静脉功能不全相关的疼痛，跟继发于局部缺氧、静脉高压和瘀血的炎症进程相关。氧和 ATP 的缺乏，导致细胞内钙离子浓度增加，激活级联反应，导致磷脂酶 A_2 激活，释放促炎介质如前列腺素 E_2 和 D_2、血小板激活因子和白三烯 B_4[31, 32]。这些趋化物质造成局部白细胞—内皮细胞浸润，如中性粒细胞、单核细胞、巨噬细胞、肥大细胞和 T 细胞[30–32]，它们是慢性炎症启动和维持中最重要的因子，通过产生黏附分子、细胞因子和凝血因子[31–33]发挥作用，可能成为治疗的基础。

炎症状态产生一些配体，刺激位于无髓 C 纤维和有髓 A 神经末梢的不同受体：电压门控钠通道 TTX2、ASIC、非选择性阳离子通道 VR1 和 ATP 敏感的 P2X3。这些伤害性感受器负责将疼痛刺激转换、传导、发送到丘脑和脑干。慢性炎症逐渐发展为慢性静脉疾病的营养性改变。这种变化可以解释患者报告随着疾病进展而疼痛强度下降，可能与慢性缺血有关。患者由于感觉神经轴索的缺失，其热觉、触觉和振动觉阈值上升[34, 35]。

支持性治疗措施是通过周期性腿部抬高、避免长时间站立、减重、使用内部有透气敷料的加压袜子，用于降低静脉高压。虽然这些措施可能会减轻症状，但并不能防止疾病的进展[36]。手术干预包括静脉内消融、硬化治疗、结扎、搭桥或曲张静脉瓣膜重建。激光或射频消融，利用热能改善受累静脉内的血栓闭塞和纤维化；而硬化治疗通过注射化学物质，形成闭塞。外科结扎、搭桥术和瓣膜重建术分别是指从循环剥离静脉、分流血流和加强瓣膜[23, 36]。

内科治疗旨在减轻局部炎症进程和（或）降低静脉高压。单克隆抗体靶向白细胞黏附分子抗血管细胞黏附分子（vascular cell adhesion molecule，VCAM）或抗细胞间黏附分子（intercellular cell adhesion molecule，ICAM），干扰白细胞向内皮细胞黏附的能力；在动物模型中证实有效，但在人体中并未确定，且伴有明显的副不良反应，如中性粒细胞减少症[30]。微粒纯化的类黄酮制剂是一种静脉张力药物，可部分降低黏附分子的表达，无中性粒细胞减少的风险[37]。

四、交感去支配性神经病变

交感神经系统是自主神经系统的一部分。在交感神经系统中，有两种类型的神经元可能参与信号传递，称作节前神经元和节后神经元。在与神经节形成的突触，这些神经元释放乙酰胆碱（激活节后神经元上的烟碱型乙酰胆碱受体）或去甲肾上腺素（激活靶组织中的肾上腺素受体）。

疼痛可由肢体异常的交感神经系统功能所导致，如在数百万糖尿病神经病变患者出现的疼痛。这是 1 型和 2 型糖尿病的长期并发症，症状从轻微到顽固性疼痛各不相同，通常治疗反应不佳[38]。糖尿病性周围神经病变是一个复杂的现象，交感去支配在其病因中可能只起到很小的作用（参见第 3 章）。糖尿病性周围神经病变患者常表现为踝部深肌腱反射的减弱或缺失，触觉、振动觉或温度觉减弱或消失。一般这些体征在下肢比上肢明显。从局部交感神经末梢释放到血流中的去甲肾上腺素减少，已在痛性糖尿病神经病变患者证实，支持了交感去支配在此类疼痛综合征中起作用的假说[38]。

为了强调交感神经系统对局部血流的影响，Tack 等进行了一项研究，检测痛性糖尿病神经病变是否与患肢交感神经功能异常有关。静脉注射交感神经显影剂 6–^{18}F- 氟多巴胺来显影交感神经支配，注射 ^{13}N- 氨来显影局部灌注，随后进行 PET 扫描。研究比较了无神经病变的患者和有单侧神经病变的糖尿病患者的患肢与健肢，通过 6–^{18}F- 氟多巴胺显影的放射活性，PET 扫描揭示痛性糖尿病神经病变患者的血流减少，也证明了交感支配的部分缺失[38]。

交感神经如何去支配并导致疼痛的确切病因尚不清楚。还应注意的是，交感去支配可用作治疗多种疾病的一个医疗方法，包括交感神经去支配治疗心律失常[39]和 CRPS[40]。虽然交感神经去支配可能导致疼痛综合征如糖尿病神经病变所见，但它也可用于治疗其他疼痛综合征，如 CRPS。

五、高血压相关性神经病变

众所周知，慢性高血压会对机体产生不利的系统性影响。持续升高的血压会累及多个脏器。有尝试阐述高血压与周围神经病变的关系，但仍缺乏一致的相关性。有研究用鼠模型显示高血压大鼠的神经成分改变。评估高血压大鼠的坐骨神经显示，尽管神经纤维的总量未变，但有髓鞘大纤维的数量明显减少，小神经纤维增加。而且高血压动物的髓鞘面积较小。此外，发现高血压可导致通常出现于神经切断之后的细胞标志物，有所增加[41, 42]。

研究表明调节周围神经血液供应的血流动力学因素，是导致神经损伤的主要原因[43]。来自人类和动物的研究证据表明，感觉运动性周围神经病变，与神经灌注量减少、神经内缺氧和神经微血管的结构改变有关。事实上，进行性动脉粥样硬化被认为是造成缺血状况的主要原因，由于高血压增加了动脉粥样硬化的形成风险，这在糖尿病患者尤其如此[43]。

目前，文献没有描述清楚高血压与糖尿病性周围神经病变之间的关系。2016 年 Ozaki 等使用鼠模型进一步检测有无关联存在[42]，具体目标是分析高血压对糖尿病神经病变的影响。他们研究了高血压大鼠周围神经的形态特征，将雄性大鼠分为两组：四氧嘧啶诱导的糖尿病大鼠接受脱氧皮质酮醋酸（deoxycorticosterone acetate，DOCA）盐处理；非糖尿病大鼠也接受 DOCA 盐治疗。然后研究了坐骨神经、胫神经（运动）和腓肠神经（感觉）的组织形态学。两组收缩压均维持在 140mmHg 以上，发现都存在神经内膜血管的内皮细胞肥大和管腔狭窄。利用电子显微镜分析，发现围绕神经内膜血管内皮细胞和外膜细胞的基底膜倍增，并提出损害在糖尿病组更为常见和严重。此外，对胫神经的形态计量学分析发现，与对照组相比，糖尿病组的胫神经变得纤维和髓鞘尺寸较小。

另外，可用不同的机制解释一种独特的高血压介导疼痛综合征，可见于高血压患者的胸痛，而没有明显的冠状动脉疾病。动脉高血压常与主动脉僵硬有关，由主动脉壁中的胶原蛋白积聚所导致。胶原生成增加和氧气需求增加之间的这一关联，尤其在运动期间，会造成运动诱发的胸痛，即便在冠状动脉正常的患者也是如此。僵硬的主动脉使舒张减少，因而增加主动脉壁的张力，尤其运动期间。游离 I 型前胶原氨基端原肽（procollagen I N-terminal propeptide，PINP），可作为胶原合成的指标；血清 I 型胶原端肽（serum telopeptides of type I collagen，CITP）可评估胶原降解。而基质金属蛋白酶原 -1（pro-matrix metalloproteinase-1，ProMMP1）及其组织抑制物（tissue inhibitor of metalloproteinase-1，TIMP-1）的血清水平，可作为胶原转换的指标。研究发现，与无胸痛者相比，运动期间有胸痛的患者，有明显较大的颈动脉—股动脉脉搏波速，平均 PINP 水平也较高[42]。此外，PINP/CITP 比值在有胸痛的患者也明显高于无胸痛者[44]。

因此，与无胸痛者相比，经历胸痛的动脉性高血压患者，即使脉管系统看似正常，也存在主动脉硬化。认为在僵硬的主动脉，管壁张力增加，会刺激主动脉疼痛纤维，导致胸痛。主动脉的动脉外膜含有疼痛纤维，主动脉壁伸缩会引起胸痛。主动脉僵硬还可能与运动期间较低的舒张压有关，导致心内膜下血流量减少和可能的缺血性胸痛[44]。

六、低血压相关性神经病变

众所周知，系统性低血压使灌注减少，潜在导致缺血和组织损害。氧需高的器官灌注减少，已知会造成缺血和组织损伤。然而，暂时性的低血压，如体位性低血压，会导致什么相关的神经病变吗？以“衣架样疼痛”为例，它是由直立性低血压引起颈部疼痛，放射到头颅的枕部和肩膀。这归因于起身直立位出现系统性低血压时，肌肉低灌注 / 缺血[45]。一项研究利用肌肉动作电位的速度恢复周期（velocity recovery cycle，VRC）来观察肌肉细胞膜的功能，其中肌细胞动作电位的传导速度变化，代表条件刺激之后、刺激间期的功能。文献显示，有直立性低血压和“衣架样疼痛”阳性病史的患者，其相对不应期延长，因进行性极化改变，VRC 曲线向右向上移动，类似健康者在下肢缺血期间的变化。这是由于膜去极化，已知会减少钠通道的可用数量，因此不应期延长，去极化后电位降低[45]。由此得出结论：直立性低血压引起的灌流压下降足以造成缺血。这种缺血性疼痛缘于缺血性肌肉被激活，乳酸和 ATP 释放，对肌内神经纤维的共同作用。已有研究表明，激活的缺血性肌肉释放 ATP，会增加伤害性感受器上酸敏感离子通道 –3 对乳酸的敏感性[44]。

参考文献

[1] Ordunez-Garcia PO, Nieto FJ, Espinosa-Brito AD, Caballero B. Cuban epidemic neuropathy, 1991 to 1994: history repeats itself a century after the “Amblyopia of the Blockade.”. Am J Public Health. 1996;86(5):738–43.

[2] Cuba Neuropathy Field Investigation Team. Epidemic optic neuropathy in Cuba—clinical characterization and risk factors. N Engl J Med. 1995;333(18):1176–82.

[3] Morbidity and Mortality Weekly Report: International Notes Epidemic Neuropathy — Cuba, 1991–1994 “Morbidity and Mortality Weekly Report: International Notes Epidemic Neuropathy — Cuba, 1991–1994”. Centers for Disease Control and Prevention. Retrieved 25 March 2017.

[4] Sadun A. Acquired mitochondrial impairment as a cause of optic nerve disease. Trans Am Ophthalmol Soc. 1998;96:881–923.

[5] Borrajero I, Perez JL, Dominguez C, Chong A, Coro RM, Rodriguez H, et al. Epidemic neuropathy in Cuba: morphological characterization of peripheral nerve lesions in sural nerve biopsies. J Neurol Sci. 1994;127(1):68–76.

[6] Coutin-Churchman P. The “Cuban epidemic neuropathy” of the 1990s: a glimpse from inside a totalitarian disease. Surg Neurol Int. 2014;5:84.

[7] Wilbourn AJ, Furlan AJ, Hulley W, Ruschhaupt W. Ischemic monomelic neuropathy. Neurology. 1983;33:447–51.

[8] Han JS, Park MY, Choi SJ, Kim JK, Hwang SD, Her K, et al. Ischemic monomelic neuropathy: a rare complication after vascular access formation. Korean J Intern Med. 2013;28(2):251–3.

[9] Morsy AH, Kulbaski M, Chen C, Isiklar H, Lumsden AB. Incidence and characteristics of patients with hand ischemia after a hemodialysis access procedure. J Surg Res. 1998;74(1):8–10.

[10] Miles AM. Vascular steal syndrome and ischaemic monomelic neuropathy: two variants of upper limb ischaemia after haemodialysis vascular access surgery. Nephrol Dial Transplant. 1999;14:297–300.

[11] Rizzo MA, Frediani F, Granata A, Ravasi B, Cusi D, Gallieni M. Neurological complications of hemodialysis: state of the art. J Nephrol. 2012;25(2):170–82.

[12] Schanzer H, Eisenberg D. Management of steal syndrome resulting from dialysis access. Semin Vasc Surg. 2004 Mar;17(1):45–9.

[13] Rodriguez V, Shah D, Grover V, Mandel S, Fox D, Bhatia N. Ischemic monomelic neuropathy: a disguised diabetic neuropathy. Pract Neurol. 2013:22–3.

[14] Leon C, Asif A. Arteriovenous access and hand pain: the distal hypoperfusion ischemic syndrome. Clin J Am Soc Nephrol. 2007 Jan;2:75–183.

[15] Kaplan J, Dimlich RVW, Biros MH, Hesges J. Mechanisms of ischemic cerebral injury. Resuscitation. 1987;15:149–69.

[16] White BC, Wiegenstein JG, Winegar CD. Brain ischemia and anoxia: mechanisms of injury. JAMA. 1984;251:1586–90.

[17] Farber JL, Chien KR, Mittnacht S. The pathogenesis of irreversible cell injury in ischemia. Am J Pathol. 1981;102:271–81.

[18] Kalimo H, Rhencrona S, Soderfeldt, et al. Brain lactic acidosis and ischemic cell damage: histopathology. J Cereb Blood Flow Metab. 1981;1:313–27.

[19] Qihai G, Lee L-Y. Acid-sensing ion channels and pain. Pharmaceutical (Basel). 2010;3(5):1411–25.

[20] Wemmie JA, Taugher RJ, Kreple CJ. Acid-sensing ion channels in pain and disease. Basbaum AI, Bautista DM, Scherrer G, Julius D. Cellular and molecular mechanisms of pain. Cell. 2009;139(2):267–284.

[21] Miles AM. Upper limb ischemia after vascular access surgery: differential diagnosis and management. Semin Dial. 2000;13:312–5.

[22] Redfern AB, Zimmerman NB. Neurologic and ischemic complications of upper extremity vascular access for dialysis. J Hand Surg Am. 1995;20:199–204.

[23] Jundt JP, Liem TK, Montea TK. Chapter 24: venous and lymphatic disease. Schwartz principles of surgery 10th edition. Online access via accessmedicine.com March 2018.

[24] Cruz ES, Arora V, Bonner W, Connor C, Williams R. Current diagnosis & treatment: physical medicine & rehabilitation Chapter 3: Vascular Diseases. Online access via accessmedicine. com March 2018.

[25] Kberhardt RT, Raffetto JD. Contemporary reviewes in cardiovascualr medicine: chronic venous insufficiency. Circulation. 2014;130:333–46.

[26] Burnand KG. The physiology and hemodynamics of chronic venous insufficiency of the lower limb. In: Gloviczki P, Yao JS, editors. Handbook of venous disorders. 2nd ed. New York: Arnold Publisher; 2001. p. 49–57.

[27] Gschwandtner ME, Ehringer H. Microcirculation in chronic venous insufficiency. Vasc Med. 2001;6:169–79.

[28] Bradbury A, Evans C, Allan P, Lee A, Ruckley CV, Fowkes FG. What are the symptoms of varicose veins? Edinburgh vein study cross sectional population survey. BMJ. 1999;318:353–6.

[29] Arndt JO, Klement W. Pain evoked by polymodal stimulation of hand veins in humans. J Physiol. 1991;440:467.

[30] Boisseau MR. Leukocyte involvement in the signs and symptoms of chronic venous disease. Perspectives for therapy. Clin Hemorheol Microcicrc. 2007;37(3):277–90.
[31] Danzugerp N. Pathophysiology of pain in venous disease. Phlebolymphology. 2008;15(3):107–14.
[32] Michaelis M, Goder R, Habler HJ, Janig W. Properties of afferent nerve fibres supplying the saphenous vein in the cat. J Physiol. 1994;474:233–43.
[33] Nicolaides AN. Chronic venous disease and the leukocyte-endothelium interaction: from symptoms to ulceration. Angiology. 2005;56(Suppl 1):S11–9.
[34] Reinhardt F, Wetzel T, Vetten S, et al. Peripheral neuropathy in chronic venous insufficiency. Muscle Nerve. 2000;23:883–7.
[35] Padberg FT Jr, Maniker AH, Carmel G, Pappas PJ, Silva MB Jr, Hobson RW 2nd. Sensory impairment: a feature of chronic venous insufficiency. J Vasc Surg. 1999;30:836–42.
[36] Creager MA, Loscalzo J. Harrison's principles of internal medicine, 19e. 303: Chronic Venous Disease and Lymphedema. Onine access via accessmedicine.com March 2018.
[37] Takase S, Pascarella L, Lerond L, Bergan JJ, Schmid-Schönbein GL. Venous hypertension, inflammation andvalve remodeling. Eur J Vasc Endovasc Surg. 2004;28:484–93.
[38] Tack C, et al. Local sympathetic denervation in painful diabetic neuropathy. Diabetes. 2002;51(12):3545–53.
[39] Cho Y. Left cardiac sympathtetic denervation: an important treatment option for patients with hereditary ventricular arrythmias. J Arrhythm. 2016;32(5):340–3.
[40] Singh B, Moodley J, Shaik AS, Robbs JV. Sympathectomy for complex regional pain syndrome. J Vasc Surg. 2003;37(3):508–11.
[41] Tomassoni D, Traini E, Vitaioli L, Amenta F. Morphological and conduction changes in the sciatic nerve of spontaneously hypertensive rats. Neurosci Lett. 2004;362(2):131–5.
[42] Ozaki K, Hamano H, Matsuura T, Narama I. Effect of deoxycorticosterone cetate-salt-induced hypertension on diabetic peripheral neuropathy in alloxan-induced diabetic WBN/ Kob rats. J Toxicol Pathol. 2016;29(1):1–6.
[43] Jarmuzewska EA, Ghidoni A, Mangoni AA. Hypertension and sensorimotor peripheral neuropathy in type 2 diabetes. Eur Neurol. 2007;57(2):91–5.
[44] Stakos DA, Tziakas DN, Chalikias G, Mitrousi K, Tsigalou C, Boudoulas H. Chest pain in patients with arterial hypertension, angiographically normal coronary arteries and stiff aorta: the aortic pain syndrome. Hell J Cardiol. 2013;54(1):25–31.
[45] Humm AM, Bostock H, Troller R, Z'Graggen WJ. Muscle Ischaemia in patients with orthostatic hypotension assessed by velocity recovery cycles. J Neurol Neurosurg Psychiatry. 2011;82:1394–8.

第 12 章　压力诱发性神经病变与治疗
Pressure-Induced Neuropathy and Treatments

Daryl I. Smith　Syed Reefat Aziz　Stacey Umeozulu　Hai Tran　著
叶　乐　译　　范颖晖　校

压力诱发性神经病变（pressure-induced neuropathy，PIN）涉及以下这些疾病状态，如腕管综合征、肘管综合征、挤压伤和骨筋膜室综合征，也有一些是医源性原因所致，如手术期间体位和铺垫不当，以及周围和中枢神经阻滞时，注射压力过高。因此，PIN 在很大程度上是一种机械转导性损伤。本节旨在研究机械性受体敏化所涉及的具体分子机制；这些机制如何作用，转换为持续伤害感受性传入，到达中枢神经系统；演变为慢性或神经病理性疼痛的时间进程；以及最后检测在何通路位点可进行特定干预（现存或假设的），以实现利于病情的治疗获益。这一主题的研究演化模式，影响我们将讨论分成两个部分。第一部分考察了基础科学对于所涉分子通路的认知突破。第二部分观察临床实践，基于洞察先前在人类模型未曾注意的分子机制。

自 Upton 和 McComas 在 1973 年描述双重挤压现象以来，如何造成 PIN 的分子机制，一直有所推测[1-3]。我们仍未能全面了解这一综合征，结果一直无法为这种疾病提供对因的预防和治疗。本节将辨识和讨论现有关于 PIN 的分子机制。我们将评测基础科学文献，以期在分子水平对 PIN 的发生机制，觅得更深的理解。我们将回顾专门使用压迫技术的模型和继而发生的异常通路。最后，在这项回顾性研究中，我们回溯了过去 10 年间针对这一综合征的治疗进展，并确认了在未来的临床研究中，可能被证明有价值的新的或尚未经临床验证的治疗干预。

一、背景

PIN 的发生引出了关于如何定义“超压”的指南，或什么水平的压力，会置神经组织于风险之中。虽然在压力诱发性神经损伤的发展过程中，也涉及时间函数，本节将聚焦于压力成分，因为一旦超过临界压力阈值，造成损伤所需的时间和压力之间成反比关系。

关于医源性压力损伤的早期研究，神经损伤的发生，涉及注射压力过高，混杂着局部麻醉药使用血管收缩剂[4-6]以及注射压力增加、必然提示神经内注射的假设。在 Kapur 的研究中发现，神经内注射和神经周围注射，都可以产生低于 12psi（1psi 约为 2.14kg/cm^2）的压力[6]。由此推论，神经内和神经外注射会导致峰值压力升高？ Kapur 研究的结果还表明，在注射开始时，两组压力都较高，他们将这种情况称为“开放”压力。随后的注射过程中，继以较低的压力。研究小组还发现，神经内给予局部麻醉药期间，存在高注射压，决定了感觉运动缺损的持续时间。组织学检测注射后第 7 天的压力性损伤犬坐骨神经，发现轴索移位引起的髓鞘肿胀，部分轴索完全解体；细胞过多，施万细胞和巨噬细胞数量增加[6]。虽然防止注射压神经损伤，是理想的治疗目标，一旦损伤级联启动，并不消除有效治疗选择的需求。为了实现这一点，有必要了解构成这种损伤的重要分子机制。本节旨在基于基础科学和临床研究，汇总评测过去10年中相关的最新文献。

二、压力诱发性神经病变及其所致的疼痛

压力如何作用于神经组织、诱发神经病理性疼痛的机制，目前尚不清楚，但针对其发病已提出了一些通路。总结过去10年的工作，关于致病分子有许多目前已证实的理论。

三、动物实验

（一）肿瘤压迫

Ono等在小鼠模型的髭垫[7]注射Walker癌256 B细胞[8]，研究肿瘤压迫。研究小组不仅测定了小鼠的行为学数据（摄食），还研究了延髓背角的c-Fos表达。虽然早期的研究表明，Walker癌细胞在肿瘤转移中发挥作用，通过产生自由基，导致血管内皮细胞损坏，随后肿瘤细胞进入循环。研究小组主要观察肿瘤压迫，是通过测定肿瘤细胞接种后，与神经干的接触时长。这种接触，与行为学改变、痛觉超敏和温度觉敏感，呈时间相关性。更值得注意的是，在分子水平，同侧背角的c-Fos免疫活性增加[9]。

（二）机械传导通道

已知TRPV-4在多种类型的机械敏感中起重要作用，凭借与牵张激活离子通道（stretch activated ion channel，SAC）的相互作用，在压力诱导性神经病变中尤为重要。2009年，Alessandri-Haber等研究了TRPC1、TRPC6和TRPV4在伤害性感受器敏化发生过程中的相互作用。他们用选择性SAC抑制药GsMTx-4，来阐释和操控敏化进程最终共同通路的一个步骤。他们的啮齿模型（大鼠后爪）不仅表现出逆转了化学诱导的（注射炎性介质）机械性痛觉过敏，还逆转了慢性压迫性损伤（chronic constriction injury，CCI）诱发的痛敏。TRPC1和TRPC6是两个已知的SAC，表达在背根神经节神经元中。它们经常与TRPV-4共表达。将反义寡核苷酸引入TRPC1和TRPC6后，逆转了炎性介质诱发机械和低渗刺激的痛觉敏感，对基线伤害性感受器阈值没有改变。他们得出结论，SAC与TRPV-4通道共同作用，介导痛敏和初级传入伤害性感受器敏化[10]。这样的发现促使人们考虑，SAC抑制药是否可用于存在周围神经受压损伤风险的临床状况。

Tsunozaki和Bautista在2009年针对转导分子的作用也有所研究。该小组确定要建立准确而特异的模型有着内在的困难，因为神经元亚型多种多样，可感知不同的机械刺激。他们提出疑问，有没有一个转导分子通用于多种神经元类型，或是否存在多种类型的神经元，作为多种机械传感器[11]。目前，已发现有3类离子通道涉及哺乳动物的躯体感觉机械转导：DEG/ENaC、前述的TRP通道和双孔钾通道（KCNK）。要发生触觉反应，需要DEG/ENaC亚单位和辅助蛋白，如机械感觉异常蛋白2（mechanosensory abnormality 2 protein，MEC-2；它含有一个stomatin结构域），还需要对氧磷酶样MEC-6蛋白。在非洲爪蟾卵母细胞模型，当与活化MEC-4共表达时，这两种蛋白的通道活性都明显增加（30～40倍）[12]。在人类，认为MEC-6样蛋白、对氧磷酶1和对氧磷酶3调节高密度脂蛋白的胆固醇氧化。MEC-2和podocin与胆固醇结合，突变下调MEC-2与胆固醇的结合，使动物在胆固醇水平下降时，对触觉更不敏感[12]。在哺乳动物，MEC-2同系物stomatin样蛋白3（stomatin-like protein 3，SLP3），在低阈值Aβ和A-δ神经纤维的机械敏感性是必需的，在C神经纤维并非如此[11]。

作为机械转导通路的TRP离子通道家族，

TRPA1 最受关注[13]。基因敲除研究用单纤维记录，表明 TRPA1 基因敲除动物的 C 纤维，对机械刺激的反应下降，Aβ 纤维缓慢适应[14]。用选择性抑制药 HC-030031 阻断 TRPA1，减弱 C 纤维的机械反应，但不影响含有 TRPV1 的神经元。这一结果表明，感觉传入末梢需要功能性 TRPA1，对机械刺激做出反应[15]。

涉及哺乳动物躯体感觉机械转导的第三类离子通道是 KCNK。这些通道广泛表达，被机械刺激和热刺激、质子、脂肪酸、磷脂以及局部和挥发性麻醉剂所激活。有些 KCNK 亚单位表达在躯体感觉神经元，KCNK2 被作用于膜片钳的热、渗透张力和压力激活。在遗传学研究中，KCNK2 缺陷小鼠对热和机械刺激表现出更高的敏感性；但对施加在后爪上的较强机械压力仅表现出正常反应[16]。2016 年 Busserolles 的综述重申，这一关联和作为 L 钾通道开放剂的潜力，提示其可能用于神经病理性疼痛的治疗。

另一个涉及机械转导模型的 KCNK 通道亚型，是 KCNK18（Tresk）。这个亚型的作用，包括调节躯体感觉神经元的静息电位[17]，在 KCNK18 基因敲除的鼠模型，细胞兴奋性显著增强。这使我们思索，能否操控 KCNK 离子通道，从而限制压力诱发神经元损伤所导致的兴奋毒性。在 2016 年 Busserolles 的一篇综述中重申，这些关联围绕 KCNK 和相关的钾通道开放剂，提示它们有望成为神经病理性疼痛综合征新的治疗选择[18]。

2011 年 Delmas 等再次探讨了机械转导。该小组论及功能试验的时代到来，将为机械转导通道的分子特性带来更深入的理解。他们重述了 Tsunozaki 和 Bautista 的工作[11]，并增加了酸敏感通道。ASIC 属于阳离子通道 ENaC/DEG 的质子门控通道亚群。在外周机械性受体和伤害性感受器，有 3 个 ASIC 家族亚群表达（ASIC1、ASIC2 和 ASIC3）。ASIC1A 亚群与肠道传入神经的机械敏感性有关，ASIC2 基因敲除小鼠的快适应皮肤低阈值机械性受体的敏感性降低。ASIC3 至少从病理生理学角度看，可能是潜在最值得关注的机械性受体。敲除 ASIC3 的小鼠模型，其内脏传入神经的机械敏感性降低，且皮肤高阈值机械性受体对伤害刺激的反应降低。这意味着 ASIC3 至少在小鼠模型，对于机械敏感性的启动和维持非常关键，并促使我们去思索，在小鼠和人类，ASIC3 的兴奋毒性发挥作用的程度如何（图 12–1）[19]。

最能代表注射损伤的模型是剪应力和机械驱动正压模型。这些损害中最可能起到关键作用的是 Aβ（皮肤牵拉，鲁菲尼小体），C 和 Aδ 纤维作为机械和多模态伤害性感受器（图 12–2）。其中一个细胞质区域结合膜磷脂、细胞骨架元素或相关蛋白。牵拉细胞膜拉开离子通道，呈开放状态[19]。

2014 年 Chen 等的一项研究，特异性针对 TRPV-4 抑制，探索三叉神经痛的潜在疗法，这是一种公认的 PIN。有趣的是，该小组在鼠模型用甲醛化学刺激触发了三叉神经痛行为。他们发现 TRPV-4 激活了三叉神经节感觉神经元中的 MEK-ERK 激酶，TRPA 和 TRPV 通道共同作用于甲醛三叉神经痛反应。他们推断 TRPV4 抑制可能导向新的疗法[20]。

存在第四类机械门控离子通道，关联皮肤轻触觉，有某些机械受体能探测纳米级的活

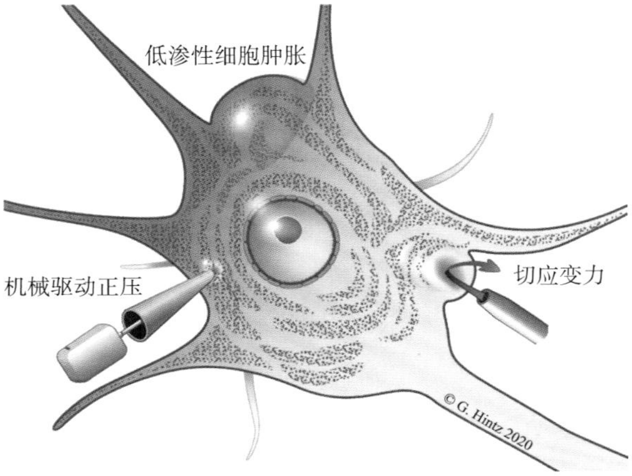

▲ **图 12–1　继发于机械转导的变化：剪应力、低渗性细胞肿胀、膜片嵌牵拉、电驱动正压（改编自 Delmas.）**

动。这些通道，也称为 PIEZO 压电式通道，受 SLP3 调节，为正常机械性受体功能所必需。近期的研究已阐述了 SLP3 在病理生理条件下调节机械性受体和伤害性感受器 PIEZO 2 通道中的作用[21]（图 12-3）。

后续开发小分子作为 SLP3 功能抑制药，以及发现这些分子在疼痛模型中能减轻痛敏，使得这些 SLP3 抑制药适用于临床成为可能[21]。

（三）胶质细胞激活 / 失活研究—小鼠模型

神经胶质细胞在三叉神经病理性疼痛中的作用，有一项研究使用强效星形胶质细胞抑制药氟乙酸进行了探索。在一个小鼠模型中，基于压力诱发了下牙槽神经损伤，并在氟乙酸实验组和对照组，评估了机械和热相关的损伤行为。在同一神经损伤模型，该小组还评估了三叉神经脊束尾核侧亚核（Vc）中的特异性星形胶质细胞激活、Vc 伤害感受性神经元活性，以及磷酸化的细胞外信号调节激酶（phosphorylated extracellular signal-regulated kinase，pERK）的表达。氟乙酸改善神经病理性疼痛行为，使 Vc 内增多的 PERK 样免疫反应细胞数量有所减少，并减弱高强度皮肤刺激后，过强的 Vc 伤害感受性神经元反应。给予谷氨酰胺，恢复这一增强反应[22]。这项研究表明，胶质细胞源性谷氨酰胺释放，在压迫性神经病理性疼痛的维持、发展中的重要性。

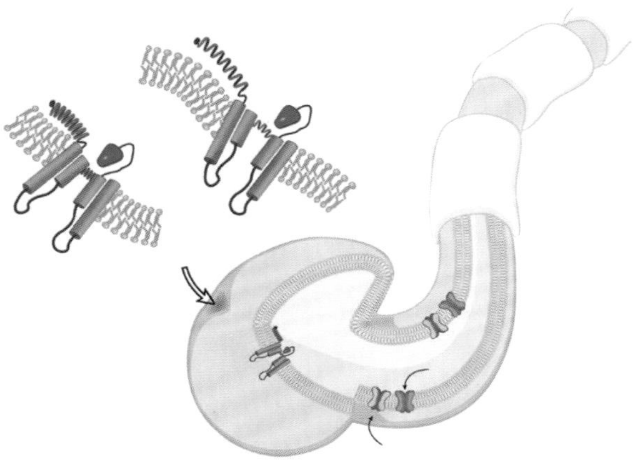

▲ 图 12-2　剪应力和机械驱动正压模型

关于静息态 Aβ、C 和 Aδ 的机械性和多模态感受器的概括示意图，离子通道区域处于关闭状态；细胞膜牵拉（粗体箭）打开离子通道，开放状态使离子得以流动（小箭）

靶向胶质细胞，作为神经病理性疼痛的治疗考虑，在一项研究中进一步做了评测，纳入加巴喷丁类似物，普瑞巴林。Rivat 等在该研究中采用部分眶下神经结扎鼠模型，诱发持续性疼痛行为以及脑干形态学改变。比较眶下神经结扎后 21 天处理（安慰剂或普瑞巴林），该小组发现，术后 1 天出现机械性痛觉过敏，普瑞巴林治疗显著减轻了机械性痛觉过敏。用 von Frey 纤毛刺激眶下神经触须垫近中心区域，测定痛觉超敏。此外，该小组观察了同侧延髓尾侧星形胶质细胞激活，在手术神经结扎后第 4、8、14 和 21 天的情况；仅在第 1、4 天观察到小胶质细胞激活；在第 14 天，NK1 表达增加。他们得出结论，普瑞巴林抑制星形胶质细胞和小胶质细胞的激活，还抑制了神经压迫损伤时出现的反应性 NK1 增加[23]。

另一项研究聚焦于压力诱导性神经病变

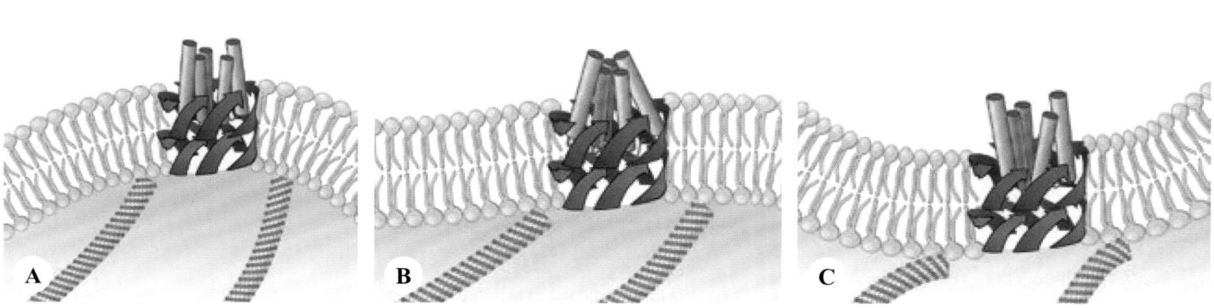

▲ 图 12-3　检测纳米级运动的机械门控离子通道或 PIEZO 通道

B 为静息或关闭状态。当施予牵拉力（A）或脉冲力（C）时，离子通道打开，离子流动出现中，小胶质细胞的过度激活，研究了继发于眶下神经损伤痛觉敏感的口面痛。这项工作特别研究了这些细胞在 Vc 和上颈段 C_1 水平脊髓的空间结构。该小组发现，上颌须垫皮肤对非伤害机械性刺激的缩头阈值在损伤后 1～14 天有所下降，这是损伤后感觉过敏相对快速发生的一个指标。他们还注意到，损伤后第 3 天明显观察到机械超敏出现在口面部，沿三叉神经的一、二、三支分布。他们还发现在损伤后第 3 天、第 7 天，Vc 和 C_1 中存在小胶质细胞的证据。在 V_1 和 C_1 不仅观察到大量 pERK 免疫活性（immunoreactive，IR）细胞，还有大量过度激活的小胶质细胞，存在于同样沿三叉神经分布的广泛区域。值得注意的是，Vc 和 C_1 区小胶质细胞的激活增强了神经压迫损伤后早期的神经元活性。同样有意思的是，该小组使用四环抗生素米诺环素来减轻小胶质细胞激活，减少磷酸化、免疫活性细胞，减轻啮齿动物机械性痛觉过敏的发生。在临床模型，米诺环素用于神经病理性疼痛一直存在争议，在腰神经根性疼痛的治疗中，米诺环素和阿米替林的疗效没有显著差异[24]。该小组强烈建议，在其他的人类神经病理性疼痛模型中，需要更深入的研究[25]。

进一步研究压迫性神经损伤及胶质细胞的作用，通过阻断兴奋性神经递质（谷氨酸）的合成，在三叉神经运动核使用谷氨酰胺合成酶抑制药蛋氨酸亚硫胺（methionine sulfoxamine，MSO）。还是用眶下神经结扎慢性压迫性损伤小鼠模型，他们注意到谷氨酰胺合成酶活性增加，以及下颌张口反射（jaw opening reflex，JOR）（神经病理性疼痛行为）的幅度和持续时间增加。在给予 MSO 后，作者观察到 JOR 的幅度强烈抑制、持续时间缩短。有趣的是，随后给予谷氨酰胺，逆转了 MSO 对 JOR 幅度和持续时间的作用。该小组得出结论，星形胶质细胞谷氨酸 – 谷氨酰胺调控机制，参与了压迫性神经损伤的运动成分[26]。

TNF-α 介导压迫性神经损伤，由 Ma 等发现。以往认识到 TNF-α 在头痛、神经病理性疼痛、牙周和颞下颌关节疾病中有所增加，于是该研究小组运用 TNF-α 受体敲除动物，来检测慢性神经病理性疼痛发生和维持中的 TNF-α 失调。用一个小鼠模型，使用细胞因子蛋白质组谱分析小胶质细胞的激活。在 TNF-α 受体敲除小鼠中，三叉神经炎性压迫（trigeminal inflammatory compression，TIC）后对侧触须垫痛觉超敏出现了延迟，而野生型小鼠则没有。在损伤后的第 10 周，进一步的蛋白质组谱分析显示，TNF-α、IL-1α、IL-5、IL-23、巨噬细胞炎性蛋白 –1β（macrophage inflammatory protein-1β，MIP-1β）和粒细胞—巨噬细胞集落刺激因子（granulocyte macrophage colony stimulating factor，GM-CSF）有 2 倍的增长。将这些改变与三叉神经炎性压迫野生型小鼠的研究结果比较，p38 丝裂原活化蛋白激酶抑制药和小胶质细胞抑制药米诺环素可降低由此产生的超敏反应。该小组得出结论，TNF-α 对细胞因子的调节和细胞因子在神经源性和体液介导慢性神经病理性疼痛中的作用，都是不可或缺的[27]。

PIN 的一个关键元素是其所致的髓鞘破坏。神经调节蛋白 1（neuregulin1，Nrg1）是一种多肽配体，通过受体酪氨酸激酶 ErbB3–ErbB2 异质二聚体传递信号。当形成异质二聚体，它会促进雪旺细胞的发育和神经损伤后的髓鞘再生。当与有髓或无髓神经有关的胶质细胞内 ErbB 受体信号启动，使感觉神经纤维通过受损及变性的纤维进行连续传导，出现感觉功能异常。在这项研究中，用两根羊肠线围绕眶下神经松散结扎，造成慢性压迫性损伤。假手术组仅暴露但不结扎神经。感觉功能障碍定义为监测到热和机械性痛觉过敏。Ma 等确认，Nrg1 Tg（或 Nrg1 缺陷基因型）大鼠在第一阶段（眶下神经 CCI 术后 2 周）与野生型动物相比无差异。在转基因动物，这种情况又持续了 5～6 周；而在野生型组，术后 2 周出现痛觉敏感[28]。这些结果意味着，神经损伤时 Nrg1–ErbB2/ErbB3 轴，促进胶质细胞、轴索和施万细胞生长，增强神经损伤后对伤害性刺激的反应。靶向 Nrg1–ErbB2/ErbB3 轴看来很重要，考虑作为治疗选择，有望证实其价值。2006 年 Atanasoski 等研究发现，ErbB2 信号并不是髓鞘修复过程所必需的，对于神经损伤后的神经元存活或增殖也非必需[29]。部分基于这一事实，Ma 等用 ErbB2 特异性抑制药 Lapitinib，抑制 ErbB2 受体，结果防止了损伤相关施万细胞的发育和髓鞘再生，以及损伤后感觉纤维通过受损神经的传导[28]。

（四）慢性压迫性损伤小鼠模型

压力诱导性神经病变被认为是三叉神经系统疼痛的典型通路。Michotet 等采用慢性缩窄压迫性损伤模型研究 CGRP 受体，在神经压迫性损伤发生中的作用。

他们在坐骨神经和眶下神经结扎模型，都给予 CGRP 受体抑制药 BIBN4096BS，测量了 c-Fos 原癌基因（即刻早期 c-fos 基因）的表达，神经活性的一个分子标志物；环磷酸腺苷依赖的转录因子 mRNA（ATF-3mRNA），以及 IL-6 mRNA。结果，c-Fos 表达和 ATF-3mRNA 减少，而非 IL-6 mRNA 的减少，这提示在两种解剖不同但生理相似的压力诱导性神经病变类型中，过度敏感的发生可能类似。此外，他们的工作强调了 PIN 两个标志物的价值[30]。

研究了涉及头 / 颈的压迫性神经病变，采用眶下神经慢性压迫小鼠模型，在术后 8、15 和 26 天测试疼痛相关行为。确定出现痛觉超敏证实对 von Frey 纤毛机械性刺激的反应阈值，并统一记录三叉神经脊束核（SP5C）的尾侧核。根据对触觉或伤害性刺激的反应，识别广动力域（wide dynamic range，WDR）神经元和低阈值机械性受体（low threshold mechanoreceptor，LTM）神经元。该小组发现，损伤后只有广动力域神经元增加了其自发性活动。广动力域和 LTM 神经元，都增加了它们对触觉刺激的反应。此外，两组的开关触觉反应在解散后都有延续，而在对照组没有看到。另外在压迫性神经损伤后，成对脉冲刺激期间的反应性抑制有所减弱，例如眶下神经 CLI-IoN 和免疫组织化学研究显示，谷氨酸脱羧酶（glutamic acid decarboxylase，GAD65），其 65kD 异构体的免疫反应性降低，这个酶催化谷氨酸脱羧酶，生成 GABA 和 CO_2。这种活动在板层Ⅰ和Ⅱ最为显著，作者推断压迫（慢性压迫性损伤模型）之后，在三叉神经感觉核团中的抑制环路存在抑制[31]。经由发生痛觉超敏的对立概念，即对伤害性冲动有正向或兴奋的作用。抑制可能产生痛觉超敏。

在一项着重基于机制治疗神经病理性疼痛的研究中，Pradhan 等力图明确是否基于病因学或行为学终点（症状）最为有效。该研究采用慢性压迫性损伤小鼠神经病理性疼痛模型，随后评估四类诱发刺激：热、压力、丙酮冷刺激和针刺。然后，他们使用脊髓神经结扎模型，检测热痛觉过敏和机械性痛觉过敏。他们发现这两个模型具有不同的时间特征。此外，他们还测试了神经病理性疼痛的 3 种标准疗法，来自三类药物：羟考酮、加巴喷丁和阿米替林（分别为麻醉药、GABA- 戊酸类抗惊厥药，选择性 5- 羟色胺再摄取抑制药）。他们报道了在不同神经病变（对热和压力过度敏感）的镇痛效应，结果近似。有趣的是，一个既定的模型中，并不是所有的研究终点对某一特定的药物干预有等同的反应。对于热和压力的过度敏感，羟考酮、加巴喷丁和阿米替林有效；但对于冷和机械性痛觉过敏，治疗较为困难。他们还发现阿米替林对慢性坐骨神经压迫损伤和脊髓神经结扎诱发的机械性痛觉过敏，几乎没有作用[32]。这强调当制订合适的治疗方案时，必须考虑神经病变的来源。显然，如果不能达到预期的症状缓解，那么若干不同神经病变（对热和压力过度敏感）的近似结果，就没有什么意义了。

另一项研究采用小鼠眶下神经结扎模型，力图区分选择性 5– 羟色胺再摄取抑制药（氯丙咪嗪）与混合麻醉性选择性去甲肾上腺素再摄取抑制药（曲马多）的效用。在建立神经病理性疼痛模型后，两种药物都被用来处理丙酮的冷却反应和对化学刺激（甲醛、辣椒素）的反应；但发现曲马多对辣椒素诱导的化学刺激无效。这项研究支持如下观点：对神经病理性疼痛治疗的反应存在差异，这基于神经痛的来源。再次明确，需要机制特异性治疗[33]。

用小鼠模型探索了细胞因子在 PIN 中的作用，Uceyler 等诱导坐骨神经慢性压迫性损伤，并检测细胞因子基因表达。这项研究使用了 IL-4 基因敲除小鼠建立慢性坐骨神经压迫损伤模型后，与野生型小鼠进行了比较。

两组之间的差异在于损伤事件后触痛敏的发生。IL-4 敲除的小鼠表现出触痛超敏。对冷热刺激和肌肉压力的反应，IL-4 敲除小鼠与对照组动物相同。研究组还注意到 IL-1β 基因表达增加，IL-10 基因表达也增加。此外，分析了 IL-4 基因敲除小鼠的对侧皮质和丘脑的 μ、κ 和 δ 阿片受体，慢性坐骨神经压迫损伤诱发的基因表达，平行于吗啡的快速起效。这在野生型小鼠没有观察到。他们推论，缺乏 IL-4，导致机械敏感；以及慢性坐骨神经压迫损伤后，镇痛细胞因子和阿片受体的代偿性高表达。这些变化在 IL-4 基因敲除小鼠起到了保护作用，使其免受 CCI 后的疼痛行为加剧[34]。这项工作还提示了基于 IL 操控的可能治疗选择。值得一提的一个疗法是，使用 IL-4 病毒 DNA 转导[35]。

Djourhi 的一项研究提出了神经损伤后的电生理事件与神经病理性疼痛特有症状的关系，其中建立了轴索完全离断（脊神经切断术 L_5-SNA）和压迫损伤（改良的 SNA- 增加 L_4 松散结扎，神经炎症诱发慢性肠病）。在 L_4/L_5 背根节神经元和同侧 L_4 感受野神经元中，他们确认了以下电生理事件：C、Aδ 和 Aβ 伤害性感受器和皮肤 Aα/β 低阈值机械性受体的占比增加，伴以持续自发放电；源于周围神经的 C- 伤害性感受器自发放电（改良 SNA 比 SNA 更快）；SNA 之后，A- 伤害性感受器和 A-a/β LTM 的电阈值降低（但 C- 伤害性感受器不是这样）；C 和 A- 疼痛感受器的躯体动作电位上升时间的斜率增加[36]。他们提出的导致特定神经病理症状改变的因素，汇总见表 12–1。

表 12–1 导致特定神经病理症状电生理学改变的因素[36]

电生理学特征	症状学 / 临床体征
伤害性感受器的自发放电	持续性 / 自发性疼痛
Aα/β 的自发放电	麻痛 / 麻木
A- 伤害性感受器的电阈值下降	A- 伤害性感受器敏化和诱发痛更强

关于阿片类是否能直接抑制初级传入神经元，传递神经病变的机械刺激这一疑问，由 Schmidt 等在 2012 年的一项研究中提出。如果阿片类药物能够抑制这种传递，那某些阿片类受体激动剂可能对于压迫性神经病变的发生和维持，发挥重要作用。本研究发现，μ 阿片受体激动剂［D-ALA2，N-Me-Phe4，Gly5］– 脑啡肽（DAMGO），显著提高伤害感受性 A、δ 和 C 神经纤维的机械阈值。脑啡肽还减少了损伤神经中，机械诱发的 C- 伤害性感受器放电。为支持脑啡肽效应的实验论证，用脑啡肽抑制药和洗脱激动剂本身，逆转了损伤神经元中 A、δ 和 C 纤维升高的机械阈值，并逆转了损伤神经元中，C 纤维机械性诱发放电的减少。他们推论，脑啡肽的阿片效应（此研究没有评测其他阿片类药物）不会改变未受损神经中感觉纤维的反应；但神经元损伤使伤害性感受器对阿片类药物敏感[37]。这一发现及随后的应用可能会出现两难，由于目前的阿片滥用危机及任何关于阿片类药物应作为 PIN 的一线或二线治疗的建议，都需要反复斟酌。

有趣的是，在三叉神经感觉核（trigeminal sensory nucleus，TSN），神经完全离断引发一种不同于慢性缩窄性损伤的神经兴奋模式。Abe 等在慢性离断鼠模型研究 c-Fos 基因的诱导，使用电刺激三叉神经节达 C 纤维激活条件。他们注意到，压迫但不切断的三叉神经模型中，在第 5 对颅神经核的尾侧核浅层（Ⅰ和Ⅱ），全部对 c-Fos 的免疫反应增加，但在主核和极间核较弱。完全切断下牙槽神经、眶下神经和咬肌神经，c-Fos 诱导在三叉神经感觉核头端和 Vc 的大细胞区也增加，而在离断神经的中枢末端区 c-Fos 水平下降，这些区域之外的 c-Fos 增加。基于这一发现，作者指出，三叉神经切断增加了三叉神经感觉核的应激性，接收来自受损机械性受体和未受损伤害性感受器的传入，但减少来自受损伤害性感受器的兴奋性[38]。

Lu 等对甘氨酸能抑制环路在防止低阈值机械性受体（Aβ 纤维），与脊髓背角伤害性感受器的交叉放电相互作用，以及压迫性神经损伤对这一关系的破坏，进行了讨论。至少在小鼠模型中，阻断甘氨酸能突触传递可诱发明显的机械性痛觉过敏，这直接指向了这种关系的存在[39]。它类似于胶质细胞介导的甘氨酸运输抑制，在小鼠模型中被证明可减少神经病理性疼痛的行为，也被认为至少部分参与局部麻醉药利多卡因对 CRPS 的延时镇痛效应[40]。

皮肤中的感觉神经纤维，在 SNI 后机械性痛觉过敏的维持中起作用。这种痛觉敏感早在 SNI 后的 24h 就开始了，至少持续 6 个月。在小鼠模型中分离纤维记录部分腓肠神经显示，Aδ 机械性受体和 C 纤维较对照组或假手术动物而言，对阈上机械刺激的反应，其放电显著有更多的动作电位。他们得出结论，在 Aδ 机械性受体和 C 纤维增强的阈上放电，可能在明显、持续的机械性过敏中发挥作用。有趣的是，这项研究显示在 SNI 模型中自发活动没有增加[41]。

小鼠模型中存在一对矛盾的关系：超低剂量（ultra-low dose，ULD）μ 阿片受体激动药被认为造成阿片诱导的痛觉敏感和耐受，而它能提供神经损伤后不同程度的有效镇痛[42]。Wala 等评测了在非损伤大鼠中紧急给予芬太尼的情况。他们还在神经损伤大鼠中缓慢给予芬太尼，包括在慢性压迫性神经损伤后的 1～28 天即刻，以及在形成神经病变后的 7～14 天。研究小组发现，未受伤大鼠体内产生了预期的 OIH，并且 OIH 的剂量与强度成反比（通过甩尾和爪压测试测量）。OIH 被氯胺酮逆转。值得注意的是，发现慢性压迫性损伤后，大鼠在第 1～28 天暴露于超低剂量芬太尼，并没有发生神经病变。一项平行测试使用 κ 阿片受体激动药（U50488H），在与芬太尼（μ 阿片受体激动药）相同的条件下，未能防止神经病变。该小组推论，超低剂量 μ- 阿片类药物而非 κ- 阿片，阻断了大鼠慢性神经压迫损伤后神经病理性疼痛的启动而不是维持。紧随这项工作及其发现之后的明显问题，首先，在人类模型是否存在相同的关联；其次，临床如何识别患者处于术后神经病变发生的高风险；最后，是否应在所有处于压迫性神经损伤风险的患者经验性地使用超低级量芬太尼？

Boada 等在 L_5 部分脊神经结扎后 1 周麻醉大鼠，通过 L_4 背根神经节的细胞内记录，分析了压力损伤小鼠模型中的感受野特性。他们的工作显示，除了出现明确的神经病理性疼痛外，行为也会在 1 周内发生。此外，L_5 损伤结果高阈值机械性受体敏化，A 纤维细胞位于 L_4 水平。这些纤维在接受域增加了 7 倍，对外周刺激的最大瞬时频率增加了 1 倍，而超极化后的幅度和时程都有所减少。未受损伤的感觉神经在邻近神经损伤后转移到超敏反应的神经支配区域，产生大量改变的输入。研究组还提到触觉的减退和伤害感受性传入反应的增加[43]。

2016 年一项出色的概念工作中，着重于掌控感觉神经元亚型兴奋性的分子机制。Venteo

等证实，Na/K-ATP 酶调节剂 Fxyd2，是形成 A-δ 纤维低阈值机械性受体和 C 纤维伤害性感受器亚群的机械敏感性所必需的。Fxyd2 功能的缺失在遗传上（Fxyd2–/–）或急性（特异性分子抑制）减轻了由周围神经损伤引起的机械超敏反应。该小组随后在人类脊髓背根节中确定了 Fxyd2 的当量，这为探索该分子在神经病理性疼痛治疗中的靶向治疗奠定了基础[44]。

巨噬细胞在压迫性神经损伤中的作用，一项研究有所描述，其中利用下牙槽神经离断鼠模型，形成下颌神经意外损伤的情况。神经损伤实施后，连续 15 天测定机械性缩头阈值（mechanical head-withdrawal threshold，MHWT）。在神经损伤后第 3 天，检测巨噬细胞活性标志物离子钙接头分子 1（ionized calcium-binding adapter molecule1，Iba1）；同侧的 MHWT 在刺激须垫皮肤后进行测定。在此期间，向三叉神经节内注射巨噬细胞灭活剂克罗磷酸盐脂质体 A（liposomal clodronate Clophosome-A，LCCA）。术后第 3 天，检测三叉神经节内 TNF-α 和 TNFR、免疫反应阳性细胞的数量。节内注射 LCCA，减少了 Iba1–1R 细胞的数量，还逆转了损伤诱发的 MHWT 下降。研究组还给予 TNF-α 抑制药依那西普，发现 MHWT 的下降也得到恢复。他们得出结论，由巨噬细胞浸润三叉神经节产生的 TNF-α 信号级联，参与压迫损伤后的机械性痛觉过敏[45]。

在亚细胞水平上研究神经性疼痛介质的进一步工作集中于过氧化物酶体增殖物激活受体 γ（peroxisome proliferator-activated receptor-gamma，PPARγ）亚型的作用。当被诱导时，已知 PPARγ 可以阻断如 COX-2、IL-1 和 TNF 等促炎细胞因子的表达[46]。在小鼠三叉神经损伤模型，PPARγ 在三叉神经炎性压迫损伤后 3 周，表现出有所增加，并能减轻三叉神经的过度敏感。这项研究的作者推测，利用 FDA 批准的糖尿病治疗药物 PPARγ 受体激动药吡格列酮，可能在治疗口面部神经性疼痛方面有价值[47]。我们进一步推测，一种可能的途径，也许是通过病毒转染 PPARγ-DNA 序列到背根神经节，以调节神经对压迫性神经损伤炎症性改变的神经反应。

为了探索神经病理性疼痛鼠模型中神经病理行为的差异，我们比较了痛觉超敏的启动因子。模型采用接近体液损伤和压迫神经损伤。施加的神经损害是用炎性“汤”（前列腺素、血清素、缓激肽、组胺、P 物质和白三烯 –IS），作用于脑脊膜和眶下神经的慢性压迫性损伤；相应分别为体液损伤和压迫性损伤。根据引起不同的疼痛行为的刺激类型，分为 IS 组和眶下神经 –CCI 组，测定双侧触须垫和右侧（同侧）眶周区域的机械性缩头阈值。仅 IS 组小鼠在双侧眶周区域机械性缩头阈值降低。因此，炎性汤组证实与眶下神经 –CCI 组相比，有更广泛的痛觉超敏。在双侧和单侧反应的变异性首先提示，可能存在体液“溢出”进入循环，导致机械性缩头阈值表现为双侧阈值下降。这在 CCI 模型中是没有的，提示在压迫损伤模型中，至少考虑到循环中的显著扩散，没有体液的参与。这项研究确实揭示了，在压迫神经损伤模型，双侧触须垫刺激，机械缩头阈值下降[48]。这表明压迫性损伤后，要么在中枢神经系统发生了显著的神经交互或交叉，要么在这种情况下体液反应足以进入循环，神经损伤的化学介质到达对侧触须垫，其浓度足以引起 MHWT 下降。

另一项研究涉及神经病变从压迫损伤局部的扩散，也采用了眶下神经部分离断模型。研究评测了 TLR4 结合 LPS 和其他组织损伤产物，由此在触发神经损伤级联反应中发挥的作用。研究组发现，TLR4 基因（*Tr4*）的 C3H/HeJ 点位突变或自发缺失（C57BL/105cNJ），结果 TLR4 缺陷的小鼠，后爪不再发生痛觉超敏。实验论证的下一步是用来自球形红假单胞菌（LPS 强力抑制药）的脂多糖（LPS-R5）抑制 TLR4，结果也能消除后爪的痛觉超敏。值得注意，在野生型动物眶下神经部分离断后，在延髓和腰髓的 TNF-α 表达都有所上调；而 MyD88，一个 TLR4 的下游分子，仅在腰髓的表达有增加。此外，坐骨神经部分结扎之后的后爪痛觉敏感，可因 TLR4 缺失而减弱。痛觉敏感未扩散至触须垫（三叉神经节分布）；伴有腰髓的 MyD88 表达上调（提示 TLR4 活性），也未使延髓中的 MyD88 上调。该小组的结论是，虽然 TLR4 参与口面部疼痛相关痛觉超敏的延伸，达身体远处部位，但三叉神经病理性疼痛及其痛觉敏化成分并不如此[49]。

Kv 通道已被证明是伤害感受兴奋性的重要调节因子。亚家族 S 成员 1 变异体，是由 *KCNS1* 基因编码的一种蛋白质，它至少在一种鼠模型中，与神经元的过度兴奋（因此可能有兴奋毒性）和机械敏感性有关，并在人类增加发生慢性疼痛的风险。Tsantoulas 等证实了 *KCNS1* 的保护作用，当他们首次揭示 Kcns1 主要表达在 Aδ 纤维伤害性感受器和 Aβ LTM；检测到 *KCNS1* 位于脊髓背角的Ⅲ～Ⅴ层（大部分 A 纤维的末梢），并在腹角的大运动神经元检测到 *KCNS1* 的存在。他们使用基因敲除技术移除 / 灭活所有感觉神经元上的 *KCNS1* 结构，并发现 *KCNS1* 敲除小鼠表现出过激的机械性疼痛反应，对有害和无害的寒冷都过度敏感，他们确定这与 A 纤维的活性增加一致。他们还得出结论，*KCNS1* 在外周的功能可能是改善慢性状态的机械性疼痛和冷痛。我们再次提议，*KCNS1* mRNA 病毒转染，可能在机械性痛觉过敏和可能的其他神经病症，对于产生所需程度的 KCNS1 上调，具有一定价值[50]。

当使用眶下神经慢性压迫性损伤模型并进行非对称面部刷拭，再次解决了卡压综合征。他们确认，改良的眶下神经慢性压迫性损伤手术操作使鼠模型更易建立。在我们的文献搜索中，未能找到任何研究（包括这里所描述的）以不偏不倚的方式比较眶下神经慢性压迫性损伤技术[51]。

钙敏感蛋白通过与 N 末端 EF 手钙结合蛋白（N-terminal EF hand Ca^{2+} binding protein，NECAB2）协同作用，来调节谷氨酸的释放。NECAB2 已被证明存在于 Aβ 和 Aδ 纤维以及含有蛋白激酶 Cγ 的兴奋性脊髓中间神经元。周围神经损伤使 NECAB2 表达下调。这可能被认作在损伤环境中对疼痛的保护反应，即激活一个作用于限制兴奋性神经递质 – 谷氨酸的分子通路（NECAB2 下调）。在 2018 年的一项研究中，Zhang 等讨论了 NECAB2 在背根神经节疼痛环路中的作用。他们发现，NECAB2 功能丧失（如 NECB2–/– 小鼠），易化周围神经损伤后的行为恢复，以及后续神经病理性疼痛的发生。他们断言，这在一定程度上是通过减少 BDNF 和促炎细胞因子的产生和释放而实现的。靶向 NECB2 表达及其突触前受体位点，被认为是临床治疗干预的潜在位点[52]。

Zhu 等进行 PIN 疼痛研究，试图在一个鼠模型，模拟癌症诱发疼痛的伤害感受性、神经病理性成分。他们用一个聚乙烯球囊植入坐骨神经周围，造成神经损伤，并在两项平行研究部分 MATLyLu 大鼠前列腺癌细胞或乳腺癌大鼠转移性肿瘤 –1 大鼠乳腺癌细胞，植入股骨远端骨骺，评估电生理学和形态学改变，并在 LTM 进行比较（表 12–2）[53]。

表 12–2　压力诱导性神经病变

低阈值机械性受体	癌症诱发的疼痛	神经性疼痛
动作电位发生	↓	↓
动作电位持续时间	↑	↑
动作电位波幅	↓	↓
Aβ 纤维兴奋性	↑	↑
第Ⅳ / Ⅴ板层中，有髓轴索的异常轴索芽生	↑	↑

一个有趣的点值得注意，除了化疗诱发的周围神经病变，根据 PIN 疼痛研究的模型，癌

症诱发的疼痛与神经病理性疼痛有相同的特征。在此关头的逻辑问题在于是否提出，为管理 PIN 而提出的新型交互作用在治疗癌症引起的疼痛，特别是癌症引起的骨痛方面是否有任何希望。

四、人类 / 临床研究

机械感受仍是最难机械描述的感觉形式。事实上，尽管压迫性神经病变相对常见，但会导致明显的功能障碍。Baron 等在 2010 年研究了 Aβ 纤维的转变，通常仅传导非伤害性信息，转变为传输伤害感受性信息。该小组使用显微神经图的单纤维记录，来揭示在创伤性神经损伤、卡压性神经病变和神经根病，有髓机械敏感纤维的异常异位活性。他们发现异位神经活性，在强度和时间进程上，与患者报告的麻木相关，并得出结论，这可能缘于 A 纤维的病理活动。正常情况下，Aβ 的脉冲独立于伤害感受系统，然而当出现周围神经损害，这些机械性受体赢得进入伤害感受系统，并产生疼痛感受。相信在这些患者中，存在大有髓轴索的敏感性机械受体，通常编码非痛性触觉刺激。这一现象通过反应时间测量，显示传导速度，与粗大有髓轴索一致；通常在健康皮肤仅产生触觉的刺激强度，诱发了疼痛；使用鉴别性神经阻滞，以证明当触觉感受丧失，痛感消失，但其他形式仍不受影响。该小组得出结论，阵发性疼痛与 Aβ 纤维脱髓鞘有关[54]。

研究了下丘脑垂体轴的改变，作为 PIN 发生和维持的致病因素。在这项研究中，20 名健康志愿者进入随机安慰剂对照交叉试验。建立甲基双吡啶丙酮诱发的皮质醇亢进，评估了基线机械性痛觉过敏、wind-up 感知、中指网状压迫（inter-digital web pinching，IWP）引发疼痛的时间总和。皮质醇过多可降低疼痛检测阈值，增加 IWP 引起的疼痛时间总和。此外，这与糖皮质激素受体抑制药对 NMDAR 活性的抑制作用相一致。受这一发现启发，关于皮质醇有益于神经病理性疼痛的问题，可能需要修正[55]（图 12–4）。

（一）偏头痛

一项 2009 年在临床试验网站（www.clinicaltrials.gov）注册的研究，致力于评测一氧化氮合酶制剂和 5–HT 激动药 NXN-188，在治疗急性伴视觉先兆偏头痛发作中的作用。虽然研究没有完成，但对于之前确定的神经一氧化氮合酶及其与痛觉敏感发生的关联，带来了希望[56]。简单来说，诱导 nNOS，引发细胞质锌的增加，其作为蛋白激酶 Cγ 的分子伴侣，到达浆膜，在这里激酶能磷酸化谷氨酸受体 C 末端，改变受体从膜的清除[57]。

偏头痛被认为至少部分继发于三叉神经节分支的卡压，目前也被认为由颞浅动脉传入纤维释放的多肽，如 CGRP 和 P 物质所引发。作者检验了局部应用辣椒素的假设，它是 TRPV1 通道的一个强激动剂，可以改善偏头痛症状。该小组发现，无头痛发作（仅限于颞动脉炎），疼痛减轻 50% 以上，在遭受轻度到中度头痛的患者，疼痛强度减轻 50% 以上。他们得出结论，在未来的研究，可能尝试更活跃的辣椒素类物质。对我们来说，更感兴趣的在于，事实上，这加强了瞬时受体电位类型与 PIN 的机械链接，并形成一个新的考虑，也许可进行药理

甲基双吡啶丙酮 ⟶ ↓ 皮质醇 ⟶ ↓ NMDAR 激活

▲ 图 12–4　皮质醇下降对神经病理性疼痛的潜在益处

此处的下降，由给予甲基双吡啶丙酮来触发

NMDAR. N– 甲基 –D– 天冬氨酸受体

学干预，以干扰这一疾病进程[58]。

（二）腕管综合征

2013 年 Thurston 在文章中重申“压力”在腕管综合征中的角色，将其归类为 PIN。他再次评估了毛细血管和神经滋养血管的血流衰减至阈下及由此引起的正中神经功能和活性丧失。他指出，腕管综合征可源于直接创伤，但存在腕管综合征的危险因素，他进行讨论并列出了清单[59]。

在腕管松解（carpal tunnel release，CTR）手术成功治疗腕管综合征之后，可能发生压力相关的深部腕痛，因手掌倚靠支撑手杖而加剧。在 2018 年的一项研究中，Roh 等综述了一位外科医生在 35 个月内进行了 162 例开放腕管松解手术的经验。131 名患者（平均年龄 54 岁，女性占 81%）完成了研究并进行了分析。他们发现，女性性别、术前疼痛敏感度（通过压力疼痛阈值和自我报告的疼痛敏感度问卷测量）与腕管松解后 3～6 个月的倚靠手杖疼痛严重程度直接相关。这一关联在 6 个月后减弱，到 12 个月时基本不存在[60]。

（三）腰神经根病变

Blond 等在 2015 年对有关背部手术失败综合征（failed back surgery syndrome，FBSS）的文献进行的系统综述中考察了 PIN 的临床模型。这种综合征源于脊柱手术干预，但超越了起初致伤的病损，被认为是直接损伤脊髓和（或）神经根，或神经组织形态学改变的影响[61]。这项工作回顾了 1930—2013 年的临床文献。其中确认并重复强调了神经损伤的炎症反应，启动了 LTM 激活所诱发的痛苦，是 FBSS 的主要原因。

（四）遗传性压迫易感性神经病

压迫性神经损伤的一个人类遗传学模型，存在于遗传性神经病变，会导致遗传性压迫易感性神经病（hereditary neuropathy with liability to pressure palsy，HNPP）。这种疾病由外周髓鞘蛋白 22（peripheral myelin protein 22，PMP22）基因功能丧失所致。关于这种难治性疾病的一篇病例报道中，一名 HNPP 女性患者出现了痛性神经病变的症状，在一项双盲、安慰剂对照的 n 对 1 试验中，接受了试验剂量的静脉注射免疫球蛋白 G。患者接受了 4 次试验输液（3 次安慰剂，1 次静脉免疫球蛋白 G）。她要求了 3 次补救性输液，都是在输注安慰剂之后，而无一发生在静脉输注免疫球蛋白 G 之后。此外，与神经病理性疼痛相关的肌肉乏力也因静脉免疫球蛋白而减轻，但安慰剂输注后没有变化。该小组得出结论，静脉免疫球蛋白，值得在 HNPP 及其变体中进行更多的临床研究[62]。

（五）腹股沟神经卡压综合征

在另一种压迫性神经损伤的临床应用中，研究了严重的持续性腹股沟修补术后疼痛（persistent inguinal postherniorrhaphy pain，PIPP）。一项随机双盲、安慰剂、对照交叉试验纳入了 14 名 PIPP 患者和 6 名健康志愿者，接受了 0.25% 布比卡因或生理盐水在超声引导症状性痛点的筋膜痛阻滞。局部麻醉药注射后疼痛显著减轻，冷感觉显著增加，压力疼痛阈值显著增加。作者得出结论，对于维持 PIPP 的自发和诱发痛，来自压痛点区域的外周传入是重要的[63]。这种 TP 是否是周围神经系统的实际损害，仍属未知。

2018 年，在一项注册的临床试验中再次评估慢性术后腹股沟疼痛（chronic postoperative inguinal pain，CPIP）。研究组力图明确 CPIP 的实际比率，但发现不同研究报道的发病率范围在 9.7%～51.6%。CPIP 的病因仍不清楚，神经卡压、神经损伤、网片类型和网片固定材料都涉及该综合征的发生。此外，研究发现，按照国际疼痛研究学会（International Association for the Study Pain，IASP）的定义，CPIP 的症状可分类为神经病理性和非神经病理性。该研究组断言，压力和使用异物，如缝线，能造成严重的炎症，并产生伤害感受性疼痛。他们得出结论，低压（因而较低的激惹 – 损伤）技术，如胶粘网片，应优先使用[64]。

（六）人类其他的压力诱导性神经病变模型

Palsson 等研究了近期损伤后残留疼痛系统的敏感性。2018 年，他们将近期遭受踝关节损伤的患者与健康对照人群进行比较。研究组测量了疼痛强度、疼痛牵涉模式和压力痛阈值。这些测量靠近但不位于损伤部位以及在远离损伤的部位。该小组发现，牵涉痛的报告，相比对照组，更常见来源于疼痛恢复组的远隔部位，并且在压力痛阈值、疼痛感知阈值、疼痛耐受性和疼痛时间总和方面，无组间差异。最终分析确认，需要一项大型前瞻性研究，去明确在康复疼痛状况与这些变化相关的时间框架和功能[65]。

五、治疗与汇总

汇总这项探索所发现的治疗前景，我们考虑了以下一些内容。围绕先前广泛接受、全球使用的麻醉性镇痛剂治疗任何来源的神经病理性疼痛和常见疼痛这一争议，我们聚焦于 Wala 等在 2013 年的研究。其中他们证实，某些神经损伤，其伤害性感受器易受阿片类药物影响。因此，与其完全弃用阿片类药物，不如关注使用阿片类药物的时机，这可能是关键一步。也就是说，阿片类药物可能最好在损伤事件后即刻或期间应用。关于在神经病理性疼痛形成之后，对其治疗管理能力，Venteo 等在 2016 年研究调控 Aδ 和 C 纤维的放电频率，使用了 Na/K ATP 酶调节剂 Fxyd2，显示出令人振奋的效果；但从非人类外推到人类模型，因需维护高度特异性的神经元活性，对于应用这种分子治疗 PIN，成为一个最大的挑战。

在小鼠模型中，PPARγ 激动剂吡格列酮，可能对于限制 PIN 有一定价值，它目前在临床公认用作抗高血糖，但提示需要临床试验，来明确其在糖尿病性周围神经病变病理性疼痛的使用，并可能更适合处于双重压迫损伤事件高风险的糖尿病患者。

用 LCCA 选择性清除巨噬细胞，可能有些用处，但可能很难评估巨噬细胞数量减少的机体生态效应。

我们意识到有些构建，运用病毒 DNA 转染[35]，可能被证明在神经病理性疼痛治疗的价值。虽然这一概念本身并不新鲜，但基因数据显示作为潜在信息载体，似乎空前发展。例如，发现天然分子起到保护作用，抵抗 PIN（以及神经病理性疼痛的任何变异），可能转变为上调形式，随后当不再需要它们处于增强活性状态时，通过程序性化学降解，切换到关闭状态。进入脑海的分子，首当其冲是 Fxyd2[44]、KCNK[17–19]、KCNS1[50] 和 IL-4[34]。这些分子中的每一个，在应用于人类和非人类病症模型之前，都必须首先经过严格的实验室研究、完善的毒性论证；但对这些及其他制剂的考察，可能蕴含着处置这一最具挑战性的神经病理性疼痛综合征的解决之道。

参考文献

[1] Upton AR, McComas AJ. The double crush in nerve entrapment syndromes. Lancet. 1973;2(7825):359–62.
[2] Molinari WJ 3rd, Elfar JC. The double crush syndrome. J Hand Surg Am. 2013;38(4):799–801; quiz 801.
[3] Kane PM, Daniels AH, Akelman E. Double crush syndrome. J Am Acad Orthop Surg. 2015;23(9):558–62.
[4] Hadzic A, et al. Combination of intraneural injection and high injection pressure leads to fascicular injury and neurologic deficits in dogs. Reg Anesth Pain Med. 2004;29(5):417–23.
[5] Myers RR, Heckman HM. Effects of local anesthesia on

nerve blood flow: studies using lidocaine with and without epinephrine. Anesthesiology. 1989;71(5):757–62.
[6] Kapur E, et al. Neurologic and histologic outcome after intraneural injections of lidocaine in canine sciatic nerves. Acta Anaesthesiol Scand. 2007;51(1):101–7.
[7] Gogan P, et al. The vibrissal pad as a source of sensory information for the oculomotor system of the cat. Exp Brain Res. 1981;44(4):409–18.
[8] Shaughnessy SG, et al. Walker carcinosarcoma cells damage endothelial cells by the generation of reactive oxygen species. Am J Pathol. 1989;134(4):787–96.
[9] Ono K, et al. Behavioral characteristics and c-Fos expression in the medullary dorsal horn in a rat model for orofacial cancer pain. Eur J Pain. 2009;13(4):373–9.
[10] Alessandri-Haber N, et al. TRPC1 and TRPC6 channels cooperate with TRPV4 to mediate mechanical hyperalgesia and nociceptor sensitization. J Neurosci. 2009;29(19):6217–28.
[11] Tsunozaki M, Bautista DM. Mammalian somatosensory mechanotransduction. Curr Opin Neurobiol. 2009;19(4):362–9.
[12] Chalfie M. Neurosensory mechanotransduction. Nat Rev Mol Cell Biol. 2009;10(1):44–52.
[13] Christensen AP, Corey DP. TRP channels in mechanosensation: direct or indirect activation? Nat Rev Neurosci. 2007;8(7):510–21.
[14] Kwan KY, et al. TRPA1 modulates mechanotransduction in cutaneous sensory neurons. J Neurosci. 2009;29(15):4808–19.
[15] Kerstein PC, et al. Pharmacological blockade of TRPA1 inhibits mechanical firing in nociceptors. Mol Pain. 2009;5:19.
[16] Alloui A, et al. TREK-1, a K^+ channel involved in polymodal pain perception. EMBO J. 2006;25(11):2368–76.
[17] Dobler T, et al. TRESK two-pore-domain K^+ channels constitute a significant component of background potassium currents in murine dorsal root ganglion neurones. J Physiol. 2007;585(Pt 3):867–79.
[18] Busserolles J, et al. Potassium channels in neuropathic pain: advances, challenges, and emerging ideas. Pain. 2016;157(Suppl 1):S7–14.
[19] Delmas P, Hao J, Rodat-Despoix L. Molecular mechanisms of mechanotransduction in mammalian sensory neurons. Nat Rev Neurosci. 2011;12(3):139–53.
[20] Chen Y, et al. TRPV4 is necessary for trigeminal irritant pain and functions as a cellular formalin receptor. Pain. 2014;155(12):2662–72.
[21] Wetzel C, et al. Small-molecule inhibition of STOML3 oligomerization reverses pathological mechanical hypersensitivity. Nat Neurosci. 2017;20(2):209–18.
[22] Iwata K. Involvement of astroglial activation in trigeminal neuropathic pain. Eur J Pain Suppl. 2010;4(1):16.
[23] Rivat C, et al. Preventative pregabalin treatment in a partial infraorbital nerve ligation model (PIONL) decreases neuropathic pain. J Pain. 2012;13(4):S55.
[24] Vanelderen P, et al. Effect of minocycline on lumbar radicular neuropathic pain: a randomized, placebo-controlled, double-blind clinical trial with amitriptyline as a comparator. Anesthesiology. 2015;122(2):399–406.
[25] Shibuta K, et al. Organization of hyperactive microglial cells in trigeminal spinal subnucleus caudalis and upper cervical spinal cord associated with orofacial neuropathic pain. Brain Res. 2012;1451:74–86.
[26] Mostafeezur RM, et al. Involvement of astroglial glutamate-glutamine shuttle in modulation of the jaw-opening reflex following infraorbital nerve injury. Eur J Neurosci. 2014;39(12):2050–9.
[27] Ma F, et al. Dysregulated TNFα promotes cytokine proteome profile increases and bilateral orofacial hypersensitivity. Neuroscience. 2015;300:493–507.
[28] Ma F, Zhang L, Westlund KN. Trigeminal nerve injury ErbB3/ErbB2 promotes mechanical hypersensitivity. Anesthesiology. 2012;117(2):381–8.
[29] Atanasoski S, et al. ErbB2 signaling in Schwann cells is mostly dispensable for maintenance of myelinated peripheral nerves and proliferation of adult Schwann cells after injury. J Neurosci. 2006;26(7):2124–31.
[30] Michot B, et al. CGRP-receptor blockade by BIBN4096BS reduces allodynia, fos expression and ATF3 upregulation in a rat model of trigeminal neuropathic pain. Eur J Pain. 2009;13:S77.
[31] Martin YB, et al. Neuronal disinhibition in the trigeminal nucleus caudalis in a model of chronic neuropathic pain. Eur J Neurosci. 2010;32(3):399–408.
[32] Pradhan AAA, Yu XH, Laird JMA. Modality of hyperalgesia tested, not type of nerve damage, predicts pharmacological sensitivity in rat models of neuropathic pain. Eur J Pain. 2010;14(5):503–9.
[33] Alvarez P, et al. Antihyperalgesic effects of clomipramine and tramadol in a model of posttraumatic trigeminal neuropathic pain in mice. J Orofac Pain. 2011;25(4):354–63.
[34] Üçeyler N, et al. IL-4 deficiency is associated with mechanical hypersensitivity in mice. PLoS One. 2011;6(12):e28205.
[35] Huang Y, et al. Development of viral vectors for gene therapy for chronic pain. Pain Res Treat. 2011;2011:968218.
[36] Djouhri L, et al. Partial nerve injury induces electrophysiological changes in conducting (uninjured) nociceptive and nonnociceptive DRG neurons: possible relationships to aspects of peripheral neuropathic pain and paresthesias. Pain. 2012;153(9):1824–36.
[37] Schmidt Y, et al. Cutaneous nociceptors lack sensitisation, but reveal μ-opioid receptor-mediated reduction in excitability to mechanical stimulation in neuropathy. Mol Pain. 2012;8:81.
[38] Abe T, et al. C-Fos induction in the brainstem following electrical stimulation of the trigeminal ganglion of chronically mandibular nerve-transected rats. Somatosens Mot Res. 2013;30(4):175–84.
[39] Lu Y, et al. A feed-forward spinal cord glycinergic neural circuit gates mechanical allodynia. J Clin Investig. 2013;123(9):4050–62.
[40] Werdehausen R, et al. Lidocaine metabolites inhibit glycine transporter 1: a novel mechanism for the analgesic action of systemic lidocaine? Anesthesiology. 2012;116(1):147–58.
[41] Smith AK, O'Hara CL, Stucky CL. Mechanical sensitization of cutaneous sensory fibers in the spared nerve injury mouse model. Mol Pain. 2013;9(1):61.
[42] Wala EP, Holtman JR Jr, Sloan PA. Ultralow dose fentanyl prevents development of chronic neuropathic pain in rats. J Opioid Manag. 2013;9(2):85–96.
[43] Boada MD, et al. Nerve injury induces a new profile of tactile and mechanical nociceptor input from undamaged peripheral afferents. J Neurophysiol. 2015;113(1):100–9.
[44] Ventéo S, et al. Fxyd2 regulates Aδ- and C-fiber mechanosensitivity and is required for the maintenance of neuropathic pain. Sci Rep. 2016;6:36407.
[45] Batbold D, et al. Macrophages in trigeminal ganglion contribute to ectopic mechanical hypersensitivity following

inferior alveolar nerve injury in rats. J Neuroinflammation. 2017;14(1):269.
[46] Wakino S, Law RE, Hsueh WA. Vascular protective effects by activation of nuclear receptor PPARgamma. J Diabetes Complicat. 2002;16(1):46–9.
[47] Lyons DN, et al. PPARγ agonists attenuate trigeminal neuropathic pain. Clin J Pain. 2017;33(12):1071–80.
[48] Hu G, et al. Wider range of allodynia in a rat model of repeated dural nociception compared with infraorbital nerve chronic constriction injury. Neurosci Lett. 2018;666:120–6.
[49] Hu TT, et al. TLR4 deficiency abrogated widespread tactile allodynia, but not widespread thermal hyperalgesia and trigeminal neuropathic pain after partial infraorbital nerve transection. Pain. 2018;159(2):273–83.
[50] Tsantoulas C, et al. Mice lacking Kcns1 in peripheral neurons show increased basal and neuropathic pain sensitivity. Pain. 2018;159(8):1641–51.
[51] Yang L, et al. A new rodent model for trigeminal neuropathic pain. Pain Med. 2018;19(4):819.
[52] Zhang MD, et al. Ca2+–binding protein NECAB2 facilitates inflammatory pain hypersensitivity. J Clin Investig. 2018;128(9):3757–68.
[53] Zhu YF, et al. Cancer pain and neuropathic pain are associated with A beta sensory neuronal plasticity in dorsal root ganglia and abnormal sprouting in lumbar spinal cord. Mol Pain. 2018;14:1744806918810099.
[54] Baron R. The role of A-beta fibers in neuropathic pain. Eur J Pain Suppl. 2010;4(1):36–7.
[55] Kuehl LK, et al. Increased basal mechanical pain sensitivity but decreased perceptual wind-up in a human model of relative hypocortisolism. Pain. 2010;149(3):539–46.
[56] Nct. Study of the safety and effectiveness of NXN-188 for the acute treatment of migraine attacks with aura. 2009. https://clinicaltrials.gov/show/nct00877838.
[57] Rodriguez-Munoz M, et al. The mu-opioid receptor and the NMDA receptor associate in PAG neurons: implications in pain control. Neuropsychopharmacology. 2012;37(2):338–49.
[58] Cianchetti C. Capsaicin jelly against migraine pain. Int J Clin Pract. 2010;64(4):457–9.
[59] Thurston A. Carpal tunnel syndrome. Orthop Trauma. 2013;27(5):332–41.
[60] Roh YH, et al. Preoperative pain sensitization is associated with postoperative pillar pain after open carpal tunnel release. Clin Orthop Relat Res. 2018;476(4):734–40.
[61] Blond S, et al. From “mechanical” to “neuropathic” back pain concept in FBSS patients. A systematic review based on factors leading to the chronification of pain (part C). Neurochirurgie. 2015;61(S1):S45–56.
[62] Vrinten C, et al. An n-of-one RCT for intravenous immunoglobulin G for inflammation in hereditary neuropathy with liability to pressure palsy (HNPP). J Neurol Neurosurg Psychiatry. 2016;87(7):790–1.
[63] Wijayasinghe N, et al. The role of peripheral afferents in persistent inguinal postherniorrhaphy pain: a randomized, double-blind, placebo-controlled, crossover trial of ultrasound-guided tender point blockade. Br J Anaesth. 2016;116(6):829–37.
[64] Nct. Comparative study of inguinodynia after inguinal hernia repair. 2018. https://clinicaltrials. gov/show/nct03678272.
[65] Palsson TS, et al. Experimental referred pain extends toward previously injured location: an explorative study. J Pain. 2018;19(10):1189–200.

第13章 感染相关性神经病变

Infectious Neuropathies

Hai Tran Daryl I. Smith Eric Chen 著
叶 乐 译 蒋长青 范颖晖 校

众多感染性病原体都可能造成神经病变。说可能，是因为证实这些病原体与相关神经病变之间因果关系的机制，尚未彻底阐明，还较为粗略甚至仍属未知。感染性神经病变可能发生在感染的早期或慢性阶段，也可能在延长的潜伏期之后，作为再激活的一部分，较晚出现。在疫苗、特异性治疗和先进诊断能力问世之前，感染性疾病相关的神经病变并不为人所知，诊断率普遍低下。早期诊断和治疗通常可以防止神经病变进展，或减轻这些神经病变相关症状的发展，降低发病率和死亡率。感染因素相关神经病变总体患病率的下降，源于更好的预防保健措施，尤其疫苗，以及治疗 / 治愈潜在的感染原因。更好的预防保健措施降低了感染性疾病相关神经病变的发病率。那些没有疫苗、没有确定治疗方案的特定慢性感染相关的神经病变，患病率更高，是由于进步的病原体遏制策略和对症处理，使预期寿命更长。这一趋势很可能继续下去，直到开发出预防措施和特异性疗法，以缩减导致这些神经病变病理学的发生和流行。

文献表明，任何病原体，感染性或非感染性的，都可以直接或间接促发神经病变，或通过自身免疫驱动的病因，或作为联合体，通过多重可能组合机制，对抗特异性抗原或非抗原。这些中间过程可能包括例如直接毒性、血管炎介导的缺血、细胞和（或）体液免疫反应、免疫复合物沉积和细胞浸润等。然而，神经病变进展的最终通路是炎症反应和细胞因子的参与，表明这一终末过程至关重要。机体功能错综复杂，但又能完美协调的运作。理想情况下，潜在的治疗方法应该针对多种作用通路。然而，尽管知晓了这些复杂的病理生理过程及其相互交织的相互作用，仍然可以开发针对最终途径的治疗方法。神经损伤后，神经生长因子启动修复 / 凋亡和再生过程。神经生长因子作为自身免疫反应的一部分，在神经病变的发生中也至为重要。负责炎症、修复、凋亡、再生和生长的信号通路之间复杂的相互依赖关系，将决定启动因子是否会导致神经病变和（或）修复。对于这个关键点，还知之甚少，更不知道如何使平衡倾向于受损神经的修复、再生和生长。

本节总结了与周围神经病变相关的常见感染性疾病。表 13–1 列出了与神经病变相关的感染致病因素，然而并不详尽。

一、朊病毒病相关神经病变

朊病毒病，也称作海绵状脑病，最早在 1920 年由 Alfons Jakob 报道，当时他注意到与 Hans Creutz Feldt 所描述的神经退行性变相似的病例。目前已知朊病毒病是由蛋白质 PrP^{C}（主要是 α- 螺旋结构）转化为 PrP^{Sc}（主要是 β- 折叠片结构）引起的[1–3]。从那时起，人类中的朊病毒相关疾病被分为 3 种分型：自发性、遗传性和获得性。自发性朊病毒病包括克

表 13-1　神经病变的常见感染性原因

朊病毒	病　毒	细菌和毒素	寄生虫
自发性 遗传性 获得性	• SARS-CoV-2 • HIV1/2 • 肝炎 A、B、C、E • 人类疱疹病毒：HSV1、HSV2、带状疱疹病毒、巨细胞病毒 • 虫媒病毒：寨卡病毒、西尼罗病毒 • 狂犬病毒属：狂犬病毒	细菌：麻风分枝杆菌、伯氏疏螺旋体 毒素：白喉毒素、肉毒毒素、破伤风毒素、蜱相关麻痹症毒素	南美洲锥虫

SARS-CoV-2. 严重急性呼吸综合征 – 冠状病毒 –2；HIV. 人类免疫缺陷病毒；HSV. 单纯疱疹病毒

雅病、可变蛋白酶敏感型朊病毒病和散发性胎儿失眠。遗传性朊病毒病包括家族性克雅病、Gerstmann-Sträussler-Scheinker 病和家族性致死性失眠（familial fatal insomnia，FFI）。最后，获得性朊病毒病包括库鲁病、医源性克雅病和变异型克雅病[4]。

不同分型朊病毒病的临床表现症状各异。例如，典型的克雅病与进展性痴呆伴行为改变、共济失调、锥体外系特征和肌萎缩侧索硬化有关。致死性家族性失眠表现为严重的进行性失眠和自主神经障碍，晚期出现运动和认知功能下降的症状[1]。已有报道的朊病毒病非特异症状包括周围神经病变、胃肠道症状、肌萎缩，甚至有 1 例出现外阴痛[4–7]。

朊病毒病继发神经病理性疼痛的病理生理学机制尚不清楚。关于其相关的周围神经病，Baiardi 等用 Western blotting 检验方式证明，朊病毒病继发性周围神经病变患者的周围神经中含有 PrP^{Sc} 蛋白，尽管浓度比"典型"的朊病毒病患者大脑额叶皮质中的浓度低。此外，作者还观察到，在周围神经病变患者的腓肠神经活检中，有明显的轴突损伤和脱髓鞘迹象。他们指出，在散发性克雅病某些表型的周围神经中，特别是 sCJDMV2K（库鲁斑块型）和 sCJDVV2（共济失调型），与 PrP^{Sc} 蛋白沉积有关。同样，他们注意到，在其他朊病毒毒株中，周围神经受累的发生率较低，这表明周围神经系统受累可能是菌株依赖的[8]。

就 PrP^{C} 的生理功能而言，人们认为它可能参与神经可塑性、神经传递、铜稳态和髓鞘稳定性[4]。1992 年，Neufeld 等报道了 2 名患有克雅病的犹太 – 利比亚裔患者，他们被发现患有神经脱髓鞘疾病[9]。在一项证明朊病毒疾病新模型的小鼠研究中，Nuvolone 等认为 PrP^{C} 可能在周围髓鞘维持中发挥作用。在朊病毒疾病小鼠模型中，他们观察到这些小鼠随着年龄的增长会出现慢性脱髓鞘周围神经病变[10]。

在研究 PrP^{C} 在抑郁症中的作用时，Gadotti 等报道称 PrP^{C} 可能具有抑制 NMDAR 活性的作用。在这项研究中，他们观察到当 PrP^{C} 基因敲除小鼠在悬尾试验中给予 NMDA 抑制药 MK-801 以诱导抑郁症状时，抑郁症状发生逆转[11]。在另一项独立研究中，Gadotti 等鉴于 NMDA 在脊髓背角疼痛传递中的重要作用，观察了在疼痛背景下的 PrP^{C} 及其对 NMDAR 的影响。在这项研究中，PrP^{C} 基因敲除小鼠分别暴露于通过甲醛诱导的炎症和足掌注射谷氨酸引起的炎症性疼痛和神经病理性疼痛。两种疼痛形式对 NMDA 抑制药 MK-801 均敏感，其降低了小鼠通过缩爪阈值测量的疼痛反应，此外，他们发现坐骨神经结扎导致野生型小鼠出现 MK-801 敏感的神经性疼痛，但没有进一步增加 PrP^{C} 敲除小鼠的基础疼痛行为，这表明 PrP^{C} 可能在中枢和（或）脊髓水平的痛觉中发挥作用[12]。

二、病毒

（一）Covid-19 病毒相关的神经病变

在撰写本文时，由冠状病毒家族的 SARS-CoV-2 变种引起的冠状病毒大流行，已在全球夺走近 100 万人的生命，仅在美国就夺走了 20 万人的生命[13]。人类冠状病毒已被公认为上呼吸道的已知病原体，主要与普通感冒等轻微病症有相关。冠状病毒相关疾病的严重类型表现为下呼吸道受累。这包括哮喘加重、呼吸窘迫综合征和严重急性呼吸综合征（severe acute respiratory syndrome，SARS）。其中严重类型的发生与机体免疫监督受损相关。这些易感人群包括（新生儿、婴儿、老年人和免疫抑制的个体）[14]。

常见的症状包括发热（43.8%），咳嗽和伴有胃肠道症状的肌痛较少出现。对于诊断的一个重大挑战在于，一些人可能根本没有症状，其一，在不知情的情况下传播疾病；或其二，在数小时之内迅速发展为严重或危及生命的病症[15]。最近，媒体报道了一些异常现象，即使存在严重低氧血症或"乐观低氧血症"综合征时，仍表现为正常通气。根据一些病例报道，这些患者中有几例虽接受了保守治疗，如非机械呼吸机、呼吸支持，但预后良好[16, 17]。SARS-CoV-2 可能影响其他机体器官系统，包括整个心肺血管树的栓塞事件，心肌炎、心肌梗死和心律失常；癫痫、嗅觉障碍、味觉减退和脑血管意外；以及不同程度的肌痛和关节痛[15, 16, 18, 19]。人们早在 35 年前已认识到人类冠状病毒（human corona virus，HCoV）可以导致神经系统退行性变以及脱髓鞘改变。部分是由于免疫系统过度激活，易感个体的中枢神经系统可能发展为自身免疫。

已往有几种病毒被认为有嗜神经性。这些病毒包括人类免疫缺陷病毒、麻疹病毒和疱疹病毒。目前，根据最近的临床和实验室观察，呼吸道病毒现在也被列为强神经毒性病原体。这些病毒包括人类呼吸道合胞病毒、流感病毒、人偏肺病毒和冠状病毒。对于 5 岁以下儿童和老年人，它们不仅是导致急性呼吸道疾病的主要原因，且已在多份研究中被描述为与神经系统疾病有关。到目前为止，这些综合征的症状包括发热性或无热性癫痫发作、癫痫持续状态、脑病和脑炎[20]。病毒从呼吸系统向周围神经及中枢神经系统的传播还涉及动力蛋白和驱动蛋白等马达蛋白的劫持，除血行传播外，病毒可通过正常血流直接进入血脑屏障，并可能通过多种不同机制进入[21, 22]。此外，某些变异毒株的感染，也可以模仿非自身免疫性神经综合征，作为典型例子，中东呼吸综合征冠状病毒（middle east respiratory syndrome coronavirus，MERS-CoV）会导致吉兰－巴雷样神经病变综合征[23, 24]。因此可以认为，HCoV 可能与许多病因不明、了解甚少的人类神经系统疾病有关[14, 25]。

顾名思义，冠状病毒结构具有"冠状"外观，由病毒表面的尖刺形成。现存冠状病毒的 4 个主要亚群，它们被命名为 α、β、γ 和 δdelta；目前存在 7 种冠状病毒，它们能够感染人类。冠状病毒属于冠状病毒科，按属分为四类：α 冠状病毒、β 冠状病毒、γ 冠状病毒和 δ 冠状病毒。表 13–2 总结了这些病毒的不同感染能力。一般说来，α 和 β 冠状病毒感染禽类，δ 冠状病毒可同时感染哺乳动物和禽类。冠状病毒是大包膜的正链 RNA 病毒，在所有 RNA 病毒中拥有最大的基因组[26]。

该病毒至少由 3 种结构蛋白组成，其中包括参与病毒组装的两种蛋白：膜蛋白和包膜蛋白；第三刺突蛋白是病毒通过受体识别机制进入宿主细胞的关键。α 冠状病毒 HCoV-NL63 和 β 冠状病毒 SARS-CoV 都与锌肽酶 ACE2[26–28] 结合。ACE2 结合不干扰酶功能，酶功能也不损害病毒功能。HCoV-NL63 和其他 α 冠状病毒也识别不同的受体。这种冠状病毒受体的多样性会使病毒行为难以预测。β 冠状病毒（特

表 13-2　具有代表性的冠状病毒分型以及特定种属

种　类	举　例	感染物种	其　他
α	NL63、TGEV、PRCV	哺乳类	
β	BCoV、HKU4、MHV、OC43、SARS-CoV、MERS-CoV、PHEV	哺乳类	SARS-CoV-2（COVID-19）
γ	IBV	鸟类	
δ	PdCV	哺乳类和鸟类	

NL63. 人类冠状病毒 NL63；TGEV. 猪传染性胃肠炎冠状病毒；PRCV. 猪伪狂犬病病毒；BCoV. 牛 BCoV 冠状病毒；HKU4. 蝙蝠冠状病毒；MHV. 小鼠肝炎冠状病毒；OC43. 人冠状病毒；SARS-CoV. 严重急性呼吸综合征冠状病毒；MERS-CoV. 中东呼吸综合征冠状病毒；PHEV. 猪血凝性脑脊髓炎病毒；IBV. 传染性支气管炎冠状病毒；PdCV. 猪 Delta 冠状病毒[26]

别是 SARS-CoV）的刺突蛋白至少由 3 种结构蛋白组成，其中包括参与病毒组装的两种蛋白：膜蛋白、包膜蛋白；第三刺突蛋白对病毒通过受体识别机制进入宿主细胞至关重要。

β 冠状病毒，特别是 SARS-CoV 的刺突蛋白与人类 ACE2 紧密结合。事实上，人类 ACE2 受体上存在两个结合"热点"。这些热点集中在 ACE2 赖氨酸残基、Lys 31 和 Lys 353 上，并埋藏在疏水环境中[27-30]。病毒与这些热点的相互作用，使病毒的相应残基易受更高的突变率的影响[31]。这种基因的不稳定性会使病毒失去与其他物种结合的能力。冠状病毒的膜融合取决于刺突蛋白的 S2 柄上的血凝素糖蛋白成分（图 13-1）。

融合事件本身是由 s1 受体结合时引起的刺突蛋白水解触发的。刺突蛋白的加工过程对其与 ACE2 受体结合的能力至关重要。这是在 SARS 冠状病毒通过内吞作用进入宿主细胞并由溶酶体蛋白酶发挥作用后发生的。内体酸化或溶酶体半胱氨酸蛋白酶抑制药阻断 SARS 冠状病毒的进入。当 SARS-CoV 在细胞表面表达时，刺突蛋白也有可能被外源蛋白酶剪切。内源性的细胞外蛋白酶也可以执行至少两种必需的蛋白酶切割[26]。

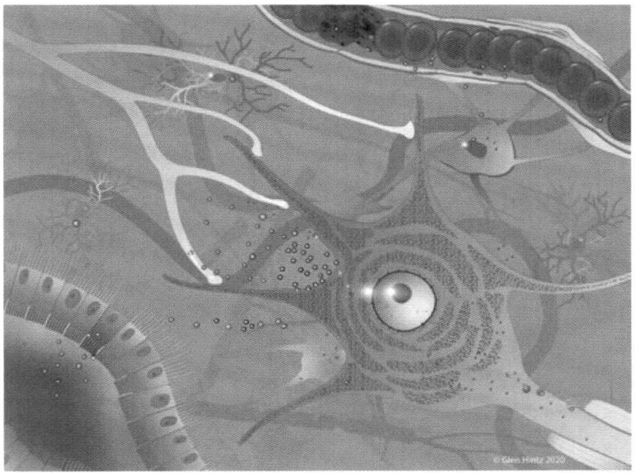

▲ 图 13-1　冠状病毒传播至中枢神经系统

病毒可能通过三叉神经到达三叉神经节（大的深灰色有核结构），随后扩散到中枢神经系统（浅灰色纤维），促进炎症状态。这包括诱导分泌几种促炎细胞因子，如 IL-1、IL-6、IL-8 和粒细胞集落刺激因子

（二）S- 蛋白（刺突蛋白）

冠状病毒刺突蛋白是 I 类病毒膜融合蛋白的一员。它类似流感血凝素（hemagglutinin，HA）相关的融合蛋白，但更大、更复杂[32-34]。它由冠状病毒编码，由受感染的细胞合成。这包括首先进入宿主细胞膜，然后进入出芽的病毒。一些融合蛋白在中性 pH 时与细胞表膜融合，而另一些融合蛋白在 pH 酸化时内吞并与细胞内体膜融合。当融合蛋白与宿主细胞结合或暴露在低 pH 下时，会发生构象变化。这些变化暴露了融合肽，并允许病毒和宿主细胞膜并列[33]。融合蛋白通常被合成为不能融合的前体。这些前体随后被水解成一个表面亚基和一个跨膜亚基。裂解事件是宿主体内的重要决

定因素。在 S_2 位点的激活，在所有冠状病毒中发生的裂解可以发生在多个宿主细胞质中。跨膜蛋白酶 / 丝氨酸蛋白酶（transmembrane protease/serine protease，TMPRSS）在细胞膜上处理 SARS-CoV，而组织蛋白酶 L 介导的、蛋白酶介导的 SARS-CoV 的触发，发生在溶酶体中[35, 36]。S 蛋白中构建的冗余，使多种蛋白酶能够激活融合，从而增加了可能被病毒感染的宿主细胞类型。有研究表明，SARS-CoV-2 的特异性神经毒性与 S 蛋白有关。正基于此，一些潜在的治疗干预可能是有价值的[37]。

冠状病毒可通过轴突运输侵入中枢神经系统。微管依赖的过程包括细胞器的快速运输和胞质蛋白的缓慢运输，既可以顺行也可以逆行。这种依赖微管的快速轴突运输过程是冠状病毒颗粒从周围神经系统顺行携带到中枢神经系统的一种机制。有趣的是，冠状病毒的这种转运可以被破坏微管完整性的药物所破坏，如秋水仙碱、诺考达唑和硫酸长春碱。后来的研究再次强调这一系统和其他转运系统是治疗干预的潜在目标[22, 38]。

在小鼠模型中，嗜神经性的冠状病毒株会导致实验性神经性疾病，包括慢性炎症、免疫介导的脱髓鞘，这是一种常见的症状生成通路[39]。目前认为病毒诱导机制可触发或加剧免疫介导的神经系统脱髓鞘疾病。这项研究对刺突蛋白（S 基因）进行了基因加工。脱髓鞘病毒的 S 基因，被非脱髓鞘冠状病毒的 S 基因取代。带有来自非脱髓鞘病毒 S 基因的病毒颗粒不引起脱髓鞘，而来自脱髓鞘病毒的 S 基因会导致脱髓鞘。这表明，对于神经脱髓鞘以及至少一些病毒感染的特征性神经病变，S 蛋白是重要的。这个研究小组后来对 S 基因进行了测序，并确定了 3 个相同的点突变：1375M、L6521 和 T1087N，可能赋予了 S 蛋白能够导致宿主神经轴突脱髓鞘的特性[40–42]。

负责清除感染性病毒的 $CD8^+T$ 细胞，与病毒 RNA 一起保持活性状态，并可能作用于脱髓鞘病理。Marten 等试图确定持续性神经轴突脱髓鞘到底是由于 $CD8^+T$ 细胞的活动，还是由于病毒介导的损伤。他们给小鼠接种了两种减毒病毒变种，这两种病毒变种的刺突蛋白高变区不同。一种感染出现广泛脱髓鞘和瘫痪，另一种无任何临床症状和少量神经病理改变。他们的结果显示，麻痹变异体诱导特定 $CD8^+$ 的能力更强，两种制剂的单个核细胞都表现出病毒特异性的细胞溶解，这在感染的病毒被清除后就会消失。此外，与脱髓鞘小鼠相比，无症状小鼠大脑中发现的病毒特异性 IFN-γ$CD8^+T$ 细胞，是对照组的 2 倍。他们的结论是，至少在该模型中，IFN-γ 受到 S 蛋白特性的影响，并且 IFN-γ 减弱了病毒诱导的脱髓鞘。特定的 S 基因序列一致性（2b、4 和 5a）赋予 MHV-2 变异体较弱的嗜神经性，提示关键 S 蛋白结合机制，可能作为基因治疗的靶点[41, 43]。

MHV S 蛋白中的其他突变已被发现，这些突变使神经毒力降低。2001 年，Matsuyama 等描述了 3 个可溶性受体抗性（soluble receptor-resistant，SRR）突变体：SRR7、SRR11 和 SRR18，它们来自高度嗜神经的 MHV 株，每个突变体在 S 蛋白中都有一个氨基酸突变。SRR7 的神经毒力降低，而 SRR11 和 SRR18 的神经毒力略有降低。这些差异是通过检测凋亡细胞滴度来确定的。有趣的是，细胞凋亡似乎不是病毒直接攻击的结果，而小鼠模型中 S 蛋白的突变事件，看来能影响神经毒力[44, 45]。

（三）星形胶质细胞和小胶质细胞对冠状病毒的反应

冠状病毒可以通过诱导炎性细胞产生促炎细胞因子来造成神经损伤。在小鼠模型[46]中，受感染的星形胶质细胞和小胶质细胞中，IL-12、p40、TNF-α、IL-6、IL-15 和 IL-1β 表达增加。免疫细胞通过分泌细胞因子进行交流[47]。

用嗜神经性和非嗜神经性冠状病毒株攻击小鼠中枢神经系统，正如预测的那样，MHV-A59

引起脑膜炎后的慢性脱髓鞘。MHV-A59 还导致神经元和神经胶质细胞被大量感染。其特征表现为感染后 2～3 天出现的血管周围炎性浸润。浸润在感染后 5～7 天达到高峰，7 天后下降，10 天后消失[48]。病毒 RNA 在神经胶质细胞中以持续低水平存在，并发展出类似于人类多发性硬化症的慢性炎症性脱髓鞘疾病。然而在 MHV-2 感染的病例中未发现炎性浸润。这在 SARS-CoV 感染病例中也可以看到，发生细胞因子风暴，会导致呼吸窘迫和多器官系统衰竭[49]。增强神经毒性是星形胶质细胞和小胶质细胞对不同表型病毒感染的免疫反应的结果。潜在的大量小胶质细胞和巨噬细胞的激活伴随着 NADPH 的表达，氧化损伤在多发性硬化脱髓鞘和多发性硬化样神经病变[50]中发挥作用[50]。除了细胞因子的分泌外，嗜神经性和神经毒力还取决于其他因素，包括病毒对细胞的亲和力[26]，以及病毒在中枢神经系统的传输[38, 50, 51]。

（四）轴突病理性神经病变

2002—2003 年的 SARS 疫情为冠状病毒相关神经病变综合征的出现提供了背景。在中国台湾报道的近 700 名疑似患者中，有 3 名患者在 SARS 发病 3～4 周后出现轴索性多发性神经病变。这些经体检和电生理检查确诊的患者，随着病情的好转，症状自发缓解。应该指出的是，神经性疼痛在这项研究中没有具体描述[52]。

在小鼠模型上，将人呼吸道冠状病毒 OC43 株（HCoV-OC43）作为神经病原体进行特异性检测。以神经元为靶细胞，他们注意到退化的发生，部分是由于细胞凋亡。HCoV-OC43 的感染与接种途径、病毒载量、小鼠年龄和毒株有关。病毒感染小鼠神经细胞诱发急性脑炎。通过活化 caspase-3 测定，在疾病急性期部分神经元发生凋亡[53]。

HCoV-OC43 以体内脑细胞代表的初级海马和皮层细胞为靶点。冠状病毒诱导的细胞凋亡包括宿主 DNA 的断裂和 caspase-3 的激活。一些未感染细胞与感染细胞近距离接触，出现凋亡标志物。这表明，被 HCoV-OC43 激活的细胞（神经元或胶质细胞）会分泌细胞分子，可在未感染细胞中诱导凋亡信号。这里重要的一点是，受感染的培养物迅速释放出大量的 TNF-α，这被认为是导致周围正常细胞凋亡的原因[53, 54]。

2009 年报道了一株携带 2 点突变的 HCoV-OC43 突变株。突变为持续性相关的 S 糖蛋白突变，标记为 H183R 和 Y241H。这些突变导致 caspase-3 激活和细胞核碎裂。这些点突变导致病毒蛋白和感染性颗粒增加，增强未折叠蛋白反应激活，增加细胞毒性和细胞死亡[55]。

HCoV-OC43 感染还与载脂蛋白 D（apolipoprotein D，apoD）上调有关。载脂蛋白 D 是一种在神经损伤或某些疾病状态（如阿尔茨海默病、帕金森病和多发性硬化症）、在中枢神经系统出现浓度增加的脂蛋白。有趣的是，在 HCoV-OC43 诱导的小鼠脑炎模型中，载脂蛋白 D 上调与预期的神经胶质的激活相关，且与自身免疫反应的相关性较低。也就是说，细胞因子和趋化因子的表达有限，T 细胞的浸润也有限。此外，在载脂蛋白 D 表达的环境中有监测到免疫反应。这与在其他病毒介导的神经系统感染中发现的潜在致命的细胞因子风暴形成对比。这被认为有神经保护作用，是 HCoV-OC43 模型中生存率增加的原因[18, 56, 57]。

某些变异感染也可以模拟非自身免疫神经综合征。MERS-CoV 就是一个很好的例子，感染后的症状综合征类似于吉兰－巴雷综合征。

1995 年，Yakamori 等讨论了刺突蛋白（S 蛋白）在神经系统病毒性感染中的重要作用。他们的研究主要关注 MHV 冠状病毒的神经致病性和宿主的血凝素酯酶（hemagglutinin esterase，HE）的关系。这种血凝素酯酶的激活是 β 冠状病毒属所特有的。HCoV 的 S 蛋白激活有别于其他通路，目前仍没有被很好地解释。值得注意的是，冠状病毒的刺突蛋白的表达变异，对病毒不同宿主细胞类型和不同物种宿主结合的能力带来了重要、令人费解的变异性。它将冠状病毒刺突蛋白的血凝素酶部分切割成 HA1 和 HA2 亚基。HA1 亚基与宿主细胞表面的糖蛋白受体结合，是病毒附着所必需的。HA1 亚基在与宿主细胞膜结合解离后，HA2 亚基出现广泛的构象变化并过渡到融合后状态[26, 51]。在一些 MHV 病毒毒株，特别是 JHM 和 A59 株，血凝素酯酶的作用不那么突出，这是因为 S 蛋白的不稳定性。与 JHM A59 分离株相比，JHMSD 毒株感染的细胞数量更多，表达的抗原数量也更多，因此一度被认为毒性更强。JHMSD 毒株虽然只诱发少量 T 细胞反应，但产生了强烈、潜在有害的中性粒细胞反应。另外，A59 分离株诱导了强烈的 T 细胞反应，并伴随着 INF-γ 表达的增加，从而导致了相对的神经保护作用。在这种情况下，血凝素酯酶活性不是神经毒性变化的原因[58]。

Takatsuki 等在 2010 年描述报道了病毒感染在中枢神经系统传播的模式。他们检测了一种强神经毒性的 MHV 毒株 JHMV CL-2，并将其与毒力较低的对应物——SRR7 进行了比较。这种低毒力毒株依赖于癌胚细胞黏附分子 1a 作为受体来感染细胞。CL-2 变种不通过受体依赖来完成细胞感染。值得注意的是，在病毒转染后最初的 12h 和 24h，病毒在中枢神经系统导致炎性细胞趋化的分布没有差异。但是 48h 后，在 MHV 受体缺失的灰质神经元中发现了 CL-2 病毒抗原。SRR7 变异体仍留在白质神经元中。炎症细胞中有与分别对小鼠小胶质细胞和人 / 鼠白细胞及细胞黏附分子具有特异性的抗 F4/80 和抗 CD11b 单克隆抗体反应的细胞类型[59]。抗原阳性细胞先于病毒抗原进入脑实质出现在蛛网膜下腔。因此他们得出结论，病毒性脑炎始于浸润性单核细胞的感染，MHV 受体和病毒本身对单核细胞的细胞毒性作用，导致自身免疫防御的失效以及病毒在感染初期的快速传播[60]。

Brison 等研究了 EAAT 系统在病毒感染和激活中枢神经系统的神经炎症机制中的作用，该研究可能对病毒感染与冠状病毒相关的神经性疼痛的联系至关重要。他们发现，感染 HCoV-OC43 的病毒主动下调了神经胶质谷氨酸转运体 GLT-1 的表达。转运蛋白通过从三体突触中移除这种兴奋性神经递质来维持谷氨酸的稳态。未能将谷氨酸从突触中移除会通过增加兴奋性突触后电位电流导致持续刺激，并最终通过兴奋转译 – 耦合途径导致兴奋毒性。该研究通过添加 2– 氨基 –3（5– 甲基 –3– 氧 –1，2– 恶唑 –4– 基）丙酸［2–amino-3（5–methyl-3–oxo-1，2–oxazol-4–yl）propanoic acid, AMPA］］受体抑制药 GYKI-52466，证明了谷氨酸受体介导的这种反应。虽然作者强调了与瘫痪相关的神经病理学的联系，但我们已经看到了与神经性疼痛过程的相同联系，这使得在这种环境中存在类似的过程成为一个合乎逻辑的考虑[61–63]。

（五）趋化因子

趋化因子是病毒感染，特别是冠状病毒感染的细胞免疫反应的关键调节因子。在病毒感染过程中，趋化因子的表达促进了免疫效应细胞的产生和浸润，而免疫效应细胞是在感染过程中阻断病毒复制所需的[64]。趋化因子的分泌也可能通过病毒特异性 $CD8^+T$ 细胞的浸润，导致髓细胞和白细胞的进入，从而导致神经病理损伤的发展。在持续冠状病毒（JHMV 毒株）感染期间，中和趋化因子可以减少免疫浸润，降低疾病严重程度和脱髓鞘[64–67]。

Carbajal 等通过抑制趋化因子受体 4 型（chemokine receptor type 4，CXCR-4），发现成熟少突胶质细胞祖细胞（oligodendrocyte progenitor cell，OPC）的数量显著减少，进一步探索了趋化因子在病毒相关神经病变，脱髓鞘组分溶解中的作用。值得注意的是，成熟 OPC 有助于应对冠状病毒（JHMV）诱导的脱髓鞘化。作者认为 CXCR-4 抑制药 AMD3100 的使用具有潜在的治疗效果。在用抑制药对感染小鼠进行脉冲治疗并提供恢复时间后，他们报道，这种策略导致成熟少突胶质细胞数量增加，重鞘化增强，临床结果改善。作者正确地考虑了 OPC 的潜在操纵，以增加可获得的重鞘化感受细胞的数量[68]。冠状病毒脱髓鞘不仅涉及趋化因子环境的变化，还涉及与先天免疫有关的基因（表 13–3）。具体地，与脱髓鞘相关的脂质代谢基因，表达增加。这些包括参与脂质运输、加工和分解代谢的基因。更重要的是，小胶质细胞激活导致分化簇（cluster of differentiation，CD）细胞表面分子 11b、74、52 和 68 的增加，但不是 4、8 或 19。此外，IFN-γ、IL-12 和小鼠角化细胞（mouse keratinocytes，mKC）也有稳定的表达。当在病毒感染过程中被激活时，小胶质细胞和炎性介质有助于局部中枢神经系统微环境，调节病毒复制和 IFN-γ 的产生。这刺激吞噬溶酶体成熟，以及随后的髓鞘吞噬和脱髓鞘[69]。

表 13–3　病毒感染过程中上调的自身免疫相关基因

- 同种异体免疫因子 1
- NLR 家族 CARD 结构域
- Toll 样受体
- G 蛋白耦联受体
- 溶菌酶和颗粒酶
- 溶酶体相关蛋白
- 主要组织相容性复合体
- 铁受体、免疫球蛋白 G、免疫球蛋白 E
- CD 抗原
- 白介素类及其受体
- 补体成分
- 趋化因子（C-X-C）基序配体
- 趋化因子（C-C）M1 及其受体
- 肿瘤坏死因子 –α 和肿瘤坏死因子诱导蛋白
- 鸟苷酸结合蛋白
- GTP 酶非常大的干扰素诱导型，GIMAP
- T 细胞特异性 GTP 酶
- 干扰素激活基因
- 集落刺激因子
- 免疫相关 GTP 酶（IRGM）

（六）轴突转运

在一项实验中检测了轴突转运，表明病毒通过视神经逆行转运至眼球。研究证实，冠状病毒的刺突蛋白可以特异性介导病毒向脊髓的顺行轴突转运。根据实验结果，MHV 冠状病毒脱髓鞘毒株可导致宿主视神经轴突出现巨噬细胞浸润、脱髓鞘和轴突丢失。而当宿主转染非脱髓鞘病毒毒株时，却并未观察到这些变化[70]。

猪血凝性脑脊髓炎（porcine hemagglutinating encephalomyelitis，PHEV）冠状病毒变种（β 冠状病毒），具有很强的神经毒性，但其神经病理机制仍不清楚。它可以通过影响 NGF/ 酪氨酸激酶 A 受体（tyrosine kinase A receptor，TrkA）的核内小体转运和由此产生的轴突生长和轴突喷涌而诱发神经病变。PHEV 感染诱导 miR-142–5p 的表达增加。这种微 RNA 调节 unc-51 样激酶 –1 编码的 Ulk-1 mRNA 的表达。这种酶参与轴突生长和树突发芽的控制，是轴突延长和可塑性所必需的。这导致与 PHEV 感染相关的神经突起生长和存活失败[71, 72]。

病毒从脑膜进入中枢神经系统也可能在第四脑室和脑膜之间，通过层粘连蛋白和Ⅲ型胶原纤维，产生星形胶质细胞引发的细胞外基质。这些纤维在高神经毒性小鼠冠状病毒 CL-2 感染的早期阶段迅速上调。然后，病毒利用层粘连蛋白和Ⅲ型胶原纤维作为途径侵入心室和心室壁[73]。

（七）治疗方案

1. 美金刚

在认识到谷氨酸转运蛋白依赖的神经兴奋性毒性这一机制后，开始在临床中应用（NMDA 抑制药）美金刚（Namenda®）是合乎逻辑的。我们和其他医疗中心使用美金刚来治疗顽固性神经病理性疼痛。Brison 等发现，病毒感染的小鼠中谷氨酸转运蛋白的破坏依赖的神经毒性作用和疼痛行为相关。这与 Desforges 等[14]的发现是一致的。在相同的小鼠模型中，该药物通过部分恢复生理性神经纤维的磷酸化状态，改善了与瘫痪疾病和运动功能障碍相关的临床症状。Brison 的研究小组表明，美金刚（Namenda®）的作用机制是通过部分抑制了兴奋毒性的神经退行性变，以及抑制病毒复制。后者被认为是通过药物的溶酶体效应[74, 75]来调节的。

2. 核糖核酸酶 L 的保护作用

核糖核酸酶 L（Ribonuclease L，RNase L）是先天抗病毒机制的一部分，由双链 RNA 依赖蛋白激酶和 2′–5′ 寡聚腺苷酸合成酶（2′–5′ oligo adenylate synthase，OAS）/ 核糖核酸酶 L 途径的激活介导。激活的核糖核酸酶 L 可以剪切在病毒和细胞 RNA 中发现的 U-A 单链 3′RNA。因此，它通过 RNA 降解和凋亡发挥抗病毒作用。矛盾的是，它也有扩增和延长抗病毒基因及其他 ISG 表达的能力。它对疾病严重程度和病毒控制的作用取决于病毒类型和该类型中的毒株。但在这个关键点上，核糖核酸酶 L 的重要性，在于其保护中枢神经系统中神经小胶质细胞 / 巨噬细胞免受局灶性感染的能力[76]。

3. 瑞德西韦

瑞德西韦是一种最初用于治疗埃博拉病毒和马尔堡病毒的抗病毒药物。瑞德西韦是一种腺苷类似物。该药物通过抑制病毒核糖核酸复制酶的作用来干扰病毒复制。不幸的是，瑞德西韦对埃博拉病毒没有显著效果。2017 年，Sheehan 等证明瑞德西韦对流行性和人畜共患病冠状病毒均有效[77]。当 COVID-19 疫情在中国开始爆发时，瑞德西韦被用于临床试验，作为可能治疗 SARS-CoV-2 的药物之一。中国以外的大流行以来，瑞德西韦被纳入的临床试验的初步数据表明，其抗病毒作用为轻 / 中度症状的 COVID-19 感染患者带来某种程度的保护，恢复速度快 31%，平均恢复时间为 11 天，而对照安慰剂组为 15 天。死亡率方面略有改善，分别为治疗组 8% 和对照组 11.6%[78]。瑞德西韦对重症病例没有显示出明显的疗效。初步数据证实，由于瑞德西韦只是阻止病毒复制，因此免疫系统的炎症反应仍未得到控制。目前，用于治疗新冠肺炎的 JAK1 和 JAK2 亚型 janus 激酶（janus kinase，JAK）抑制药，瑞德西韦正在进行临床试验。初步数据显示，采用两者联合用药可以缩短 1 天病程。

4. 糖皮质醇激素

糖皮质激素的应用对于治疗肺部感染有利有弊。一项关于使用皮质类固醇治疗急性呼吸窘迫综合征危重患者的试验的 Meta 分析显示，与安慰剂相比，皮质类固醇可显著降低所有原因的死亡率和机械通气时间，并增加无呼吸机天数[79]。一项使用地塞米松治疗新冠肺炎的开放研究的初步数据显示，与安慰剂相比，28 天内所有原因死亡率分别是 22.9% 和 25.7%［年龄调整后的比率为 0.83；95% 可信区间（confidence interval，CI）为 0.75～0.93；$P<0.001$］，其中需要吸氧和机械辅助通气的患者受益最大；入组时为轻症不需要吸氧支持的患者中，死亡率与安慰剂相比没有明显差异。此外，地塞米松降低了进展为有创机械通气的可能性（比率比 0.77；95%*CI* 0.62～0.95）[80]。

（八）人类免疫缺陷病毒相关神经系统疾病

人类免疫缺陷病毒（human immunodeficiency viruse，HIV）是一种影响人类的慢病毒，是逆转录病毒的一个亚群。就目前而言，不可避免的后果，是随着疾病的发展而出现获得性免疫缺陷综合征（acquired immunodeficiency syndrome，AIDS），简称艾滋病。艾滋病会使免疫系统丧失能力，可导致机会性感染和各种癌症的发生。随之而来还有其他的困扰，这篇文章的重点在于艾滋病相关的神经系统疾病。

在发达国家，周围神经病是 HIV/ 艾滋病的主要并发症。对个体不明显或无关的缺陷的无症状神经病的患病率为 32.1%，有症状神经病的患病率为 8.6%[81]。出现 HIV 相关神经疾病的危险因素，包括接受具有神经毒性的抗逆转录病毒治疗、高龄以及糖尿病[81]。在另一项对接受联合抗逆转录病毒疗法（combination antiretroviral therapies，cART）的 1539 名艾滋病患者的分析中，有症状和无症状的周围神经病变的患病率为 57.2%，其中 38% 的患者出现神经性疼痛，即总患病率为 21.8%。除了先前研究中的危险因素外，本报告还增加了较低 CD4 值和接受 cART 作为危险因素。有趣的是，丙型肝炎病毒血清阳性的 HIV 患者，出现周围神经病变的风险并不更高[82]。

周围神经疾病与艾滋病毒或治疗有关，或与治疗有关，主要来自抗逆转录病毒二脱氧核苷逆转录酶抑制药司他夫定、地达诺新和扎尔西他滨的毒性。最常见的 HIV 相关周围神经病变是远端感觉多神经病变（distal sensory polyneuropathies，DSP），在临床上与抗逆转录病毒毒性神经病变难以区分。其他神经疾病还包括急性和慢性炎性脱髓鞘性多发性神经病（acute and chronic inflammatory demyelinating polyradiculopathies，AIDP/CIDP）、多发性单神经病、颅神经病、弥漫性浸润性淋巴细胞增多综合征、暴发性神经肌病和急性腰骶神经根炎[83]，可累及自主神经系统。

DSP 主要是神经纤维长度依赖的感觉神经病变，没有运动受累。DSP 影响细小的感觉纤维，或小和大两种感觉神经纤维同时表现出阳性症状（疼痛和感觉异常）和阴性症状（麻木和失衡）。神经活检显示，在小的有髓神经纤维和无髓神经纤维上，轴索感觉变性从远端选择性分布到近端[84, 85]。感觉神经轴突退变的确切机制尚不清楚。可能是由 HIV 间接诱导的炎性细胞因子所致。活化的淋巴细胞和巨噬细胞已被发现使背根神经节膨胀，它们对轴突损伤的贡献仍有待观察[84]。

抗逆转录病毒毒性神经病与较早的抗逆转录病毒药物使用有关。抗逆转录病毒药物对线粒体的抑制可能是神经病的一个原因。因此，早期使用高效抗逆转录病毒疗法（highly active antiretroviral therapies，HAART）可降低 DSP 的发生率[86]。

神经脱髓鞘疾病是 HIV 相关神经病的罕见表现，是可以治疗的。AIDP 可表现为初始血清转化，症状在 4～6 周内稳定下来。CIDP 可在整个病程中发生，并且是持续进行性的。这些神经症状以及对 HIV 治疗的反应，提示与 HIV 感染相关的免疫系统在这些神经病变的发病机制中发挥了作用[87, 88]。AIDP 进展迅速，表现为下肢感觉异常、无力和反射消失和，常伴有类似吉兰 – 巴雷综合征的自主神经系统功紊乱。与 AIDP 不同的是，有报道在 HIV 感染的早期出现局限于下肢的急性运动性轴索神经病（acute motor axonal neuropathy，AMAN）和米勒 – 费希尔综合征（共济失调、眼肌麻痹和弧屈曲）[88, 89]。肌电和神经传导检查（electromyography and nerve conduction study，EMG/NCS）提示神经脱髓鞘；磁共振成像（magnetic resonance imaging，MRI）显示神经根强化。有报道早期应用 cART、静脉注射免疫球蛋白和血浆置换，对 HIV 感染脱髓鞘神经疾病的治疗作用[90, 91]。

除急性神经脱髓鞘 AIDP 外，HIV 感染者还可在疾病的早期阶段患上多种单一神经病变，并逐步累及多个周围神经和脑神经。通常，这些单一神经病变会自行消退。难治性病例可使用免疫抑制药，如静脉注射免疫球蛋白或泼尼松。非侵入性诊断研究显示神经轴索病变，组织活检显示神经内和神经外膜血管周围炎性浸润[92]。单侧或双侧急性颅神经麻痹也可在血清阴性或疾病早期发生。它们不需要治疗也会自行消退。

巨细胞病毒（cytomegalovirus，CMV）感

染和周围神经免疫复合体沉积的坏死性血管炎可导致严重的多发性单一神经病。这些疾病的预后较差。

弥漫性浸润性淋巴细胞增多综合征是采用cART治疗HIV后出现的比较一种罕见疾病和功能障碍。非洲裔人种高发。它也与人类白细胞抗原（human leukocyte antigen，HLA）DR5和6相关。患者表现为腮腺肿大、淋巴结肿大、疼痛、远端对称性轴索神经病或多发性单神经病。腮腺或神经的活检显示多克隆 $CD8^{+}T$ 细胞在神经外膜和神经内膜中浸润[93]。对于未经治疗的艾滋病毒患者采用cART或皮质类固醇治疗方案。疾病预期通常是迅速稳定或转归[94]。

急性腰骶神经根炎是神经根暴发性坏死性巨细胞病毒感染的结果，导致疼痛性马尾综合征的逐步发展，这种症状通常出现在CD4计数为50细胞/μl或更少的免疫缺陷个体中。腰骶部MRI显示神经根增强和增大。如果个体未经治疗，则使用cART进行治疗，并与膦甲酸酯或更昔洛韦联合使用。

HIV-2感染在非洲族裔和非洲移民中常见。与HIV-2相关的神经病变尚未明确描述。有报道称，1例多发性脑神经病变（Ⅱ、Ⅴ、Ⅶ、Ⅷ和Ⅸ）患者，在接受HAART治疗后完全康复[95]。

（九）肝病

1. 甲型肝炎病毒

甲型肝炎病毒通过粪—口途径传播，全球发病率约140万[96]。根据世界卫生组织的报道，甲型肝炎感染的危险因素是饮用水污染、卫生条件差和公共环境恶劣等；在发达国家，高危人群是男男同性恋者性行为、静脉注射毒品者和疫区旅行者。与甲型肝炎相关的神经病变较为罕见的。在急性甲型肝炎病毒感染中有AIDP和急性运动轴突神经病变的报道；颅神经Ⅲ、Ⅶ和尺神经的单一神经病变[83]，可用疫苗预防甲型肝炎病毒感染。

2. 乙型肝炎病毒

据世界卫生组织统计，截至2015年有2.57亿人感染慢性乙型肝炎病毒（hepatitis B virus，HBV），其中88.7万人死于HBV肝硬化和肝细胞癌[97]。免疫系统失调是乙肝病毒感染后的常见表现。

结节性多动脉炎（polyarteritisnodosa，PAN）是一种中等肌动脉炎症坏死导致缺血的综合征，高达10%的结节性多动脉炎病例与HBV感染有关[98]。结节性多动脉炎患者易发生外周感觉运动神经病变，腓神经单一神经病变多见，腓深神经、尺神经和桡神经病变较少发生[99]。治疗方法包括抗病毒药物、糖皮质激素和血浆置换[83]。乙型肝炎病毒感染急性期也会发生多种单一神经病变，但与中、小血管炎和缺血性神经轴索损伤引起的结节性多动脉炎综合征无关[100]。其他与HBV感染相关的神经病变有AIDP、CIDP。神经活检显示血管周围和神经外膜炎症，节段性脱髓鞘和髓鞘再生。

HBV疫苗也与神经病变和结节性多动脉炎有关。上市后监测报告如贝尔麻痹、AIDP、臂丛神经丛/神经根病等[101, 102]。这种不良反应监测报告并不局限于HBV疫苗。狂犬病、水痘和莱姆病疫苗接种后的患者，通过神经活检以及电生理诊断也均发现亚急性神经小纤维病变，且为永久性病损[103]。

3. 丙型肝炎病毒

丙型肝炎病毒（hepatitis C virus，HCV）是血液传播的传染病。它是肝硬化和肝细胞癌的主要病因。根据世界卫生组织的统计数据，全球有7100万人患有慢性丙型肝炎，2016年估计有39万人死于HCV[104]。14%～45%的新发感染者未经治疗可在6个月内自行恢复，其余感染者发展为慢性丙型肝炎。幸运的是，新的抗病毒治疗有95%的治愈率。目前，还没有针对丙肝病毒的疫苗。

HCV感染与神经病变高度相关。常见的神经病变是感觉/感觉运动多发性神经病变，多发性单一神经病变，较少出现结节性多动脉炎。感觉神经病变是最常见并发症，症状包括感觉异常、麻木、疼痛的灼烧感和麻刺感。其他较少与 HCV 相关的神经病变包括脱髓鞘性多发性神经病变、单纯运动轴突神经病变和颅神经病变[83]。脱髓鞘性多神经病变可发生于与抗病毒治疗无关的 HCV 感染，并对静脉注射免疫球蛋白敏感。

未经治疗的 HCV 感染是混合型（Ⅱ型和Ⅲ型）冷球蛋白血症的主要原因[105]。大约 50% 的 HCV 患者有混合冷球蛋白血症，其中 15% 的患者出现急性感觉运动多神经病变，其原因是免疫球蛋白沉淀在中小型血管中的病理性沉积，导致炎症、闭塞和相应的缺血性改变，即血管炎，导致束状轴突丢失[106, 107]。中度多神经病变血管周围有淋巴细胞浸润[108]。

在没有发生冷球蛋白血症的 HCV 感染病例中，周围感觉神经病变的发生率可高达 43%[109]。与 HCV 感染和冷球蛋白血症相关的神经病变的机制可能是 HCV 引发的自身免疫过程或导致血管和血管周围炎症的免疫复合物的沉淀[107]。

根除 HCV 感染并不需要消除神经病变，神经病变除了对症治疗外没有有效的治疗方法。

4. 戊型肝炎病毒

戊型肝炎病毒（hepatitis E virus，HEV）在世界各地流行，特别是亚洲。传播途径是食用未煮熟的猪肉。然而，基因 3 型 HEV 感染在发达国家越来越普遍。HEV 与神经病变有关，主要与急性神经脱髓鞘病变 AIDP 有关，如吉兰 – 巴雷综合征，很少有多种单一神经病变，男性患者易感，较多累及臂丛及其神经根，导致上肢肌肉萎缩。通常是非对称的双侧症状，伴有神经性病理性疼痛、多灶性麻痹和感觉丧失[110]。

（十）人类疱疹病毒

1. 单纯疱疹病毒 –1 和单纯疱疹病毒 –2

单纯疱疹病毒 –1（HSV1）或人疱疹病毒 –1（HHV1）和单纯疱疹病毒 –2（HSV2）或人疱疹病毒 –2（HHV2）较少与周围神经病变相关。有报道称 HHV1 导致贝尔麻痹，HHV2 导致三叉神经病变和腰骶神经根性脊髓炎[111]。使用阿昔洛韦或伐昔洛韦治疗可缩短病程。

已知 HHV1 和 HHV2 在不同类型的感觉神经元中有选择性地复制和维持潜伏期。一些神经元是病毒复制和破坏的地方，有些则是病毒建立潜伏期的地方，病毒可以在那里重新激活。由此可以推断，在神经病变的发展过程中，在裂解周期中被破坏的神经元是具有致病性的。有研究认为 NGF 与交感神经和感觉神经中的 HHV1 潜伏期有关，但这与最近的一项研究结果相悖。Yanez 等证实，NGF 和胶质细胞衍生的中性营养因子的缺失，是导致成年患者交感神经元 HH1 病毒再激活的原因；在成人感觉神经元中，剥夺神经突触蛋白（neurturin，NTN）和 GDNF，分别使成年感觉神经元 HHV1 和 HHV2 重新激活；此外，HHV1 和 HHV2 选择性地从表达 GDNF 家族受体 α2（GDNF family receptor α2，GFRα2）和 GFRα1 的神经元中重新激活。两者分别是 NTN 和 GDNF 的高亲和力受体[112]。

2. 水痘 – 带状疱疹病毒

水痘 – 带状疱疹病毒（varicella zoster virus，VZV）或人类疱疹病毒 –3（HHV3）是水痘的病原体。在最初感染后，HHV3 潜伏在背根神经节和颅神经中处于休眠状态。HHV3 的复发会导致神经系统并发症。人一生中重新激活导致带状疱疹的风险在 10%～20%。顿挫型带状疱疹（zoster san herpetes，ZSH）是一种没有水疱性皮疹的带状疱疹，也会对神经系统产生影响。

最常见的并发症是带状疱疹后遗神经痛（postherpetic neuralgia，PHN），定义为带状疱疹康复后持续 3 个月以上的弥漫性疼痛。其他外周和中枢神经疾病，如颅神经病变（脑神经Ⅴ、脑神经Ⅶ和亨特综合征）、运动神经根病、脑膜炎、脊髓炎和血管性脑炎，也与 HHV3 的重新激活有关。

导致带状疱疹神经疾病的潜在分子机制尚不清楚。VZV 可能会直接损害神经，导致炎症。炎症随后激活免疫系统，进一步加剧神经损伤。VZV 疫苗现已上市。阿昔洛韦、伐昔洛韦和泛昔洛韦治疗可降低 PHN 的发生率。激素有效的证据尚无定论。

3. 巨细胞病毒

巨细胞病毒或人类疱疹病毒 –5（HHV5）可引起弥漫性轴索周围神经病变、颅神经病、臂丛神经病和急性神经脱髓鞘病变。免疫受损的人群是易感人群。在晚期 HIV 中，巨细胞病毒感染导致周围神经广泛的免疫复合体沉积，导致严重的多发性单神经病变，通常累及自主神经系统。治疗方法包括膦甲酸酯、更昔洛韦和静脉注射免疫球蛋白。

（十一）蚊媒病毒

蚊媒病毒包括西尼罗河病毒和寨卡病毒，众所周知，这两种病毒分别会导致脑炎 / 脑膜炎和小头畸形等脑畸形。这些蚊媒病毒。这两种病毒都与神经疾病有关。

1. 西尼罗病毒

西尼罗病毒（West Nile virus，WNV）不是病毒性感染性周围神经疾病的主要致病因素。患有神经侵袭性西尼罗河病毒感染的人可能会出现弛缓性瘫痪。然而，这种病理与脊髓前角细胞受累有关。西尼罗河病毒与吉兰 – 巴雷综合征（轴突性多发性神经病和脱髓鞘神经病），脑神经病变和臂丛神经病变的发生关系密切，但是极少发生。治疗方法主要针对神经症状的患者尝试静脉注射免疫球蛋白或 α- 干扰素的支持治疗[83, 113]。

西尼罗病毒神经损伤的具体机制尚不清楚。然而，神经成像显示大脑和脊髓中的炎症和局灶性病变[83, 113]。在马胼胝体动物模型中，我们评估了暴露于西尼罗病毒的受试者的小脑和丘脑中与神经和免疫序列相关的基因表达。在暴露于西尼罗病毒的受试马中，有证据表明获得性免疫及先天性免疫都参与了感染后的免疫反应，表现为细胞因子信号抑制因子 3（suppressor of cytokine signaling 3，SOCS-3）和 PEN-TRAXIN-3（PTX-3）的表达增加。与信号通路和神经递质相关的神经基因表达发生显著变化。在暴露于西尼罗病毒的受试马中，谷氨酸和多巴胺信号通路中转录本的表达减少。临床体征表明低多巴胺水平，并作为谷氨酸兴奋性毒性可能性的间接证据。重要的是，这些神经转录物中的许多与退行性神经疾病有关[114]。

2. 寨卡病毒

根据世界卫生组织的说法，寨卡病毒（Zika virus，ZV）除了导致大脑畸形，还与成人和年龄较大的儿童的 AIDP（吉兰 – 巴雷综合征）、CIDP、神经病变和脊髓炎有关[115]。确切的致病机制尚不清楚。然而，在干扰素 αβ 受体基因敲除的老年小鼠中，ZV 导致的暂时性瘫痪继发于运动神经元突触空间分离。结合电生理证据，提示周围神经病变[116]。AIDP 的治疗以支持，静脉注射免疫球蛋白和血浆置换为主。

（十二）狂犬病毒

狂犬病是一种疫苗可预防的病毒性疾病。狂犬病是一种人畜共患病。几乎所有向人类传播的病毒都可以通过家犬传播的。这种疾病对非洲和亚洲的年轻人和儿童的影响不成比例，但通常是致命的[117]。

狂犬病有两种发病形式：躁狂症和麻痹症。躁狂症影响中枢神经系统，预后很差。随着患者存活时间的延长，瘫痪形式很难识别，有证据表明，周围神经病变是导致这种麻痹型狂犬病相关的虚弱的原因。麻痹性狂犬病表现为上行性迟缓性麻痹，从被咬的四肢开始，向头蔓延至吞咽和呼吸肌肉，这在某种程度上让人想起吉兰 – 巴雷综合征的表现。

麻痹型狂犬病周围神经病变的发病机制尚不清楚。大多数麻痹型狂犬病患者缺乏对狂犬病病毒抗原的细胞免疫，提示免疫攻击在周围神经损伤中作用有限。由于缺乏免疫介导的周围神经疾病典型的抗神经节苷脂抗体，周围神经损伤可能是对周围神经抗原的非典型免疫反应的结果[118]。对接种狂犬病病毒的成年小鼠模型的体外实验表明，神经元的树突和轴突的变性，在形态上类似于糖尿病神经病变，作者假设神经元变性是氧化应激的结果[119]。

三、细菌

（一）麻风分枝杆菌

麻风分枝杆菌是一种抗酸杆菌，可引起传染性麻风。截至 2018 年，麻风病患病率为 2/10 万。麻风病通过呼吸道飞沫传播。该病主要影响皮肤、上呼吸道黏膜、眼睛和周围神经。麻风病通过多种药物疗法是可以治愈的[120]。

麻风有 5 种形式：瘤型麻风、类结核和界线型（界线类偏结核、界线类偏麻风和中间界线型）。结核样麻风，以自身免疫健全的患者为主，其特征为皮肤病损较少。那些自身免疫功能低下的患者通常表现为严重的麻风症状。然而，同样有许多患者表现介于这两个极端之间的交界性麻风。

麻风病是非创伤性周围神经疾病最常见的原因。它是在周围神经退行性病变的典型感染原因。感觉丧失是周围神经病的最早表现，随后累及运动神经纤维和自主神经纤维。周围神经的损伤既是由免疫介导的，也是由在纤维骨隧道内水肿的神经卡压而造成的。这两种情况都会导致施万细胞中的髓鞘变性，并导致随后的神经病变。麻风分枝杆菌在神经末梢和施万细胞中的存在诱导了巨噬细胞和其他细胞介导的免疫反应，其中 TNF-α、IL-6 和 IL-11 的参与可能与麻风常见的神经损伤有关[121]。炎症细胞浸润的肉芽肿性炎症引起神经肿大，导致纤维—骨通道内闭塞[106]。常见的受累神经有胫后神经、尺神经、正中神经、股外侧神经和面神经。

在麻风病患者体内，NGF、NGFR 和 TGF-β 具有很强的协同关系。这表明它们之间具有高度的相互依赖性。这些复杂的关系与神经元损伤的诱导、细胞凋亡的启动、信息的减少、修复的促进和神经再生的促进之间的关系目前还难以确定。需要更多的研究来明确。

目前与麻风相关的神经病的有效治疗方法是手术减压和类固醇。

（二）莱姆病

莱姆病是由伯氏疏螺旋体或罕见的马氏疏螺旋体引起的。它是一种由虫媒介传播的疾病，通过扁虱的叮咬传播给人类。莱姆病是美国某些地区的地方病。症状包括头痛、乏力、发热和游走性红斑皮疹。未经治疗的感染可能会扩散到心脏、关节和神经系统[122]。抗生素被认为是莱姆病的早期治疗方案，以缓解症状。

如果不及时治疗，有 10%～15% 的患者同时累及中枢和周围神经系统。累及中枢神经系统可表现为淋巴细胞性脑膜炎。周围神经系统损伤包括亚急性脑神经炎（Ⅶ、Ⅴ、Ⅵ），胸神经根不对称多根神经炎，以及以多发性单神经病变和臂神经炎为表现的早、晚发型周围神经病变。抗生素通常不能减轻迟发性周围神经病变的症状。

在恒河猴慢性莱姆病模型中，观察到神经鞘纤维化和脊髓局灶性脱髓鞘。此外，循环免疫复合体水平与神经病变的严重程度呈正相关[123]。更多的证据表明，分子拟态次于螺旋体鞭毛蛋白和宿主周围神经轴突上的热休克蛋白 60（heat shock protein 60，HSP-60）之间的交叉反应。对 HSP-60 的体液免疫反应可能改变了宿主神经纤维轴突功能，这是莱姆病神经病变的发病的核心机制[124, 125]。

四、毒素

（一）肉毒毒素

革兰阳性厌氧菌，肉毒杆菌，会产生肉毒杆菌毒素，具有神经毒性作用。这种细菌在厌氧条件下产生毒素。肉毒杆菌毒素有 7 种，但只有 4 种会导致人类肉毒杆菌中毒，即 A、B、E 和极少的 F。常见的传播途径是食用受污染的蜂蜜或罐头食品。另外罕见的感染发生方式，如发生吸入含有肉毒杆菌毒素的雾化孢子、局部伤口接种和医源性治疗量肉毒毒素的传播。肠道细菌感染的婴儿也可能出现肉毒杆菌中毒[126]。

胃肠道症状是肉毒杆菌中毒的前驱症状，然后是下行性肌张力减退。同时，眼肌和球肌无力开始，可能进展为近侧肢体无力。大约 1/3 的患者会出现呼吸衰竭。最后，自主神经功能障碍在现有困难的基础上构成了额外的挑战[83]。

肉毒毒素不可逆地抑制神经肌肉接头的前突触，抑制乙酰胆碱的释放，导致弛缓性瘫痪。它还抑制自主神经系统的突触，导致自主神经功能障碍[127]。治疗包括提供支持性治疗和注射抗毒素。

（二）白喉毒素

白喉棒状杆菌是一种产生外毒素的细菌，是白喉的致病菌。自从应用相关疫苗，发病率就开始下降了。然而，世界各地仍有未接种疫苗或免疫功能不全的人患白喉的病例。2018 年，世界卫生组织报告的病例约为 1.6 万例[128]。白喉棒状杆菌通过呼吸道飞沫传播，或通过直接接触开放的溃疡渗液及溃疡创面接触传播。

白喉常见的感染进程始于上呼吸道感染，随后是全身性多器官紊乱和周围神经痛。大约 1/3 的严重呼吸道感染患者会出现多神经病，首先是颅神经，然后是周围运动神经元，可能还有周围感觉神经元受累。在极少数情况下，自主神经系统也会受到影响。

电生理诊断结果提示中毒性结周脱髓鞘，严重者可见轴索丢失。与莱姆病相似，自身免疫途径可能通过分子拟态在神经损伤的发生发展中发挥作用。白喉毒素和表皮生长因子受体（epidermal growth factor receptor，EGFR）之间的相似性使两者都对肝素结合的 EGF 样生长因子（heparin-binding EGF-like growth factor，HB-EGF）前体具有结合亲和力。Alekseve 等提示白喉毒素与 EGFR 之间存在交叉反应，自身免疫系统抑制 EGFR 功能。也有可能自身免疫系统破坏 HB-EGF 受体[129]。

目前主要是支持性治疗。加强疫苗接种可以预防白喉。

（三）破伤风毒素

破伤风或俗称牙关紧闭症，是由破伤风梭菌的毒素引起的喉部痉挛。它的死亡率约为 10%。细菌的孢子通过破损的皮肤进入机体。一般不会在人与人之间的传播。采用破伤风类毒素疫苗后，显著降低破伤风发病率。大多数新的破伤风病例来自新生儿及其母亲，他们没有获得足够的免疫力。据报告，2015 年有 34 000 名新生儿死于破伤风[130]。

虽然罕见，但也有破伤风与其疫苗相关神经疾病的报道。有病例报道称有电生理检查证据提示后节段性、多灶性脱髓鞘和轴索神经病变，表现在注射破伤风类毒素后可能出现感觉运动性周围神经病、感染性神经病的不良反应[131, 132]。现有的一份报道 3 次注射破伤风类毒素随后反复出现脱髓鞘病变的病例。跟踪发现，这位特殊的患者是人类白细胞抗原（HLAB8）纯合子。腓肠神经活检显示巨噬细胞介导的脱髓鞘导致神经纤维肥厚性改变。更多研究显示 T 淋巴细胞对周围神经的破伤风类毒素和髓鞘均有反应[133]。

破伤风会导致周围神经病变。在 34 例重症破伤风患者中，79.4%（27/34）的患者有不对称性肌力下降和感觉缺失，这与感觉运动性周围神经病相一致。尺神经、正中神经和股外侧神经常常容易受累。但偶有肌皮神经、股神经和面神经受侵犯[134]。破伤风也可能导致自主神经系统功能障碍[135]。

与破伤风相关的神经损伤的分子机制尚不清楚。从周围神经病变的形态和 T 淋巴细胞对破伤风类毒素和周围神经髓鞘的反应性的病例报道中可以推断，可能存在自身免疫系统涉及抗体与周围神经髓鞘交叉反应导致脱髓和轴突损伤的发生。

治疗方法是使用人类破伤风免疫球蛋白和支持性护理。疫苗是一种预防措施。

（四）蜱相关麻痹症毒素

多种蜱释放的外毒素可导致宿主出现神经病理疾病。世界上有 40 多种不同种类的雌性蜱虫，它们可以在唾液腺中产生神经毒素，通过消化道传播感染宿主。这种疾病易感人群是学龄儿童。

神经病的症状通常在蜱虫附着宿主后的第 5～7 天开始。初始的神经病变表现为感觉异常、共济失调、从下肢到上肢的上升性肌张力下降，最后是舌瘫和面瘫以及反射障碍[83, 136]。也可能存在特定单一肢体或颅神经病变[137]。去除蜱虫病原体缓解症状甚至治愈。

五、寄生虫

恰加斯病或美洲锥虫病是由一种血鞭毛虫原生动物寄生虫引起的，该寄生虫在拉丁美洲部分地区流行。疾病的传播途径为红背蝇科昆虫的排泄物通过宿主破碎的皮肤、黏膜、结膜或输血进行传播。根据世界卫生组织的数据，美洲锥虫病的儿童患病率约为 1/800 万人，每年约有 1 万人死于并发症，2500 万人面临感染美洲锥虫病的风险[138]。

预防接种疫苗会引起急性反应，出现胃肠道症状和局限性淋巴结炎。慢性美洲锥虫病发生在扛过急性期症状但不能完全清除寄生虫的患者。慢性感染以心功能不全和自主神经病变为特征，最长可致 10～30 年后出现迟发性症状[111]。虽然美洲锥虫病与周围神经病变无关，甚至虽已知病原体寄生在周围神经中，为了完整性，将在此处进行描述，也因为美洲锥虫病自主神经病变，是关于神经病变机制的一个激辩话题。也许，可以从美洲锥虫病自主神经病变中获得可能的解释，并将其应用于理解其他感染性病原体相关的周围神经疾病的分子机制。

到目前为止，对美洲锥虫病感染相关自主神经损伤的病因有几种可能的解释。首先，活体寄生虫很少存活于疾病慢性期，但不是没有。这一点很重要，因为它提出了两种可能的理论：①寄生虫直接或间接导致神经病或②寄生虫的存在与神经病之间没有因果关系，可能涉及自身免疫损伤机制。

关于后者，有两种解释关于自身免疫介导的神经损伤。包括抗原特异性和非抗原特异性途径，可能导致 T 和 B 细胞的激活。已证实克氏锥虫的各种抗原，即 B13、Cha 和 Cruz-iPain（Cz）与宿主抗原在 T 和 B 细胞上发生交叉反应。因此，分子模拟可能在自主神经病变的发展中起关键作用。此外，接种这些抗原和（或）被动转移小鼠的自身反应性 T 细胞可导致类似美洲锥虫病的临床表现，表明非抗原特异性自身免疫病因可能在神经病的发生中起作用[139]。

感染急性期的抗寄生虫药物应用是很重要的。自主神经损伤的主要治疗是支持性治疗。

参考文献

[1] Geschwind MD. Prion diseases. Continuum (Minneap Minn). 2015;21(6 Neuroinfectious Disease):1612–38.

[2] Jakob A. Concerning a disorder of the central nervous system clinically resembling multiple sclerosis with remarkable anatomic findings (spastic pseudosclerosis). Report of a fourth case. Alzheimer Dis Assoc Disord. 1989;3(1–2):26–45.

[3] Creutzfeldt HG. On a particular focal disease of the central nervous system (preliminary communication), 1920. Alzheimer Dis Assoc Disord. 1989;3(1–2):3–25.

[4] Takada LT, Kim MO, Metcalf S, Gala II, Geschwind MD. Prion disease. Handb Clin Neurol. 2018;148:441–64.

[5] Wang H, Cohen M, Safar J, Appleby B. Peripheral neuropathy in patients with prion disease. Neurology. 2018;90(15 Supplement) Page 1.175.

[6] Rana S, Purohit A, Shah L, Nandra K, Arwani M. Peripheral neuropathy as the presenting feature of Jacob Creutzfeldt disease. Muscle Nerve. 2017;56(3):617.

[7] Reichman O, Tselis A, Kupsky WJ, Sobel JD. Onset of vulvodynia in a woman ultimately diagnosed with Creutzfeldt-Jakob disease. Obstet Gynecol. 2010;115(2 Pt 2):423–5.

[8] Baiardi S, Redaelli V, Ripellino P, Rossi M, Franceschini A, Moggio M, et al. Prion-related peripheral neuropathy in sporadic Creutzfeldt-Jakob disease. J Neurol Neurosurg Psychiatry. 2019;90(4):424–7.

[9] Neufeld MY, Josiphov J, Korczyn AD. Demyelinating peripheral neuropathy in Creutzfeldt-Jakob disease. Muscle Nerve. 1992;15(11):1234–9.

[10] Nuvolone M, Hermann M, Sorce S, Russo G, Tiberi C, Schwarz P, et al. Strictly co-isogenic C57BL/6J-Prnp-/– mice: a rigorous resource for prion science. J Exp Med. 2016;213(3):313–27.

[11] Gadotti VM, Bonfield SP, Zamponi GW. Depressive-like behaviour of mice lacking cellular prion protein. Behav Brain Res. 2012;227(2):319–23.

[12] Gadotti VM, Zamponi GW. Cellular prion protein protects from inflammatory and neuropathic pain. Mol Pain. 2011;7:59.

[13] Worldometer. COVID-19 coronavirus pandemic. 2020 [cited 2020 09/16]; World Info on Coronavirus]. Available from: https://www.worldometers.info/coronavirus/.

[14] Desforges M, Le Coupanec A, Brison é, Meessen-Pinard M, Talbot PJ. Human respiratory coronaviruses: Neuroinvasive, neurotropic and potentially neurovirulent pathogens. Virologie. 2014;18(1):5–16.

[15] Guan WJ, Ni ZY, Hu Y, Liang WH, Ou CQ, He JX, et al. Clinical characteristics of coronavirus disease 2019 in China. N Engl J Med. 2020;382(18):1708–20.

[16] McKay B, Hernandez D. Coronavirus hijacks the body from head to toe, perplexing doctors. In: The Wall Street journal. Chicopee: Dow Jones Publications; 2020.

[17] Toy S, Roland D. Some doctors pull back on using ventilators to treat Covid-19. In: The Wall Street journal. Chicopee; 2020.

[18] Gu J, Korteweg C. Pathology and pathogenesis of severe acute respiratory syndrome. Am J Pathol. 2007;170(4): 1136–47.

[19] Hwang CS. Olfactory neuropathy in severe acute respiratory syndrome: report of a case. Acta Neurol Taiwanica. 2006;15(1):26–8.

[20] Bohmwald K, Galvez NMS, Rios M, Kalergis AM. Neurologic alterations due to respiratory virus infections. Front Cell Neurosci. 2018;12:386.

[21] Swanson PA 2nd, McGavern DB. Viral diseases of the central nervous system. Curr Opin Virol. 2015;11:44–54.

[22] Dube M, Le Coupanec A, Wong AHM, Rini JM, Desforges M, Talbot PJ. Axonal transport enables neuron-to-neuron propagation of human coronavirus OC43. J Virol. 2018;92(17):e00404–18.

[23] Kim JE, Park SY, Heo JH, Kim HO, Song SH, Park SS, et al. Neuromuscular complications are not rare in middle east respiratory syndrome. J Neuromuscul Dis. 2016;3:S71.

[24] Kim JE, Heo JH, Kim HO, Song SH, Park SS, Park TH, et al. Neurological complications during treatment of Middle East respiratory syndrome. J Clin Neurol. 2017;13(3): 227–33.

[25] Arabi YM, Harthi A, Hussein J, Bouchama A, Johani S, Hajeer AH, et al. Severe neurologic syndrome associated with Middle East respiratory syndrome corona virus (MERS-CoV). Infection. 2015;43(4):495–501.

[26] Li F. Structure, function, and evolution of coronavirus spike proteins. Annu Rev Virol. 2016;3(1):237–61.

[27] Li W, Moore MJ, Vasilieva N, Sui J, Wong SK, Berne MA, et al. Angiotensin-converting enzyme 2 is a functional receptor for the SARS coronavirus. Nature. 2003;426(6965):450–4.

[28] Hofmann H, Pyrc K, van der Hoek L, Geier M, Berkhout B, Pohlmann S. Human coronavirus NL63 employs the severe acute respiratory syndrome coronavirus receptor for cellular entry. Proc Natl Acad Sci U S A. 2005;102(22):7988–93.

[29] Li F. Structural analysis of major species barriers between humans and palm civets for severe acute respiratory syndrome coronavirus infections. J Virol. 2008;82(14): 6984–91.

[30] Wu K, Chen L, Peng G, Zhou W, Pennell CA, Mansky LM, et al. A virus-binding hot spot on human angiotensin-converting enzyme 2 is critical for binding of two different coronaviruses. J Virol. 2011;85(11):5331–7.

[31] Li Z, Lan Y, Zhao K, Lv X, Ding N, Lu H, et al. miR-142–5p disrupts neuronal morphogenesis underlying porcine hemagglutinating encephalomyelitis virus infection by targeting Ulk1. Front Cell Infect Microbiol. 2017;7:155.
[32] Bullough PA, Hughson FM, Skehel JJ, Wiley DC. Structure of influenza haemagglutinin at the pH of membrane fusion. Nature. 1994;371(6492):37–43.
[33] Eckert DM, Kim PS. Mechanisms of viral membrane fusion and its inhibition. Annu Rev Biochem. 2001;70:777–810.
[34] Taguchi F, Matsuyama S. [Cell entry mechanisms of coronaviruses]. Uirusu. 2009;59(2):215–22.
[35] Burkard C, Verheije MH, Wicht O, van Kasteren SI, van Kuppeveld FJ, Haagmans BL, et al. Coronavirus cell entry occurs through the endo-/lysosomal pathway in a proteolysis-dependent manner. PLoS Pathog. 2014;10(11):e1004502.
[36] Millet JK, Whittaker GR. Host cell proteases: critical determinants of coronavirus tropism and pathogenesis. Virus Res. 2015;202:120–34.
[37] Walls AC, Tortorici MA, Snijder J, Xiong X, Bosch BJ, Rey FA, et al. Tectonic conformational changes of a coronavirus spike glycoprotein promote membrane fusion. Proc Natl Acad Sci U S A. 2017;114(42):11157–62.
[38] Kalicharran K, Dales S. The murine coronavirus as a model of trafficking and assembly of viral proteins in neural tissue. Trends Microbiol. 1996;4(7):264–9.
[39] Lavi E, Schwartz T, Jin YP, Fu L. Nidovirus infections: experimental model systems of human neurologic diseases. J Neuropathol Exp Neurol. 1999;58(12):1197–206.
[40] Das Sarma J, Fu L, Tsai JC, Weiss SR, Lavi E. Demyelination determinants map to the spike glycoprotein gene of coronavirus mouse hepatitis virus. J Virol. 2000;74(19):9206–13.
[41] Das Sarma J, Fu L, Hingley ST, Lai MM, Lavi E. Sequence analysis of the S gene of recombinant MHV-2/A59 coronaviruses reveals three candidate mutations associated with demyelination and hepatitis. J Neurovirol. 2001;7(5):432–6.
[42] Fu L, Gonzales DM, Das Sarma J, Lavi E. A combination of mutations in the S1 part of the spike glycoprotein gene of coronavirus MHV-A59 abolishes demyelination. J Neurovirol. 2004;10(1):41–51.
[43] Marten NW, Stohlman SA, Atkinson RD, Hinton DR, Fleming JO, Bergmann CC. Contributions of CD8+ T cells and viral spread to demyelinating disease. J Immunol. 2000;164(8):4080–8.
[44] Matsuyama S, Watanabe R, Taguchi F. Neurovirulence in mice of soluble receptor-resistant (srr) mutants of mouse hepatitis virus: intensive apoptosis caused by less virulent srr mutant. Arch Virol. 2001;146(9):1643–54.
[45] Haring JS, Pewe LL, Perlman S. Bystander CD8 T cell-mediated demyelination after viral infection of the central nervous system. J Immunol. 2002;169(3):1550–5.
[46] Li Y, Fu L, Gonzales DM, Lavi E. Coronavirus neurovirulence correlates with the ability of the virus to induce proinflammatory cytokine signals from astrocytes and microglia. J Virol. 2004;78(7):3398–406.
[47] Benveniste EN. Inflammatory cytokines within the central nervous system: sources, function, and mechanism of action. Am J Phys. 1992;263(1 Pt 1):C1–16.
[48] Lavi E, Fishman PS, Highkin MK, Weiss SR. Limbic encephalitis after inhalation of a murine coronavirus. Lab Investig. 1988;58(1):31–6.
[49] Peiris JS, Lai ST, Poon LL, Guan Y, Yam LY, Lim W, et al. Coronavirus as a possible cause of severe acute respiratory syndrome. Lancet. 2003;361(9366):1319–25.
[50] Schuh C, Wimmer I, Hametner S, Haider L, Van Dam AM, Liblau RS, et al. Oxidative tissue injury in multiple sclerosis is only partly reflected in experimental disease models. Acta Neuropathol. 2014;128(2):247–66.
[51] Desforges M, Le Coupanec A, Stodola JK, Meessen-Pinard M, Talbot PJ. Human coronaviruses: viral and cellular factors involved in neuroinvasiveness and neuropathogenesis. Virus Res. 2014;194:145–58.
[52] Tsai LK, Hsieh ST, Chang YC. Neurological manifestations in severe acute respiratory syndrome. Acta Neurol Taiwanica. 2005;14(3):113–9.
[53] Jacomy H, Fragoso G, Almazan G, Mushynski WE, Talbot PJ. Human coronavirus OC43 infection induces chronic encephalitis leading to disabilities in BALB/C mice. Virology. 2006;349(2):335–46.
[54] Kakizaki M, Watanabe R. IL-10 expression in pyramidal neurons after neuropathogenic coronaviral infection. Neuropathology. 2017;37(5):398–406.
[55] Favreau DJ, Desforges M, St-Jean JR, Talbot PJ. A human coronavirus OC43 variant harboring persistence-associated mutations in the S glycoprotein differentially induces the unfolded protein response in human neurons as compared to wild-type virus. Virology. 2009;395(2):255–67.
[56] Meessen-Pinard M, Le Coupanec A, Desforges M, Talbot PJ. Pivotal role of receptor-interacting protein kinase 1 and mixed lineage kinase domain-like in neuronal cell death induced by the human neuroinvasive coronavirus OC43. J Virol. 2017;91(1):e01513–16.
[57] Do Carmo S, Jacomy H, Talbot PJ, Rassart E. Neuroprotective effect of apolipoprotein D against human coronavirus OC43–induced encephalitis in mice. J Neurosci. 2008;28(41):10330–8.
[58] Cowley TJ, Weiss SR. Murine coronavirus neuropathogenesis: determinants of virulence. J Neurovirol. 2010;16(6):427–34.
[59] Yamazaki T, Seko Y, Tamatani T, Miyasaka M, Yagita H, Okumura K, et al. Expression of intercellular adhesion molecule-1 in rat heart with ischemia/reperfusion and limitation of infarct size by treatment with antibodies against cell adhesion molecules. Am J Pathol. 1993;143(2):410–8.

[60] Takatsuki H, Taguchi F, Nomura R, Kashiwazaki H, Watanabe M, Ikehara Y, et al. Cytopathy of an infiltrating monocyte lineage during the early phase of infection with murinecoronavirus in the brain. Neuropathology. 2010;30(4):361–71.
[61] Werdehausen R, Kremer D, Brandenburger T, Schlosser L, Jadasz J, Kury P, et al. Lidocaine metabolites inhibit glycine transporter 1: a novel mechanism for the analgesic action of systemic lidocaine? Anesthesiology. 2012;116(1):147–58.
[62] Morichi S, Kawashima H, Ioi H, Yamanaka G, Kashiwagi Y, Hoshika A, et al. Classification of acute encephalopathy in respiratory syncytial virus infection. J Infect Chemother. 2011;17(6):776–81.
[63] Brison E, Jacomy H, Desforges M, Talbot PJ. Glutamate excitotoxicity is involved in the induction of paralysis in mice after infection by a human coronavirus with a single point mutation in its spike protein. J Virol. 2011;85(23):12464–73.
[64] Hosking MP, Lane TE. The role of chemokines during viral infection of the CNS. PLoS Pathog. 2010;6(7):e1000937.
[65] Liu MT, Lane TE. Chemokine expression and viral infection of the central nervous system: regulation of host defense and neuropathology. Immunol Res. 2001;24(2):111–9.
[66] Glass WG, Hickey MJ, Hardison JL, Liu MT, Manning JE, Lane TE. Antibody targeting of the CC chemokine ligand 5 results in diminished leukocyte infiltration into the central nervous system and reduced neurologic disease in a viral model of multiple sclerosis. J Immunol. 2004;172(7): 4018–25.
[67] Elliott R, Li F, Dragomir I, Chua MW, Gregory BD, Weiss SR. Analysis of the host transcriptome from demyelinating spinal cord of murine coronavirus-infected mice. PLoS One. 2013;8(9):e75346.
[68] Carbajal KS, Miranda JL, Tsukamoto MR, Lane TE. CXCR4 signaling regulates remyelination by endogenous oligodendrocyte progenitor cells in a viral model of demyelination. Glia. 2011;59(12):1813–21.
[69] Chatterjee D, Addya S, Khan RS, Kenyon LC, Choe A, Cohrs RJ, et al. Mouse hepatitis virus infection upregulates genes involved in innate immune responses. PLoS One. 2014;9(10):e111351.
[70] Shindler KS, Chatterjee D, Biswas K, Goyal A, Dutt M, Nassrallah M, et al. Macrophage-mediated optic neuritis induced by retrograde axonal transport of spike gene recombinant mouse hepatitis virus. J Neuropathol Exp Neurol. 2011;70(6):470–80.
[71] Li Z, Zhao K, Lv X, Lan Y, Hu S, Shi J, et al. Ulk1 governs nerve growth factor/TrkA signaling by mediating Rab5 GTPase activation in porcine hemagglutinating encephalomyelitis virus-induced neurodegenerative disorders. J Virol. 2018;92(16):e00325–18.
[72] Latina V, Caioli S, Zona C, Ciotti MT, Amadoro G, Calissano P. Impaired NGF/TrKA signaling causes early AD-linked presynaptic dysfunction in cholinergic primary neurons. Front Cell Neurosci. 2017;11:68.
[73] Watanabe R, Kakizaki M. Extracellular matrix in the CNS induced by neuropathogenic viral infection. Neuropathology. 2017;37(4):311–20.
[74] Brenner SR. The Potential of Memantine and related adamantanes such as amantadine, to reduce the neurotoxic effects of COVID-19, including ARDS and to reduce viral replication through lysosomal effects. J Med Virol. 2020;92(11):2341–2.
[75] Brison E, Jacomy H, Desforges M, Talbot PJ. Novel treatment with neuroprotective and antiviral properties against a neuroinvasive human respiratory virus. J Virol. 2014;88(3):1548–63.
[76] Ireland DD, Stohlman SA, Hinton DR, Kapil P, Silverman RH, Atkinson RA, et al. RNase L mediated protection from virus induced demyelination. PLoS Pathog. 2009;5(10):e1000602.
[77] Sheahan TP, Sims AC, Graham RL, Menachery VD, Gralinski LE, Case JB, et al. Broad-spectrum antiviral GS-5734 inhibits both epidemic and zoonotic coronaviruses. Sci Transl Med. 2017;9(396):eaal3653.
[78] NIAID. NIH Clinical Trial shows remdesivir accelerates recovery from advanced COVID-19. 2020 [cited 2020 9/17]; Available from: https://www.niaid.nih.gov/news-events/ nih-clinical- trial- shows- remdesivir- accelerates- recovery-advanced- covid- 19.
[79] Mammen MJ, Aryal K, Alhazzani W, Alexander PE. Corticosteroids for patients with acute respiratory distress syndrome: a systematic review and meta-analysis of randomized trials. Pol Arch Intern Med. 2020;130(4): 276–86.
[80] NIH. COVID-19 treatment guidelines – corticosteroids. 2020 08/27/2020 [cited 2020 9/17]; Available from: https://www.covid19treatmentguidelines.nih.gov/immune-based-therapy/ immunomodulators/corticosteroids/.
[81] Evans SR, Ellis RJ, Chen H, Yeh TM, Lee AJ, Schifitto G, et al. Peripheral neuropathy in HIV: prevalence and risk factors. AIDS. 2011;25(7):919–28.
[82] Ellis RJ, Rosario D, Clifford DB, McArthur JC, Simpson D, Alexander T, et al. Continued high prevalence and adverse clinical impact of human immunodeficiency virus-associated sensory neuropathy in the era of combination antiretroviral therapy: the CHARTER study. Arch Neurol. 2010;67(5):552–8.
[83] Anand P, Kharal GA, Reda H, Venna N. Peripheral neuropathies in infectious diseases. Semin Neurol. 2019;39(5):640–50.
[84] Centner CM, Bateman KJ, Heckmann JM. Manifestations of HIV infection in the peripheral nervous system. Lancet Neurol. 2013;12(3):295–309.

[85] Jones G, Zhu Y, Silva C, Tsutsui S, Pardo CA, Keppler OT, et al. Peripheral nerve-derived HIV-1 is predominantly CCR5-dependent and causes neuronal degeneration and neuroinflammation. Virology. 2005;334(2):178–93.
[86] Lichtenstein KA, Armon C, Baron A, Moorman AC, Wood KC, Holmberg SD. Modification of the incidence of drug-associated symmetrical peripheral neuropathy by host and disease factors in the HIV outpatient study cohort. Clin Infect Dis. 2005;40(1):148–57.
[87] Mochan A, Anderson D, Modi G. CIDP in a HIV endemic population: a prospective case series from Johannesburg, South Africa. J Neurol Sci. 2016;363:39–42.
[88] Brannagan TH 3rd, Zhou Y. HIV-associated Guillain-Barré syndrome. J Neurol Sci. 2003;208(1–2):39–42.
[89] Shah SS, Rodriguez T, McGowan JP. Miller Fisher variant of Guillain-Barré syndrome associated with lactic acidosis and stavudine therapy. Clin Infect Dis. 2003;36(10):e131–3.
[90] Kume K, Ikeda K, Kamada M, Touge T, Deguchi K, Masaki T. [Successful treatment of HIV-associated chronic inflammatory demyelinating polyneuropathy by early initiation of highly active anti-retroviral therapy]. Rinsho Shinkeigaku. 2013;53(5):362–6.
[91] van der Meché FG, Schmitz PI. A randomized trial comparing intravenous immune globulin and plasma exchange in Guillain-Barré syndrome. Dutch Guillain-Barré Study Group. N Engl J Med. 1992;326(17):1123–9.
[92] Lyons J, Venna N, Cho TA. Atypical nervous system manifestations of HIV. Semin Neurol. 2011;31(3):254–65.
[93] Ghrenassia E, Martis N, Boyer J, Burel-Vandenbos F, Mekinian A, Coppo P. The diffuse infiltrative lymphocytosis syndrome (DILS). A comprehensive review. J Autoimmun. 2015;59:19–25.
[94] Golbus JR, Gallagher G, Blackburn G, Cinti S. Polyneuropathy associated with the diffuse infiltrative lymphocytosis syndrome. J Int Assoc Physicians AIDS Care (Chic). 2012;11(4):223–6.
[95] Calado S, Canas N, Viana-Baptista M, Ribeiro C, Mansinho K. Multiple cranial neuropathy and HIV-2. J Neurol Neurosurg Psychiatry. 2004;75(4):660–1.
[96] Wasley A, Fiore A, Bell BP. Hepatitis a in the era of vaccination. Epidemiol Rev. 2006;28:101–11.
[97] Organization, W.H. Hepatitis B. 2020 7/27/2020 [cited 2020 9/17]; Available from: https:// www.who.int/news-room/ fact-sheets/ detail/hepatitis-b.
[98] Guillevin L, Lhote F, Cohen P, Sauvaget F, Jarrousse B, Lortholary O, et al. Polyarteritis nodosa related to hepatitis B virus. A prospective study with long-term observation of 41 patients. Medicine (Baltimore). 1995;74(5):238–53.
[99] Pelletier G, Elghozi D, Trépo C, Laverdant C, Benhamou JP. Mononeuritis in acute viral hepatitis. Digestion. 1985;32(1):53–6.
[100] Mehndiratta M, Pandey S, Nayak R, Saran RK. Acute onset distal symmetrical vasculitic polyneuropathy associated with acute hepatitis B. J Clin Neurosci. 2013;20(2):331–2.
[101] Souayah N, Nasar A, Suri MF, Qureshi AI. Guillain-Barré syndrome after vaccination in United States: data from the Centers for Disease Control and Prevention/Food and Drug Administration Vaccine Adverse Event Reporting System (1990–2005). J Clin Neuromuscul Dis. 2009;11(1):1–6.
[102] de Carvalho JF, Pereira RM, Shoenfeld Y. Systemic polyarteritis nodosa following hepatitis B vaccination. Eur J Intern Med. 2008;19(8):575–8.
[103] Souayah N, Ajroud-Driss S, Sander HW, Brannagan TH, Hays AP, Chin RL. Small fiber neuropathy following vaccination for rabies, varicella or Lyme disease. Vaccine. 2009;27(52):7322–5.
[104] WHO. Hepatitis C. 2020 7/27/2020 [cited 2020 9/17]; Available from: https://www.who.int/ news-room/ fact-sheets/ detail/hepatitis-c.
[105] Apartis E, Léger JM, Musset L, Gugenheim M, Cacoub P, Lyon-Caen O, et al. Peripheral neuropathy associated with essential mixed cryoglobulinaemia: a role for hepatitis C virus infection? J Neurol Neurosurg Psychiatry. 1996;60(6):661–6.
[106] Sindic CJ. Infectious neuropathies. Curr Opin Neurol. 2013;26(5):510–5.
[107] Nemni R, Sanvito L, Quattrini A, Santuccio G, Camerlingo M, Canal N. Peripheral neuropathy in hepatitis C virus infection with and without cryoglobulinaemia. J Neurol Neurosurg Psychiatry. 2003;74(9):1267–71.
[108] Taieb G, Maisonobe T, Musset L, Cacoub P, Léger JM, Bouche P. [Cryoglobulinemic peripheral neuropathy in hepatitis C virus infection: clinical and anatomical correlations of 22 cases]. Rev Neurol (Paris). 2010; 166(5):509–14.
[109] Yoon MS, Obermann M, Dockweiler C, Assert R, Canbay A, Haag S, et al. Sensory neuropathy in patients with cryoglobulin negative hepatitis-C infection. J Neurol. 2011;258(1):80–8.
[110] Dartevel A, Colombe B, Bosseray A, Larrat S, Sarrot-Reynauld F, Belbezier A, et al. Hepatitis E and neuralgic amyotrophy: five cases and review of literature. J Clin Virol. 2015;69:156–64.
[111] Hehir MKI, Logigian EL. Infectious neuropathies. CONTINUUM: Lifelong Learning in Neurology. 2014;20(5):1274–92.
[112] Yanez AA, Harrell T, Sriranganathan HJ, Ives AM, Bertke AS. Neurotrophic factors NGF, GDNF and NTN selectively modulate HSV1 and HSV2 lytic infection and reactivation in primary adult sensory and autonomic neurons. Pathogens. 2017;6(1):5.
[113] Sejvar JJ, Haddad MB, Tierney BC, Campbell GL, Marfin AA, Van Gerpen JA, et al. Neurologic manifestations and outcome of West Nile virus infection. JAMA.

2003;290(4):511–5.
[114] Bourgeois MA, Denslow ND, Seino KS, Barber DS, Long MT. Gene expression analysis in the thalamus and cerebrum of horses experimentally infected with West Nile virus. PLoS One. 2011;6(10):e24371.
[115] WHO. Zika Virus. 2020 7/20/2020 [cited 2020 9/18]; Available from: https://www.who.int/ news-room/ fact-sheets/ detail/zika-virus.
[116] Morrey JD, Oliveira ALR, Wang H, Zukor K, de Castro MV, Siddharthan V. Zika virus infection causes temporary paralysis in adult mice with motor neuron synaptic retraction and evidence for proximal peripheral neuropathy. Sci Rep. 2019;9(1):19531.
[117] WHO. Rabies virus. 2020 4/20/2020 [cited 2020 9/18]; Available from: https://www.who.int/ news-room/ fact-sheets/ detail/rabies.
[118] Hemachudha T, Wacharapluesadee S, Mitrabhakdi E, Wilde H, Morimoto K, Lewis RA. Pathophysiology of human paralytic rabies. J Neurovirol. 2005;11(1):93–100.
[119] Jackson AC, Kammouni W, Zherebitskaya E, Fernyhough P. Role of oxidative stress in rabies virus infection of adult mouse dorsal root ganglion neurons. J Virol. 2010;84(9):4697–705.
[120] WHO. Leprosy. 2020 09/10/2019 [cited 2020 9/21]; Available from: https://www.who.int/ news-room/ fact-sheets/ detail/leprosy.
[121] Aarão TLS, de Sousa JR, Falcão ASC, Falcão LFM, Quaresma JAS. Nerve growth factor and pathogenesis of leprosy: review and update. Front Immunol. 2018;9:939.
[122] CDC. Lyme disease. 2020 [cited 2020 9/21]; Available from: https://www.cdc.gov/lyme/ index.html.
[123] Roberts ED, Bohm RP Jr, Cogswell FB, Lanners HN, Lowrie RC Jr, Povinelli L, et al. Chronic Lyme disease in the rhesus monkey. Lab Investig. 1995;72(2):146–60.
[124] Sigal LH, Williams S, Soltys B, Gupta R. H9724, a monoclonal antibody to Borrelia burgdorferi's flagellin, binds to heat shock protein 60 (HSP60) within live neuroblastoma cells: a potential role for HSP60 in peptide hormone signaling and in an autoimmune pathogenesis of the neuropathy of Lyme disease. Cell Mol Neurobiol. 2001;21(5):477–95.
[125] Sigal LH, Williams S. A monoclonal antibody to Borrelia burgdorferi flagellin modifies neuroblastoma cell neuritogenesis in vitro: a possible role for autoimmunity in the neuropathy of Lyme disease. Infect Immun. 1997;65(5):1722–8.
[126] WHO. Botulism. 2020 01/10/2018 [cited 2020 9/22]; Available from: https://www.who.int/ news-room/ fact-sheets/ detail/botulism.
[127] Zhang JC, Sun L, Nie QH. Botulism, where are we now? Clin Toxicol (Phila). 2010;48(9):867–79.
[128] CDC. Diphtheria. 2020 [cited 2020 9/22]; Available from: https://www.cdc.gov/diphtheria/ about/index.html.
[129] Alekseev V, Kaboev OK, Semenova EV, Shcherbakova OG, Filatov MV. [Immunological similarity of diphtheria toxin and EGF receptor]. Tsitologiia. 2010;52(5):364–70.
[130] WHO. Tetanus. 2020 05/09/2018 [cited 2020 9/22]; Available from: https://www.who.int/ news-room/ fact-sheets/ detail/tetanus.
[131] Blumstein GI, Kreithen H. Peripheral neuropathy following tetanus toxoid administration. JAMA. 1966;198(9):1030–1.
[132] Paradiso G, Micheli F, Fernández Pardal M, Casas Parera I. Multifocal demyelinating neuropathy after tetanus vaccine. Medicina (B Aires). 1990;50(1):52–4.
[133] Reinstein L, Pargament JM, Goodman JS. Peripheral neuropathy after multiple tetanus toxoid injections. Arch Phys Med Rehabil. 1982;63(7):332–4.
[134] Shahani M, Dastur FD, Dastoor DH, Mondkar VP, Bharucha EP, Nair KG, et al. Neuropathy in tetanus. J Neurol Sci. 1979;43(2):173–82.
[135] Carod-Artal FJ. Infectious diseases causing autonomic dysfunction. Clin Auton Res. 2018;28(1):67–81.
[136] American Lyme Disease Foundation, I. Tick paralysis. 2020 [cited 2020 9/22]; Available from: https://www.aldf.com/tick-paralysis/.
[137] Engin A, Elaldi N, Bolayir E, Dokmetas I, Bakir M. Tick paralysis with atypical presentation: isolated, reversible involvement of the upper trunk of brachial plexus. Emerg Med J. 2006;23(7):e42.
[138] WHO. Chagas disease. 2020 [cited 2020 9/22]; Available from: https://www.who.int/chagas/ disease/en/.
[139] Gironès N, Cuervo H, Fresno M. Trypanosoma cruzi-induced molecular mimicry and Chagas' disease. Curr Top Microbiol Immunol. 2005;296:89–123.

相　关　图　书　推　荐

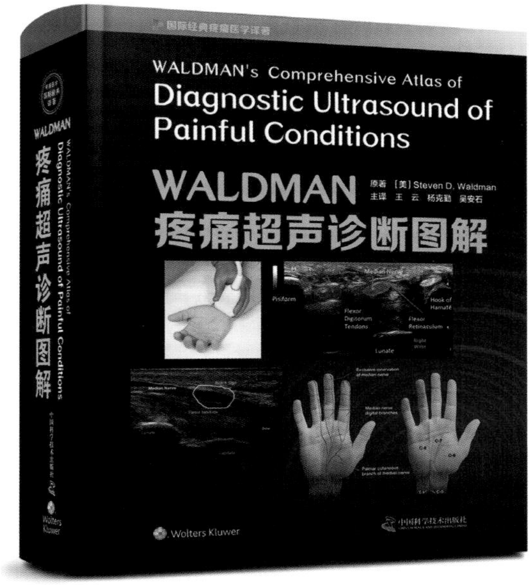

原著　[美]Steven D. Waldman

主译　王云　杨克勤　吴安石

书号　978-7-5046-8313-7

定价　598.00 元

本书引进自 Wolters Kluwer 出版社，是一部系统、新颖的疼痛超声诊断著作。书中呈现了近 2000 张经典的超声和解剖图像，全彩色绘图、高质量临床照片和清晰标记的超声图像对临床实践中遇到的常见疾病和罕见疾病进行了描述，范围涵盖头颈部、肩、肘部和前臂、手腕和手、胸壁、躯干、腹部和腰部、臀部和骨盆、膝盖和下肢、足踝和足，在强调解剖学知识、物理诊断检查、临床相关性、超声技术、注意事项等内容的同时，还给出了专业建议，帮助读者在实际工作中做出正确的临床诊断。

本书侧重于实时临床决策的阐释，有助于医生进行有针对性的床旁超声检查，在对疑似病变进行动态扫描时可提高临床诊断的准确性。本书条理清晰、语言简洁、通俗易懂、可操作性强，对于想要使用或已经使用超声检查来评估和治疗患者的临床医生而言，是一本非常理想的参考书。

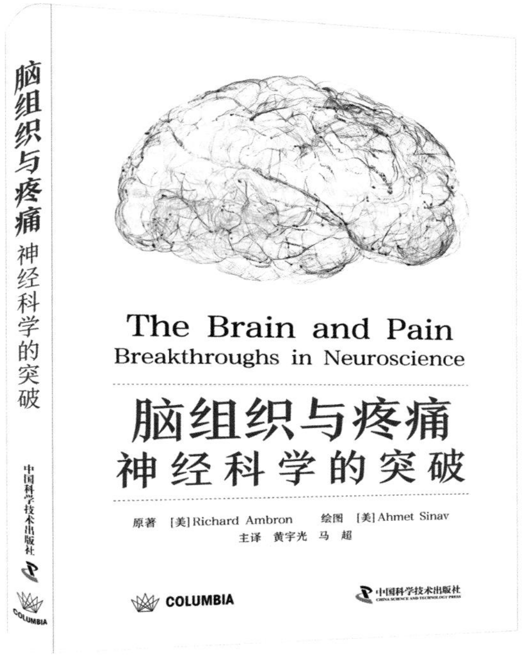

原著　[美] Richard Ambron

绘图　[美] Ahmet Sinav

主译　黄宇光　马超

书号　978-7-5236-0225-6

定价　218.00 元

本书引进自哥伦比亚大学出版社，是一部全面介绍脑组织与疼痛的经典指导用书。本书分为两篇，共 13 章。上篇介绍了疼痛通路的分子机制，包括神经系统的组成，疼痛的知觉和归因，疼痛的分子神经生物学，疼痛的适应、来源和分子信号；下篇介绍了大脑回路对疼痛的调节，包括疼痛的外周调节、缓解疼痛的药理学方法、大脑认知对疼痛的调节、神经矩阵的概念，以及疼痛治疗的现状等内容。本书内容先进，科学实用，指导性强，既可作为刚入门疼痛科医师的指导用书，又可作为中高级疼痛科、麻醉科医师及从事药物研发人员的参考用书。

读书笔记